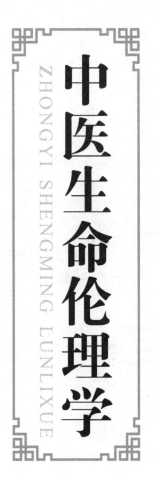

中医生命伦理学

ZHONGYI SHENGMING LUNLIXUE

杨静 著

四川大学出版社

项目策划：李天燕　周　艳
责任编辑：周　艳
责任校对：谢　瑞
封面设计：墨创文化
责任印制：王　炜

图书在版编目（CIP）数据

中医生命伦理学 / 杨静著． — 成都：四川大学出
版社，2019.12
　ISBN 978-7-5690-3564-3

　Ⅰ．①中… Ⅱ．①杨… Ⅲ．①中医学－生命伦理学
Ⅳ．① R229

中国版本图书馆 CIP 数据核字（2019）第 296401 号

书　名	中医生命伦理学
著　者	杨　静
出　版	四川大学出版社
地　址	成都市一环路南一段 24 号（610065）
发　行	四川大学出版社
书　号	ISBN 978-7-5690-3564-3
印前制作	四川胜翔数码印务设计有限公司
印　刷	四川盛图彩色印刷有限公司
成品尺寸	170mm×240mm
印　张	14.5
字　数	277 千字
版　次	2019 年 12 月第 1 版
印　次	2021 年 3 月第 2 次印刷
定　价	68.00 元

◆ 读者邮购本书，请与本社发行科联系。
　电话：(028)85408408/(028)85401670/
　(028)86408023　邮政编码：610065
◆ 本社图书如有印装质量问题，请寄回出版社调换。
◆ 网址：http://press.scu.edu.cn

四川大学出版社
微信公众号

序

　　生命伦理学是医学的重要组成部分，也是医学研究的重要内容，近年来，其重要性愈加突显，成为一个非常重要的研究领域。随着工业化、人口老龄化加速，疾病谱、生态环境及生活方式不断发生改变，人与自然、社会、环境等相互影响，围绕生命问题的研究不断展开，对人体自身、人与自然、人与社会的关系已形成了相对深刻的认识。现亟需从以"医疗"为中心的疾病防治、以"健康"为中心的全方位的战略策略及其治理的角度，深入生命哲学、生命伦理的视域去反思与建构生命伦理观念、规范、责任及体系，以调整与规范生命与健康领域的各种关系及问题，形成促进民众健康、预防疾病与防止伤害必须遵守的价值原则和行为规范。

　　生命伦理学在西方兴起，以后现代思想为根基，是西方哲学、人文及文化孕育的产物。如何在生命伦理语境中理解"中国问题"、建构"中国理论"、提出"中国规范"，构建中国生命伦理学？记得1999年，美国生命伦理学会主席恩格尔哈特教授到上海访问，我全程陪同。我向教授请教了一个问题：我们中国学者应该怎样研究生命伦理学？恩格尔哈特教授很郑重地告诉我：要挖掘本国的伦理资源。20世纪80年代，我们不再给人文学科贴上阶级的标签。一批懂外语的学者将西方的医学伦理学、生命伦理学引入国内，得到了国内学界的积极响应，设课程、编教材、开展研究、著书立说，形成了一支具有中国元素的理论队伍，促进了学科的形成和发展。但我们不应满足于照搬西方的理论，引用西方的案例，应当结合国内丰富的医疗实践，努力发掘本国的伦理资源，形成具有中国特色的生命伦理学理论。从那时开始，国内学者多以中华文化为基础，在相对宽广的历史视域中推进跨学科研究、跨文化研究等，从不同的视角提出了不同的理论观点、理论构架和解决路径。但鲜有学者从学科建构出发，选择中医生命伦理思想来打通中华传统哲学理论与中国医学实践，把中国哲学的基本原理与中医学这门具体学科相联系，把中医学体现出的生命哲学原理与伦理学学科的具体方法结合起来。本书作者以极大的热情投入这项极具意义的研究，并围绕此做了很好的尝试。

　　首先是思想源头与理论框架的顶层设计，使得本书的学理在理论建构与学科价值上有了重要拓展。作者从中医学这一中国独特的生命科学体系出发，梳理中国文化传统"生生之道"的源头，基于生命伦理学视阈"生命意义"、"生命价值"、"善"与"恶"、"是"与"应该"、"应然"与"实然"的结合，借助东方智慧研究生命本质与生命伦理，以及健康问题、医疗实践与环境问题，搭建了以气一元论、阴阳法则解说生命起源、生命"应然"问题的"生生之理"，以"尊生守仁"解说生命价值的"生生之德"，以及遵循"天地之大德"而追求"生生之效"的天人合德的"实然"的生命境界的理论体系，跳出西方生命伦理学之窠臼，辨析了中医生命伦理学与其他应用伦理学的异同，有助于形成系统的中医生命伦理思想，建构中医生命伦理学的逻辑起点和理论体系。

其次是原则、规范与范畴的建构，使中国本土生命伦理学的问题域有了较大的延展。本书不仅是中医学生命伦理观念的整理，更是"返本开新"式的反思与理论的重新发现。它注重实践理性与道德评价，伦理价值与事实、理性与现实的结合，将研究厚植于中医学传统生命文化的土壤，提出了中医生命伦理学的基本问题、价值原则、基本规范、伦理范畴等，探讨与建构了较为系统的概念体系和基本的分析框架，借拷问与规范以生命为核心的临床问题、健康实践、生命教育的表现及解决途径，为生命伦理学者、临床医师、大众提供了生命实践中对伦理问题的思辨路径和解决方法。将学理与实践联通分析，形成了很好的范例。

更为难得的是，本书的研究进路择取"生命伦理学"与"中医学"交叉的新领域，构建了中医生命伦理学体系，对于探寻当今人类生存、发展之道，具有重要的启发意义。中医学作为中国传统学科中专注于研究医疗、健康、生命问题的学科，既是一门实践性很强的实证学科，也是具有丰富文化价值和传统哲学底蕴的思维学科。本书既有从本体论的维度，基于从医家的实证科学到中华传统哲学形而上的论域对于生命的考证，展开生命本质的研究与反思；也有从认识论的维度，对传统医学中生命认识、生命实践的原则、规范、范畴的重构与探求；并从方法论的维度，立足于当下疾病问题、健康问题、现实社会与生活中中医生命伦理学应用价值的考察，解答了生命实践中的诸多问题，这就使得本书在体现应有的学术价值的基础上，又被赋予了当代重要的"生命问题"的实践价值，对于中国语境下解答临床实践中的伦理问题，是一项具有开拓意义的创举。这既是中医人义不容辞的责任，也是当代中医人的骄傲，可喜可贺！

是为序。

樊民胜

目　录

绪　论

中医生命伦理学：从"生生之道""生生之德"到"生生之效"

生命神奇美好，复杂而又耐人寻味。谈及生命这一议题，人们可能更多想到的是救治生命的医学、生命科学及现代生物技术，而疏于对人性的光辉、生命的壮阔、生命的尊严、人类疾痛苦难进行反思、拯救与应对。

生命伦理学作为关注生命的价值的学科，历史并不长远，但生命伦理的现象及问题其实早已根植于人类文化最为古老的生命历程、传统医疗事实及医学道德之中。生命伦理学作为围绕生命问题的基于个体与社会的理论反思或者问题诊治的理论形态或哲学形态，其重要与宏大，不仅在于它与生命科学、医学、伦理学、历史学、法学、社会学等诸多学科交叉和浸润，更重要的是它必须从孕育生命的历史与文化的时空出发，在特定的语境，运用特定的语义，担负起既关注个体生命的体验及问题，更关注人类苦痛的研究及应对，通过人类的理性去探寻社会与个人的全面发展，适时回应现代科技和"重医学，轻人文"这一现象在医疗实践中带来的伦理问题、法律问题和社会问题。

中医生命伦理学源于中国传统生命哲学，是以中国历史与中国文化为起点，在中医学认识生命及应对疾痛的特定语境下，运用伦理学的特定语义展开对人类生命、健康与疾病问题的伦理研究。哲学属性与科学属性兼具的中医学，是一门思辨性与实践性都极强的学科。中医生命伦理学得益于中医学的理论滋养与中华民族几千年来医疗实践的支持，在对人和其他生命体生存状态和生命终极问题的探究中，有效地将中国传统哲学理论与人的生命认识、生命活动及医学实践等相结合，呼应了生命伦理学研究蕴含的人和其他生命体在历史和现实、生命和物质、生存与状态、价值与目的、理性与情感上的结合与追求。

一、本土视域下中国生命伦理学的兴起

生命伦理学是首先在西方兴起的学科，是西方哲学和西方文化的产物。而不同文化背景下所提出的生命伦理学问题也不尽相同，同样的伦理学问题也不可用相同的方式处理①。近十余年来，中国伦理学界从问题出发，立足于中国

---

① 邱仁宗. 生命伦理学：普遍主义还是相对主义？对亚太地区文化和生命伦理学的哲学考虑[J]. 中国医学伦理学，1996（2）：7-12，56.

现实，在基础理论和应用伦理学两个方面取得了丰硕的成果。就基础理论而言，我国在实践伦理学、规范伦理学、德性伦理学等领域以及功利论、道义论和德性论的研究上均有所发展。在规范伦理学领域，我国学者注重汲取传统文化中的优秀道德资源，将之与社会主义核心价值原则相融合，形成了具有中国特色的规范伦理学形态。伴随着国际规范伦理学的复兴，德性伦理学也随之逐渐跻身西方伦理学的主流话语行列，中国传统伦理学思想所蕴含的美德伦理学倾向，使我国学者在中西伦理思想比较研究中紧跟世界前沿性研究。同时，援引中国传统美德资源开展德性伦理学研究，亦被认为是该领域德性伦理研究的亮点。

就作为侧重于对具体现实道德实践问题研究的应用伦理学而言①，我国的研究已融入当代伦理学前沿的各种问题，根据领域不同，主要包括环境伦理、经济伦理、政治伦理、科技伦理和生命伦理等。从近年来中国伦理学的发展潮流，可以发现中国当代伦理学根据时代需求正在构建中国特色的伦理学体系，也为解决社会现实问题提供了相应的方案。值得注意的是，国内学者在引入和评价西方伦理学理论及其道德思想观念的同时，日益强调伦理观念的多元化，有意识地挖掘、整理了中国传统道德思想与观念②，并使之成为中国伦理学发展的重要"资源"。而如何更好地利用这一资源，构建符合中国当代社会实际，能够指导、解决中国当代社会伦理问题，具有中国特色、中国气派、中国风格的中国伦理学话语体系③，深入研究中国传统伦理思想，关注社会现实生活问题，促进原创性成果的产出，则成为摆在当今中国伦理学学者面前的重要任务。

在此时代背景与需求之下，我国生命伦理学亦形成了本土化的发展趋势。这种本土化的趋势，已在学界达成了共识，越来越多的学者认识到中国生命伦理学的发展不能脱离中国文化传统和当代国情，需要以中国的价值观念、思维模式为基础。④ 美国当代生命伦理学家恩格尔哈特面对西方生命伦理学的困境，也曾指出：面对当今西方世俗社会所遭遇的经济与文化双重危机，用儒家

---

① 卢风. 应用伦理学概论 [M]. 2版. 北京：中国人民大学出版社，2015.

② 江畅，陶涛. 中国当代伦理学检视 [J]. 湖北大学学报（哲学社会科学版），2019，46（1）：1—9，168.

③ 李建华，姚文佳. 改革开放40年中国伦理学的回顾与前瞻 [J]. 湖北大学学报（哲学社会科学版），2019，46（1）：10—15.

④ 张作平，黄晓利. 传统文化视阈下中国生命伦理学本土化建构 [J]. 山东社会科学，2016（S1）：38—39.

道德作为道德－理论基础显得更具有说服力，中国生命伦理学的发展则需要立足于本土文化，对四原则进行重新考虑和定位。① 或许，生命伦理学在中国的本土化将为世界生命伦理问题提供中国智慧。

如何本土化？在发展进路上，我国学者面临着"生命伦理学在中国"和"中国生命伦理学"的不同选择。前者往往认为生命伦理学是一门规范性实践学科，其使命在于帮助医护人员、生物医学和健康研究者及公共卫生人员做出合适的决策②，强调生命伦理学在中国医疗、生物等领域伦理问题中的应用。后者认为在中国文化、中国问题的背景下，不应仅仅是引入、使用西方的生命伦理学理念、原则，还强调在此基础上，更多立足中国传统，提出构建中国生命伦理学③、构建中国生命伦理学话语体系④。这种认识的提出正是基于从不同道德前提出发来进行道德论证所得有异。因此，立足中华优秀传统文化，汲取人类文明发展成果，构建中国学术话语体系下的生命伦理学⑤日益获得重视。

近十余年来，以中国传统文化为根基，反思、探讨生命伦理思想已有了比较丰硕的成果。中国拥有五千年文明，有着丰厚的历史沉淀，可以为生命伦理学提供丰富的文化资源。例如对于"生命"，儒、道、佛均以贵生、尊生为要旨；对于"生死"，儒家注重道德，道家顺应自然，佛家强调轮回；对于"养生"，儒、道、佛都以内心的品德修养（养心、养性）为重。作为中国传统文化代表的儒、道、佛思想，展现出了不同于西方生命伦理学对生命的认知。故而，正如 H. Tristram Engelhardt 所提出的：中国在生命伦理学方面坚持正义的道德任务，首先应该重新获得和吸收其自身的文化资源，从而可以通过自己的文化语言重新预设生命伦理学弘扬的意义。⑥重新审视中国传统哲学中的优秀思想并融入中国的生命伦理学，对于解决本土的生命伦理议题有着重要价值，也可以更好地汲取中国智慧为世界性的生命伦理学提供中国方案。

生命伦理学的产生，源于生物医学与生命科学的迅猛发展所带来的对"人

---

① 恩格尔哈特，张颖. 中国生命伦理学应立足本土文化 [J]. 中国医学伦理学，2013，26（4）：420-425.

② 邱仁宗. 生命伦理学在中国发展的启示 [J]. 医学与哲学，2019，40（5）：1-7.

③ 范瑞平. 不忘初心：建构中国生命伦理学 [J]. 中国医学伦理学，2018，31（4）：442-446.

④ 田海平. 让生命伦理学说"中国话"再议 [J]. 华中科技大学学报（社会科学版），2017，31（2）：1-6.

⑤ 田海平. 用中国话语体系诠释生命伦理学 [N]. 光明日报，2015-12-09（014）.

⑥ H. Tristram Engelhardt，郭玉宇. 中国在生命伦理学领域坚持正义的道德任务——为孙慕义教授主编《医学伦理学》（第二版）所作的序言 [J]. 中国医学伦理学，2008，21（5）：157-158.

本""人道""人类"的伦理冲击及道德风险的反思及应对。这些风险包括生命科学技术发展对人类道德秩序的挑战，生态、环境和人口对公共卫生政策的影响，与人相关的生物医学实验、技术发展与应用的道德难题等。生命伦理学是生物学与医学发展中形成的学科，与临床医疗、公共卫生实践紧密联系。中国文化之开端，哲学观念之呈现，着眼点在生命，故中国文化所关心的是"生命"①。中国文化中对生命价值、生命意义与目的、生命应然状态，个体与群体、今天与未来的探究得到了广泛关注和深刻思辨。中国传统医学的多数思想秉从中国传统哲学，中医药文化亦根植于中国传统文化。但医家与儒、佛、道为代表的诸家终究是不同的，它不仅仅着眼于哲学的、思维的辨析，更为重要的是医学需要在实践中反复验证，是不断验证传统哲学思辨的实践学科。因此，中医生命伦理学应能够担当本土伦理资源与西方生命伦理学融合的使命，成为构建本土视域下中国生命伦理学的先行者。

二、从"生生之道"的"是"到"生生之具""生生之理""生生之德"的逻辑

中医生命伦理学的建构不仅要有有关的原则、范畴与规范，更重要的是要有生命伦理学的基本理论和哲学思考，以及中医生命伦理学内在的基本逻辑关系。古尔德曾说："确定'应该是怎样'的前提条件必须依靠逻辑的连贯性，以及对前提条件存在的原因进行哲学的研究。"中医学是中国传统学科中唯一专注于生命、健康、医疗的学科，它伴随着中华民族几千年的医疗实践及医疗理论，并经过数千年的实践验证，在思想源头上与传统哲学一脉相承，并在生命科学、生命伦理领域形成了独特的别具一格的理论体系。其对生命、健康、医患关系、人与自然等方面有着独特的认知，与西方思想、理念指导下所形成的生命伦理学有所不同，体现着东西方不同文化孕育的道德关系。

重新发现和运用于本土的中医生命伦理思想既坚持了"普遍主义"的规范性，又保留着"相对性"与"多样性"，并在中国优秀传统文化道德价值体系下从"生生之道""生生之理""生生之德"到"生生之效"，构建起中医生命伦理学的思辨及价值逻辑。如明代医家张景岳所述："夫生者，天地之大德也。医者，赞天地之生者也……故造化者天地之道，而斡旋者圣人之能，消长者阴阳之机，而燮理者明哲之事，欲补天功，医其为最。"中医学顺从"生生之道"

① 牟宗三. 中西哲学之会通十四讲 [M]. 上海：上海古籍出版社，1997.

的生命伦理精神，致力于参赞天地，把握生命的本质，探究生命存在、绵延之规律，从而实现天地"生生"这一最为崇高的价值与意义，其终极目标也在于对生命起源、应然、价值和境界等生命伦理问题的思考。

中医生命伦理学源于中华民族生命伦理基本精神——"生生之道"，围绕"生生"这一核心展开了生命关照、价值判断等的探究。在健康问题、医疗实践和对生命本质、生命伦理的思考中，逐步延展出了以气一元论、阴阳法则解说生命起源、生命应然问题的"生生之理"，以"尊生守仁"解说生命价值的"生生之德"，以及遵循"天地之大德"而追求"生生之效"的天人合德的生命境界，建构了"生生"的内在逻辑关系，形成了较为完整的生命伦理体系，从而使中医生命伦理学在中医学的基础上，将一个在传统意义上属于医学范畴的研究拓展为一种学科成为可能与现实。

首先，从"生生之道"的"是"到"生生之具"的"实践特征"。《周易》展现出了深刻的有关"生命"的道德哲学。① 如《易传·系辞》所说："盛德大业至矣哉！富有之谓大业，日新之谓盛德，生生之谓易。"何谓"生生"？就其内涵而言，"生生"一方面是创生生命、万物，另一方面则是万物、生命的不断化生。基于生命伦理学的视角，秉持"生生之道"使生命界域通达天下、成就宇宙变化至上才能，是成就"盛德大业"的基础，也正因此，《周易》的根本宗旨即在于"生生"。在中国传统"天人之学"的话语下，"生"是中国传统学术的核心观念之一，"生生之谓易"奠定了中国哲学的基本精神②。

传统哲学包含的生命关切，更奠定了中医学形成与发展的理论基础。中医学是专门研究疾病、健康、生命的科学，"生生之道"是中医学探究生命问题的原点。按照生命伦理学的范畴，中医学体系既包含围绕"道"在精神层面对生命个体的道德哲学追问，又具有体现"术"在技术领域反映医学学科的诊疗和技术等方面的现实观照。在理论体系形成、发展的过程中，中医学接受了来自儒、道、佛在内的传统生命哲学思想，使中医学的理论体系包含对生命的起源、存在、价值与境界等"生命伦理"问题的思辨，从而超越了单纯的医疗技术维度，以更为广阔的角度思考生命、疾病和健康。恰如清代医家张志聪在其《黄帝内经素问集注·序》中对《黄帝内经》所论主旨的概括："然其中论生生之统居其半，言灾病者次之，治法者又次之。"③ 意指作为中医理论奠基之作

---

① 张舜清. 论《周易》中的生命伦理意蕴 [J]. 孔子研究，2016（3）：38—44.

② 程雅君. 医易相通的三重内涵 [J]. 云南社会科学，2009（3）：109—113.

③ 郑林. 张志聪医学全书 [M]. 北京：中国中医药出版社，1999.

的《黄帝内经》，言灾病、治法者为少，而论"生生之道""生生之术"者为其大宗。

《汉书·艺文志》则更为明确地提出"方技者，皆生生之具"，认为"方技"（中医学在秦汉学术体系隶属"方技"一类）是为"生生"而设的一类技艺、才能，"生生"是对医学功能和价值的高度概括。[①] 这说明了医学作为"生生之具"的终极目标也在于对生命起源、应然、价值和境界等生命伦理问题的关切。由此，"生生之道"内蕴的生命主体、生命关照不仅体现为现当代的精神表征，也是"生生之具"作为中医学路径在现当代的实践特征。

其次，从"生生之道"的"是"到"生生之理"的"应然"。《周易》奠定了中国传统哲学对于宇宙万物起源及其生成规律的认知。《易传·系辞》说："易有太极，是生两仪，两仪生四象，四象生八卦。"勾勒了"生"的世界所具备的"生成性"思维[②]，及其之下的万物发生、发展过程，表现出以"生"为本原的伦理精神。易医同源，中医学探究生命本源、生命化生规律等关乎"生命"的伦理问题时，延续了易的生成性思维，以万物不断创生、化生的"生成论"视角阐发、论述[③]，进而形成了中医学对于生命本源和应然认知的"生生之理"。

天地本源于"炁"。恰如《素问·天元纪大论》所说："太虚寥廓，肇基化元，万物资始，五运终天，布气真灵，总统坤元，九星悬朗，七曜周旋。曰阴曰阳，曰柔曰刚，幽显既位，寒暑弛张，生生化化，品物咸章……"即指元气为万物之始，布于天地，生化不断，从而万物得生，万物的化生则由"气"而始，成形、有质，不断生化，体现了天地属性及其本然表现就在于"生"，而天地"生生理"的逻辑起点即在于气。天人同源，人的生命亦源于"气"。《庄子·知北游》说："人之生，气之聚也；聚则为生，散则为死，若死生为徒，吾又何患？故万物一也……故曰：'通天下一气耳。'"即将人的生命本源归结于天下共有之"气"。《管子·内业》认为"浊气为虫，精气为人""凡人之生也，天出其精，地出其形，合此以为人"。而"精也者，气之精者也"。由是，立"精气说"，将人与普通生命通过"精气""浊气"差别以视。

中医学对于生命本源的认知，也是基于"通天下一气"的理念，将人的生

① 刘理想，李海玉. 论生生之道在中医学中之体现 [J]. 中国中医基础医学杂志，2015，21 (11)：1407—1409.
② 张春香. 论《周易》的生成性思维结构 [J]. 哲学研究，2010 (2)：53—57.
③ 孟庆云. 生成论人体观的蕴义与机遇——2014年刊头语 [J]. 中国中医基础医学杂志，2014，20 (1)：1.

命创生与宇宙创生相比类，提出了"人与天地相参"的命题，认为人的生成与天同源于气，"气"也就自然成为生命本源。在天人同源的基础上，中医学对生命生成的认知得以升华，认为人乃天地之气相合而成，"气"乃生命本源。人与天地相参，人的生命产生、存在亦不能脱离以"气"为源的化生过程，认知生命"生生之理"的逻辑起点亦即在于气。而生命之"气"的运动需遵循阴阳和合、相互交变等法则。特别是"阴阳"法则，是中医学看待生命变化、万物化生、调适生命的基本法则。中医学将人的生命看作不断生化、生生不息的过程，既使生命保持平衡，又推动生命不断化生，维系生命动态平衡中不断"生生"的"应然"状态。

中医学的"生生之理"包含了生命本源与天地同，"通天地一气"，并以此作为"生生之理"的逻辑起点，借助阴阳二者相推，以至于和合、交变的生命应然状态。从生命伦理学的视角，中医学的"生生之理"较为系统地表述了生命本源和生命应然的认知，讲述了一个包容天、地、人、万物在内的生命系统，其遵循着生命在于不断创生、不断化生的"生生之道"。与此同时，中医学的"生生之理"也提示我们，天人同源而合一，人的生命需要遵循天地自然之道，需要顺应阴阳变化之道。在探讨当今基因研究、克隆技术、器官移植等干预生命进程的伦理问题时，唯有将其置于"生"的基本精神和"生生之理"的生命伦理意境之下，才能拥有更为中正的立场和态度。

最后，从"生生之道"的"是"到"生生之德"的"内在价值"。中医学以"人"及人的生命为探究对象，在生命本源的"是"、应然的"生生之理"的理论体系之外，对生命价值也进行了探讨，且仍是从"生生之道"出发，形成了"生生之德"。《易传》说："一阴一阳之谓道，继之者善也，成之者性也……显诸仁，藏诸用。"开启了"生生曰仁"之说[1]，对"仁"进行了伦理上的定义。《易传》又说："天地之大德曰生"，使"生"的概念超越了生命创造、生命不断化生的内涵，更将"生"的内涵推演至"天地之大德"，也使价值创造的主体超越了人，认为自然界亦是价值创造的主体，而其价值的实现，是通过人的活动完成。[2] 中医学则围绕医者、患者和相关主体的活动去探讨生命价值与生命意义。

仁者生生。中医学作为一种"仁术"，其内蕴"生生之德"。中医学倡导医

①　魏冰娥. 戴震"仁"学考论［J］. 伦理学研究，2019（5）：61—67.
②　蒙培元. 生的哲学——中国哲学的基本特征［J］. 北京大学学报（哲学社会科学版），2010，47（6）：5—13.

师对他者生命的伦理关怀,进而实现敬畏生命、尊重生命和关怀生命尊严的价值理念。《易传》称:"天地之大德曰生,圣人之大宝曰位。何以守位?曰仁。"中国传统哲学尊生、守仁的思想,融入或者说直接指导中医学以"尊生守仁"为核心的医德观念,使得尊重生命、关爱生命、彰显生命价值成为医师的"应然"。

除了借助中医学的各种"生生之术"保养生命、维护生命、驱除疾病,在医学起源时期,医学的先行者为了实现尊生守仁的价值目标,不惜自我牺牲换取他者之"生",也使得对生命的崇敬、意在延续生命的伦理思想伴随着中医理论的创生而生。如《淮南子·脩务训》载有神农尝百草,"一日而遇七十毒"。又如《帝王世纪》记载伏羲"尝味百药而制九针,以拯夭亡"。《素问·宝命全形论》说:"天覆地载,万物悉备,莫贵于人。"认为人的生命在天地之间最为珍贵。《灵枢·师传》认为人:"莫不恶死而乐生。"因此,追求生命创生、化生、存续、健康乃是生命价值所在。孙思邈在《备急千金要方》则将之高度概括为:"人命至重,有贵千金,一方济之,德逾于此。"《医门法律·问病论》也说:"医,仁术也。仁人君子,必笃于情。"表达出了医者对生命本身、生命价值和权利的高度肯定与尊重。

三、在对生命的关切中彰显"生生之效"的生命境界

中医生命伦理学对生命伦理的探究,没有止步于其本源、应然和价值,最为重要的仍在于从"生生之道"到"生生之效"的通约。中医生命伦理学不仅是理性的,包含着对生命本质的关切与认知,而且也是专业的,致力于生命科学的实践与生命境界的追求。作为重新审慎的理念、方法和学术概念,对于当下的中国生命伦理学的研究来说,中医生命伦理学具有亲和力和可行性,而且,对于总体上推进本土化的生命伦理学科建设,特别是全面深入地研究中国生命伦理学,应当会大有助益。

首先,中医生命伦理学既是思想与实践、思辨与行动的结合,也是哲学、医学与伦理学的交叉学科。它充分汲取中国传统哲学理论的精髓并结合生命的认知、维护及发展,是中国传统医学的优势及特色。中医是人类历史上伟大的瑰宝,不仅在医疗、药物等"术"的方面形成了有效、宝贵的临床及应用实践经验,治愈了许多人的疾病,在生命之"道"的研究和探讨上也有着丰厚的理论价值。其深邃的生命伦理思想,秉承易学以"生"为核心的伦理精神,并反复应用、论说、再应用、再论说,较为系统全面地回答了生命本源、应然、价

值和境界等生命伦理问题，并将此指导、应用于健康问题、临床问题及医疗实践，不仅对中医理论体系的构建起着重要的指导作用，对当今社会所面临的生命伦理难题的再认识及应对也有着重要意义。

其次，中医生命伦理学从人与自然的和谐统一、顺天应时出发，认识生命个体、生命群体及环境，研究生命，维护生命，所代表的是从系统、整体与和谐的中华传统文化和东方文明秩序角度，对生命现象、身体体验及其相关问题的生命伦理的思考及关切。与从个体出发的西方伦理思想及其对生命伦理的认识有所不同，中医生命伦理学启示我们，对待生命，要追求人与自然的和谐统一，顺天应时，方能达到"生生之效"的人与天地合德的生命境界。《素问·上古天真论》说："上古之人，其知道者，法于阴阳，和于术数，食饮有节，起居有常，不妄作劳，故能形与神俱，而尽终其天年，度百岁乃去……夫上古圣人之教下也，皆谓之虚邪贼风，避之有时，恬惔虚无，真气从之，精神内守，病安从来。"懂得合德于道，遵循阴阳变化、保生之大伦，与天地变化、日月晦明相应，饮食、起居、作劳顺天地之道，于内心清净自守，即可精神内守，则形神俱佳而尽终天年。又如《素问·四气调神大论》说："夫四时阴阳者，万物之根本也，所以圣人春夏养阳，秋冬养阴，以从其根，故与万物沉浮于生长之门。逆其根，则伐其本，坏其真矣。故阴阳四时者，万物之终始也，死生之本也，逆之则灾害生，从之则苛疾不起，是谓得道。"人得天地之气生，生命的化生则需顺从四时所行，而与万物并行于"生长化收藏"的基本规律之中，从其时而动，方可苛疾不起，生生不息。如此，则达到延绵、无疾的"生生之效"，顺从"生生"的天地之大德，步入天人合德的生命境界。

最后，中医生命伦理学既有理性的现实把握，又富有精神与价值的追求，有助于从中华文化与精神情感的维度促进对疾病、苦痛、医疗、健康的再认识和当今医学技术发展的伦理审视。现代科学技术革命的日新月异给人类以无尽的好处与嘉惠，但科技的强盛与功利似乎在一定程度上带来了对人文领地的"蚕食"，加上后现代人们观念、社会意识及道德的多元化，纷繁复杂的境遇无时不在深刻地改变着人们的生活，也带来了较过去更为复杂的多层面的价值问题。对于科技可能产生的负面影响，现代社会特别是西方发达国家，往往会通过有意识地保护和支持人文学术、发扬科学文化来平衡科技的强势和人文的被挤压。① 中国正处于转型发展的重要时期，关切生命，注重生命，维护和建立

---

① 余英时. 余英时文集（第八卷）：文化评论与中国情怀（下）［M］. 桂林：广西师范大学出版社，2014.

人与自然、人与社会秩序及个体生命秩序的生命价值原理的道德哲学，显得更为迫切。

　　如上所述，中医生命伦理学通过梳理与思考，力求运用中国传统哲学本原，超越传统医学学科的工具性，构筑专业的中医生命伦理学术话语模式及中医生命伦理理论，以应对后现代复杂多元的多层面的生命价值及社会问题。比如，围绕生命与健康状态、生命伦理文化、生命伦理规范、生命伦理责任，从生命价值观及其伦理境遇和对策角度，帮助人们入情入理地应对关于生命科技、生死观念、个体生命与群体生命、终极关怀、养老孝亲等的价值认识、价值判断和价值选择，有助于在不同时空理解中国语境下的关乎生命与道德、"是"与"应该"的人类精神家园的问题，以此影响、感染与熏陶人们并推动对生命、人类、伦理与爱有更长久的思考以及整个社会的生命与人文关怀的培育。

第一章

中医生命伦理学的基本问题

第一节　生命伦理学概述

　　生命伦理学是以生命为议题展开的关于人与生命、技术与生命、环境与生命、生态与生命等关系的伦理学说。从不同的视角，生命可分类为人的生命与其他生物的生命，自然生命、社会生命与文化生命，个体生命、家庭生命与群体生命，身体生命、精神生命与心理生命等。本书侧重于讨论与研究人类行为与人的生命及其相关领域的伦理关系，既包含对生命伦理的思想、精神和基本道德态度的反思及探讨，又包括生命伦理的现象、问题、原则与规范的研究等。

　　西方的生命伦理学在 20 世纪 60 年代即已兴起，并受到了热烈的讨论，但"生命伦理学"（Bioethics）一词，则是在 20 世纪 70 年代初由美国生物化学家 Van Rensselaer Potter 提出，当时用以指生态学意义下的"生存的科学"①，其内涵与后来生命伦理学的发展并不相同，现代生命伦理学更多是根据道德价值和原则对生命科学和卫生保健领域内的人类行为进行系统研究的学科，更倾向于关注和研究医疗保健、生命科学和医药科技所涉及的伦理议题。中国生命伦理学的建构与发展相对比较晚，20 世纪 80 年代由邱仁宗教授和李瑞全教授分别引入中国。

一、生命伦理学的学科属性

　　生命伦理学最早起源于 20 世纪 60 至 70 年代的美国，而后在欧洲和世界其他地区快速发展。美国《生命伦理学百科全书》对生命伦理学的定义为：基于跨文化和跨学科的条件，运用伦理学方法，对医疗保健和生命科学的伦理学，包括政策、行为、决定、道德见解等进行的系统研究。亚洲生命伦理学联合会将其解释为：生命伦理学是从生物科学和技术，及其应用于人类社会和生物圈中提出的法律的、环境的、哲学的、伦理的、社会的、经济的、治疗的、民族的、宗教的和其他问题的跨学科研究。邱仁宗对生命伦理学的理解是：生命伦理学是一门独特的学科，要与其他学科一起合作进行跨

---

　　①　Van Rensselaer Potter. Bioethics, the Science of Survival [J]. Perspectives in Biology and Medicine, 1970, 14 (1): 127-153.

学科研究，处于伦理学与科学技术、医学的交集处，是规范性的、理性的、应用性的、世俗性的、讲求证据或立足实践的学科。一般认为，生命伦理学的主要研究对象是人类生命及动物生命、植物生命乃至生态的相关领域，是一门涉及医学、生命科学、哲学、社会学、生态学等多学科的交叉新兴学科。

生命伦理学的产生，最初源于人们认为科学技术，特别是生物医学技术的快速发展，会对人的尊严和价值造成侵犯。过多的人类主动安排取代自然安排，反过来最终可能会让人类受到这类安排的威胁，带来代际伦理、生态伦理、环境伦理的问题和价值的冲突。这引起了人们对人类、生态与地球关系及生命关怀的反思。随着医学技术水平的提高，人们对医疗保健的日益重视及医疗需求的快速增加，医疗费用在各个国家逐年大幅攀升。如何以生命为核心，研究生命伦理的问题，调整好个体、群体、社会、政府、环境等各个方面的关系，揭露、思考和处理好医疗实践、健康管理和生命科学研究工作中涉及的违反伦理的行为，理性认识生命，尊重生命，公平公正分配与调整医疗卫生资源，避免可能的价值冲突、利益冲突，维护生命的光辉与人性的尊严，这些问题推动着生命伦理学的持续发展。

如何正确运用科学技术，避免科技研究成果误用或者滥用？人类对科技应用以及科技活动本身应当做哪些规范的思考和研究？这些问题给医学、社会学等相关学科带来了前所未有的新难题，并对传统的伦理观念提出了新挑战[①]。生命伦理学这一学科更多地体现为将伦理学理论运用于生命科学，应对与解决其带来的新问题，研究影响基础生物与未来人类的新兴生物技术所引发的新议题，研究生命问题的"是"与"应该"，研究人类现代生物技术行为的社会规范以及医疗与健康政策的公平公正等问题。

中国生命伦理学的研究与建设也有30余年的历程，这一过程是学者注重结合中国国情和中国文化历史，建构与形成中国本土的生命伦理学理论框架、研究问题和价值理念的一个过程。对于生命伦理学的学科属性，邱仁宗认为，生命伦理学是应用规范伦理学的一个分支学科，是将伦理学应用于解决生物医学技术引起的难题和挑战，反映了对新技术的使用要进行社会控制的要求。田海平认为，生命伦理学是与生命科学和医疗技术相关联的"应用伦理学"，代表了对一种新型伦理形态进行理论反思或问题诊治的伦理学理论形态或道德哲学形态，是一个内含生命科学、医学、伦理学、法学、社会

---

① 谢志青，肖华安. 生命伦理学及其哲学前提［J］. 江西社会科学，2006 (6)：127—130.

学等诸多学科之生态文化系统。孙慕义认为，生命伦理学应该注重研究生命的伦理价值，他将生命伦理学的学科体系分为三个部分：原理（原道）、原论（原法）与原用（原实）。也就是说，生命伦理学在学科属性上归属于应用伦理学，但研究范畴及理论框架则应包含理论生命伦理学与应用生命伦理学。此外，卢风、肖巍等把生命伦理学视为传统医学伦理学的现代拓展，认为其是研究与生命相关的伦理问题的交叉学科和科学、伦理相互交叉、相互渗透的重要领域。

二、生命伦理学的问题域及研究内容

生命科学和生物技术的不断发展带给人类社会很多前所未有的新议题，如克隆技术发展带来的复制生物议题，辅助生殖技术带来的人工受孕议题，器官移植技术发展带来的器官交易、在大脑中植入芯片实施控制等议题。生命伦理学的研究领域，至少应包括以下五个方面[①]。

一是基本的理论建构问题。虽然生命伦理学的目标是解决现实问题，但仍涉及相应的理论探讨，特别是从生命哲学与精神层面、个体生命与社会生命的伦理价值等方面进行理论建构，还包括对基本概念、基本原则做出判断。如对于后果论、道义论的认知及两者的适用与平衡，对伦理相对主义与绝对（普遍）主义的探讨等，都是在理论层面对生命伦理学的探讨。

二是解决临床伦理问题。临床的医务工作者，除利用医疗技术之外，往往还需面对诸多伦理问题，特别是随着新医疗技术的临床应用日益普遍，这些问题也日益突出。如透析技术，成为肾衰竭患者赖以生存的技术，但透析机昂贵且相对较少，如何公平地使用这一机器，便成为摆在医务工作者面前的问题。

三是研究技术的规范问题。生物科学及医学科学的研究方法，决定了在研究中需要进行人体或动物实验。这便涉及相应的伦理问题，如双盲甚至多盲实验中的患者知情权问题，艾滋病等重大传染病流行病学调查中的隐私问题，基因科技发展带来的克隆、复制引发的社会安全忧虑等。

四是政策制定的伦理要求。生命伦理学议题的探讨，同样会反映在政策上，甚至影响政策的制定。"安乐死"即是众人熟知的例子，对于无法医治或疾病带来了巨大痛苦，患者不愿再受病痛折磨的情况，经过医生和患者双方同意后采取提前结束生命的措施是否可以获得合法地位，正是生命伦理学

---

① 邱仁宗. 生命伦理学：一门新学科［J］. 求是，2004（3）：42-44.

在政策层面的议题。"安乐死"的合法性在全球范围内备受争议,目前,已立法容许主动"安乐死"的国家仅有荷兰、比利时、卢森堡、哥伦比亚四国,容许被动"安乐死"的国家也仅有英国、爱尔兰、法国、韩国等 12 个国家和地区。

五是文化与伦理选择的问题。不同文化背景的族群,可能拥有不同的道德原则和道德经验,由此可能会对同一事物产生不同认知。这就引申出一个问题:是否存在一种"以原则为基础的普通道德理论",可以帮助不同族群解决生命科学或医疗保健中产生的伦理学问题。即伦理学的绝对主义和相对主义,何者更为合理?

围绕上述宏观层面探讨的五个领域,生命伦理学在重点研究"医德""医疗资源""公共卫生""生死""科学研究""基因技术"六个具体问题上有了比较明显的进展。

一是医德问题。自医疗活动开始之日起,即要求相对具有优势的一方,也即医生,需要在医患关系中保持一定的自律性,通过这种自发的自律,来保持医患双方相对平等的关系。这一议题延续传统医学伦理学的方向,中外医学史上均有相应的记载,如古希腊的《希波克拉底誓言》、中国古代的《大医精诚》等,甚至有学者从甲骨文的构型分析认为在原始社会已有关于医德的思想[1]。

社会的发展、网络信息的传播加速、舆论监督的强化[2],带来了对人权的日益重视和信息日益对称。医患关系亦随之发生一些变化,转向以患者为中心,以患者之权利为伦理的考虑依据。一方面仍强调医生的责任和义务,亦即医生的自律性;另一方面则开始强调患者的知情权与自主同意权[3],现代社会的法制化也要求尊重患者的"自决权",医患关系不仅仅以医德为唯一维系。

二是医疗资源的分配问题。人们具有平等的健康权,但医疗资源有限,如何合理地分配,如何秉持公平的价值取向,以保证有限资源的公平分配,成为生命伦理学需要探讨的一类议题,特别是在对医疗资源需求日益增大、市场调节趋理性、社会转型期出现的贫富差距增大的情况下,这类问题显得尤为突出。具体而言,以器官移植为例,这类问题包括可移植器官捐献者及其亲属的

① 何兆熊. 中国医德史 [M]. 上海:上海医科大学出版社,1988.
② 李正关,冷明祥. 医患关系研究进展综述 [J]. 中国医院管理,2009,29(3):40—43.
③ 李瑞全. 生命伦理学五十年 [J]. 鹅湖月刊,2002,28:29—35.

知情同意、买卖与捐献后健康维护问题，异种供体来源所引发的安全性问题和近远期"效用"问题，受体选择的原则问题，文化背景给捐献者带来的伦理及道德束缚问题[①]等。

三是公共卫生问题。公共卫生是关系到一个国家或地区广大人民群众健康的公共事业，是医疗体制中重要的组成部分。其基本内容涵盖预防与监控重大疾病尤其是传染病（如艾滋病、非典型肺炎等），监督管制食品、药品、环境卫生，以及相关的卫生宣传、健康教育、免疫接种等。这一领域同样存在众多的伦理学议题需要解决。如艾滋病的筛查与防治即为较为典型的实例，艾滋病的筛查与防治过程中涉及公众健康与个人权利、社会对患者的歧视和宽容、患者及家属的知情权及临床保密[②]等议题。

四是"生死"问题。医疗技术的局限性及生命消亡的自然规律，引发了"安乐死"这一有关"死"的伦理学思考。而以体外受精、试管婴儿为代表的生育技术的发展，代孕等社会现象的出现，则带来了有关"生"的伦理学上的思考，如辅助生育中"冷冻精子"的归属决定权问题，以及精子捐赠后所引发的社会问题。又如，同性恋者进行"形婚"后的精子保存问题[③]。再如，与代孕技术的发展相伴生的，是对传统生命观[④]和以血缘维系的传统家庭伦理的挑战[⑤]。

五是科学研究的伦理问题。科学研究过程中的伦理问题，主要是有关人体及动物实验伦理规范的议题。由于第二次世界大战中德国对犹太人的非法人体实验，在"战后"的审判中，盟国提出了人体实验第一个规范化准则——《纽伦堡法典》，其内容强调合法人体实验的非强迫性、实行前的知情同意，以及期间无后果退出的自由，这成为众多人体实验准则的基础。至1974年，美国国会成立了国家生物医学和行为研究人类受试者保护委员会以研究人体实验规范，这一委员会在1978年做了著名的《贝尔蒙特报告》（*Belmont Report*），对美国国内人体实验做出了明确的规范，并形成了"尊重""不伤害""公平"三个基本道德原则，这些原则仍然是美国卫生和公众服务部（HHS）人体受

---

① 吕军，叶章群，李倩. 器官移植面临的伦理问题及对策 [J]. 2006，19（1）：37－39，57.

② 任南. 艾滋病防治中的伦理责任 [D]. 长沙：中南大学，2010.

③ 邢柳，朱文兵，范立青. 精子库自精冻存的伦理学困惑与对策 [J]. 中国医学伦理学，2016，29（3）：436－437.

④ 焦阳，乌晓晔，焦应达，等. 当代生命孕育技术的伦理维度 [J]. 锦州医科大学学报（社会科学版），2018，16（2）：9－12.

⑤ 杨彪. 代孕协议的可执行性问题：市场、道德与法律 [J]. 政法论坛，2015，33（4）：34－47.

保护法规的基础，亦是被最为广泛应用于生命伦理争议讨论中的基本道德原则。

动物实验往往是人体实验的基础，所以在科学研究过程中，也出现了有关动物的伦理学难题。最受争议的是动物的道德地位和相应的动物权利问题[1]。目前也形成了一定的伦理规范，如进行动物实验需遵循"不伤害"原则；一般动物实验在实施之前需经伦理委员会审批；不可做不必要的实验，造成对动物的无谓伤害等。

六是基因技术的伦理问题。基因技术的发展正在颠覆着"自然人—自然家庭"所奠定的道德哲学基础，引发了"自然人—技术人"共生互动的"不自然的伦理"[2]。而在基因技术研发和应用的各个方面都有着不同的伦理难题。首先，最基础的是人类应用基因技术的可行性，非理性的应用可能会带来"技术人"被创造，从而颠覆"人"的本质，甚至导致人的自决权和平等权的丧失[3]。所以基因治疗、克隆以及优生学的基因筛选成为伦理学的关注要点。其次是基因技术应用过程中所带来的安全性、公平性和自主自决性问题[4]。这些伴随技术革命而来的新难题，会对人类社会产生巨大的影响，是生命伦理学亟待解答的议题。

三、生命伦理学的发展方向

生命伦理学在中国正处于重要发展期。从应用伦理学的视角，生命伦理学为解决医患沟通、器官移植、神经科学、干细胞研究、合成生物学[5]等带来的伦理问题做出了应有的贡献。因而有学者基于现实的伦理问题，认为未来的生命伦理学主要关注基因工程、辅助生殖技术、克隆技术、伦理普遍主义与相对主义等带来的难题[6]。

而在不断应用西方生命伦理学解决中国出现的生命伦理问题的同时，中外学者持续关注中国生命伦理学体系的构建。在中国语境下从生命伦理学所具有的普遍主义与相对主义争议引申出的"本土化"问题，亦即构建中国生命伦理

① 李瑞全. 生命伦理学五十年 [J]. 鹅湖月刊, 2002, 28：29-35.
② 樊浩. 基因技术的道德哲学革命 [J]. 中国社会科学, 2006 (1)：123-134.
③ 薛桂波. 基因技术的伦理风险及其社会控制 [J]. 科技管理研究, 2010, 30 (11)：246-248.
④ 陈文庆. 人类基因技术伦理研究综述 [J]. 贺州学院学报, 2006, 22 (4)：26-29.
⑤ 邱仁宗. 生命伦理学研究的最近进展 [J]. 科学与社会, 2011, 1 (2)：72-99.
⑥ 邱仁宗. 21世纪生命伦理学展望 [J]. 哲学研究, 2000 (1)：31-37, 51-80.

学，将成为生命伦理学发展的重要方向。

在形而上的层面，生命伦理学首先应当研究的是生命哲学、生命道德哲学及生命文化，以及围绕人、人性的"应当"与"是"、生命态度的"善"与"恶"，从理论上建构与回应人类行为与生命问题的伦理关系。这是对具体的生命行为问题、原则、规范等进行讨论、研究和界定的哲学源头和理论支持。如古尔德所述，确定"应该是怎样"的前提条件是必须依靠逻辑的连贯性，以及对前提条件存在的原因进行哲学研究。中国哲学特别是中国古代哲学，有对宇宙万物的认知，又特别关注社会人伦，其思想价值体系处于世界哲学体系的前沿。对中国生命伦理问题及其生命伦理学的研究，需要根植于中国古代哲学和传统优秀文化，汲取精神的精华与伦理的理论力量，特别需要以研究生命、保持生命、维护生命为主要视域的中医学的理论支撑。中医学作为中国优秀传统文化的瑰宝与精髓，是中国生命伦理学建构在历史与逻辑、道德与实践上的呼应与契合。

在规范与原则的应用层面，随着经济社会、生物科技、文化创新的快速发展，生命伦理学还需要解决后现代人们的生命态度及其行为投射到具体的生物科学技术、医学技术、经济、政策、文化等方面的应用问题、规范问题及道德问题。因此，在探究与倡导生命伦理学与相应的历史文化、哲学思想、文化影响、社会情景的理论学术研究的同时，需要超越生物医学的领域和意义，研究人的自然生命与心理生命、精神生命、文化生命的关系，与社会生命、环境生命的关系。需要研究生命伦理学语境下的生存与死亡问题、健康与疾病问题、痛苦与快乐问题、临床与保健问题，以及与生命相关的伦理习俗、伦理规范、伦理制度问题等，提供伦理评价的依据、尺度、原则以最终促进"善"的"内在选择"。

第二节　中医生命伦理学的构建

生命伦理学在中国的本土化建构，在中国的语境下解决中国的生命伦理问题，需要既坚持"普遍主义"的规范性，又保留"相对性""多样性"[①]，在不同文化孕育的道德共同体下进行实践，并从其道德价值体系构建属于不同文化的生命伦理学。重新发现和运用本土的生命伦理思想成为沟通普遍性

---

① 方政. 关于生命伦理学原则的争论 [J]. 学术界，2012（7）：107-114，288.

和相对性的必经之路，这也是构建当代生命伦理学原则体系的核心所在。中医生命伦理学正是将中医学在生命、医疗等领域内的哲学思辨与价值判断运用于生命伦理学，并构建自身理论体系的交叉学科。其有着明确的核心内涵与研究范畴。

一、中医生命伦理学的哲学语义、价值

中医生命伦理学以医学实践为基本，儒、佛、道的传统哲学思想为源流，思考生命的存在、价值和意义。儒家思考生命的属性，提出"天地之性，人为贵"，人是天地之性中的重要部分，"有气、有生、亦且有义"，故为天下贵也，将人纳入天地之间、四海之内极为贵重之属性中。佛家敬重生命、慈悲为怀，认为"众生平等"，条律规定不可屠杀无辜生命，依照佛法修行体现生命的价值。《老子》提出人亦贵，既"道大，天大，地大，人亦大。域中有四大，而人居其一焉"。儒家、佛家、道家等的传统生命思想都提出人生命贵重的观点，使生命与世界其他万物相适应、协调与和谐，体现出个体生命与自然生命、社会生命的关联与依存，是生命在伦理精神影响下的价值与意义的揭示。

（一）"天人合一"的生命存在

《郭店楚简·语丛一》有言："易，所以会天道，人道也。"认为天道与人道处于变化之中，并将其联系统一于一体。中国传统哲学的逻辑起点为"道"，人以"天人合一"之形式存在。"天人合一"思想蕴含着对人性的思考，是一种人的精神价值追求，亦是哲学关于人的理论，其中蕴含着人与自我、人与社会、人与自然等的和谐统一。《庄子·齐物论》提出："天地与我并生，而万物与我为一。"强调"天"与"人"的密切关系。董仲舒则将天人合一思想发展成为一哲学体系，并提出了"天人之际，合而为一"的观点。

传统生命理论强调"天人合一"，将天人合一、天人相应作为人的生存、生活的一种基本存在形式。生命应当保护自然、顺应自然、尊重自然，顺应自然变化规律。天人相通，天人相应，人和自然在本质上是相通的，所以世人、人事均应顺应自然规律，达到人与自然和谐相处。道家老子言："人法地，地法天，天法道，道法自然。"说明古人早已发现人与自然的相通性，传统生命伦理将人与天紧密相连相通。《礼记·中庸》说："诚者天之道也，诚之者，人

之道也。"用"诚"之德性敬畏天地自然，便遵循了天道，使得人与天相应相通。

自然为生命提供物质基础，使生命在自然中得以存在与发展。《春秋繁露·立元神》中有言："何为本？曰：天、地、人，万物之本也。天生之，地养之，人成之。天生之以孝悌，地养之以衣食，人成之以礼乐，三者相为手足，合以成体，不可一无也。"天地养育万物，万物养育人，为人提供发展的条件。天地自然万物中的一部分是人，其"精气神"皆来源于自然，为自然造化所制约，而运动变化的自然为人的生命提供了多种多样的价值与意义的呈现途径。人们总是很注重对天地的"虔诚"与"敬畏"，加之对人的生命和天地万物的认识受制于历史的发展，出于"敬畏"的心理而依附于天地自然。而在传统生命伦理思想的高地，承认天地自然"主宰"一切，蕴含着"道"和"理"的天地自然推动并制约着人的生命的演进。

依据传统生命思想中伦理的演绎，人应当尊重自然、顺应自然、保护自然。人是自然中的一部分，生命在天地自然中存在与发展，必定要对天地自然进行认识、理解和运用。"天人合一"思想强调人与周遭环境具有协调统一性，必须处理好人类与自然的关系，认识自然、尊重自然、保护自然，而不破坏自然，才能让人的生命在自然中发挥其价值。在儒家思想"仁者爱人"中，人人都具有从善的趋向性，通过自律的伦理方式，在生命与自然、生命与生命之间建立起具有"善"的生命伦理价值。老子思想中的"无为而治"，是更高层次上的遵循自然规律，在生命的自然规律和社会规律中寻求平衡点，以达到生命存在发展的良好状态。若不尊重自然、顺应自然、保护自然，基于自然的生命必将承受"自然之罚"。

"天人合一"思想作为中国哲学生命伦理核心思想之一，体现了天与人之间、人与人之间、人与社会之间的和谐关系。唯有实践，才能达到个体与社会、权利与义务、感性与理性、主观与客观的和谐统一。道、天、地、人之间是井然有序、和谐统一的，甚至可以说是一个有序整体，而非相互冲突、杂乱无章。天地万物自然存在的状态及其运行规律是人类在改造自然的活动中要尊重的，切忌并杜绝"人主宰一切"的错误思想，要遵守自然法则和历史发展规律，并充分发挥人的正确的主观能动性，认识世界、改造世界，最大限度地实现人与自然万物的平等与和谐统一。这也是传统生命伦理在生命存在和发展的价值意义上的意蕴与求索。

（二）仁义内化的生命价值

传统生命伦理思想极为注重人的生命修行，儒家之"仁义"、佛家之"善美"、道家之"无为"，都是生命实现崇高价值与意义的体现。儒家的"格物、致知、正心、诚意、修身、齐家、治国、平天下"是生命在发展中的内外"修行"。"为天地立心，为生民立命，为往圣继绝学，为万世开太平"等强调"仁义"思想的价值。唐代韩愈在《原道》中说："博爱之谓仁，行而宜之之谓义。"儒家的核心思想是"仁义"，"仁义"是生命存在发展的伦理特征，是一种道德价值与道德规范。"立人之道，曰仁与义。"可见"仁义"是生命价值的追求，是一个人自身修养的崇高境界，亦是传统生命伦理至关重要的因素。

"仁"是人的生命内化的自律性道德，具有外在人际关系的伦理表现。《说文解字》注解曰："仁，亲也。亲者，密至也。从人二。《中庸》曰：仁者，人也。人也读如相人偶之人，独则无偶，偶则相亲，故其字从人二。"从此注解可见仁的本意：仁乃人与人之间的关系，这种关系是亲密的。要拥有亲密的人与人之间的关系，需要"仁者爱人"的精神，而这种精神需要内心对他人充满积极的、充分的情感。儒家的"仁"是从孔子外在的"仁"发展至孟子内在的"仁"，前者是生命在人与人之间关系中的规范，后者是内在的恻隐之心的仁，一种内化的伦理性价值。儒家的"仁"，是一种智慧，一种爱的智慧，也是至善的表现，具有伦理特性。"仁者爱人，有礼者敬人。"仁是对人的爱，对生命的珍重，不同于一般意义上的爱，通礼节之人是尊敬人，自然没有仁者爱人的程度高。仁也是敬重生命、珍重生命、善待生命，对人的生命充满善意的爱。"夫仁者，己欲立而立人，己欲达而达人。"成为仁德者，须使自己与他人共立于世，不仅知己还应达人。"仁"在孔子的思想体系中被视为最高的道德标准，是道德的最高层次，充满善意的人文关怀。

"义"是人的生命内化的他律性道德，建立在"仁"的基础之上。《说文解字》注解曰："己之威仪也，从我从羊。威仪出于己，故从我。从羊者，与善美同意。"可见：义为从内而外的善美情感流露，更是一种内致外的行为表现。《经义述闻·尚书上》言："义，善也。谓性发强而又良善也。"生命本性尊崇仁，蕴含义，符合社会规范，具有社会规范之意，是一种他律性道德规范。《易传》说："君子敬以直内，义以方外。"鉴于此，方正行为以义，正直内心以敬，更能体现传统生命伦理中义对行为的规范。《论语·里仁》说："君子喻于义，小人喻于利。"君子秉持公正道义，以义为行，是一种具有极高的伦理价值的道德现象。从中医思想思考，医者，义也。为医之道，在于秉持大义，践行仁爱，而止于至善。这里的"义"，狭义上是义务，医者有义务治病救人，维护人的身心健康；广义上是遵循道，能动认识自然世界，遵循和利用自然规律，维护生命的健康权利。因此，"义"也有伦理视角中"应当"的意味，在行医的过程中，诊断、治疗、调护都需要遵循客观规律，不可主观臆断。具备"行义"的医者，尊重患者的健康权利，能充分运用客观规律维护人们的健康。

仁义的核心是"仁内义外"，始终统一于人的生命价值之中，两者相伴产生，也不易分割。《礼记·礼运》说："仁者，义之本也。"符合仁的义才能被称为义，才可为"大义""道义"，故仁为义之本。而"义"为"仁"之形，"义"是内化而表现于外在的行为规范。儒家的仁义，是关于人的学问，思考人的自身、人与人的发展和价值的实现，是关于人在生命状态中的道德上、伦理上的仁义。传统生命伦理思想中的仁义，是道德自律与他律的结合，是超越了生命实体，更多从社会生命与文化生命的视角，诠释人、丰富人、发展人、完善人，实现人在更高层次生命中的价值与意义。

（三）家国同构的伦理形态

生命的价值与意义在于为人类社会发展不断做贡献，为文明进程不断有所作为。中国古代贤者在思考生命的发展史时，就勾画了家国同构、世界大同的理想社会。《礼记·礼运》有言："大道之行也，天下为公。"生命顺大道而为，持公正而行，呈现了古人对美好社会的构想，这种社会需要生命群体共同努力，遵循自然发展规律，遵守社会变迁法则，进而形成人自由而全面发展的和谐世界、和谐社会。家国同构、大同世界描绘的理想社会是人人爱幼，人人敬老，人人有德，无处不均匀，无人不饱暖的大道之世。

小康思想早在先秦就已经出现，是人们对美好生活的向往。《大雅·民劳》记载："民亦劳止，汔可小康，惠此中国，以绥四方。"大意为民众亦会劳累，需要休养生息，予中原的百姓恩惠，可以安抚周边。可见，小康是安定休养生息的意思。小康社会是一种安定和谐、休养生息的社会形态。儒家思想亦将小康与大同相对应联系，认为大同社会的初级阶段是小康社会。《礼记·礼运》说："今大道既隐，天下为家。各亲其亲，各子其子，货力为己。大人世及以为礼，城郭沟池以为固。礼义以为纪，以正君臣，以笃父子，以睦兄弟，以和夫妇，以设制度，以立田里……是谓小康。"大概意思为，现如今，大道为公的社会准则已经不复存在了，天下被一家独占，人们独爱自己的父母，各自疼爱自己的子女，生怕财物不是自己的，唯恐自己出力。天子、诸侯的位置，代代相传，父传子、兄传弟。将礼义作为根本大法，用来规范君臣、父子、兄弟、夫妇关系，使君臣忠诚、父子亲密、兄弟和睦、夫妇和谐，以此设立制度，用来确立田地和住宅……这就是小康。此处小康即为国家安定有序，社会纲纪严明。《夷坚志》有"久困于穷，冀以小康"之言。可见，人们虽处于困顿和贫穷之中，仍甚为希望小康的生活状态。

大同在先秦思想中也已出现，呈现的是国家和社会的良好风貌，于此之下自然是社会道德、生命伦理的文明进程。《礼记·礼运》有言："大道之行也，天下为公。选贤与能，讲信修睦，故人不独亲其亲，不独子其子，使老有所终，壮有所用，幼有所长，矜寡孤独废疾者，皆有所养。男有分，女有归。货恶其弃于地也，不必藏于己；力恶其不出于身也，不必为己。是故谋闭而不兴，盗窃乱贼而不作，故外户而不闭，是谓大同。"大致意思为，大道所盛行的年代，天下是人们的天下，是公共的，有道德才能的人会被大家推选为领导，彼此之间讲究诚信相待，和睦相处。所以，人们不仅仅只将自己的父母亲人当作亲人，不仅仅只把自己的孩子当作孩子，使老人都能安享晚年，青壮年都有工作可做，幼儿能健康成长，生病、残疾和鳏寡孤独者都可以得到社会的照顾。男子有事可做，女子都能适时而嫁，找到归宿。人们都愿意为公众之事出全力，而不一定是为了自己谋取私利。所以，没有许多勾心斗角的事，也少有明抢暗偷、作乱害人的现象。出于户外而门户不须用门上锁。此谓大同。古人设想的大同社会呈现的是国家繁荣昌盛，社会安定繁荣，人的综合素养极高的社会构想，生命可在此自由发展。

家国同构、大同世界的构想，是中国传统文化投射在生命伦理上的基本形态，呈现着人们对自己生命价值与意义所期待的物质文化环境的承载。终归大道之行，天下为公才是生命发展的最为全面完善并赋予伦理价值与意义的形态。马克思深刻论述了哲学家只是用不同的方式解释世界，问题在于改变世界。从生命伦理的视角，习近平总书记倡议构建人类命运共同体，对生命未来发展的思考，涵盖了从个体生命到国家生命再到地球生命，用行胜于言的中国行动，兼济天下的中国担当，超越零和博弈，共创中国梦与世界梦相融相通的时代进程，开辟了一条合作共赢、共建共享的文明发展新道路，为人的生命在历史的进程中不断延续和发展，提出了中国理论、中国方案。

二、中医生命伦理学的道德语义

生命伦理以考究生命及生命关系的道德哲理为本，探索人类生命的价值及其实现，包含着对生命内在的伦理规定，以及调整人的生命与人类活动、自然环境等方面的关系。中国古代医学道德观念是中国生命伦理学的伦理资源，中医生命伦理学扎根于中国传统文化的深厚土壤，将中华文化、生命哲学与医学实践、治未病思想的伦理思考有机融合。作为中国本土的道德规范与医学哲学，中医生命伦理学具有独特的文化身份和学科地位，有着既源于中华传统文化，又丰富于几千年中国医学生命伦理活动的道德语义。

（一）中医生命伦理的道德含义

"伦，类也，儗人必于其伦"（《礼·曲礼》），又"义也，夫祭有十伦焉"（《礼·祭统》）；"理，正也，先王疆理天下"（《左传·成二年》），又"性也，天理灭矣"（《礼记·乐记》）。《论语·微子》有言："欲洁其身，而乱大伦。"这里的"伦"专指人与人之间的道德关系。伦是"倫"的简化字，有同类同等、条理次序以及人与人之间的道德关系几层意思[1]；理，有管理治理、整治区分以及事物规律性质等诸多含义。伦理，指事物的条理，又指人伦道德之理；"凡音者，生于人心者也；乐者，通伦理者也"（《礼记·乐记》）中的伦理指的就是事物的条理[2]。这里的条理从表征上可以理解为事物的现象，从本质上可以理解为事物的规律。伦理起源于哲学，并逐渐形成一门学科——伦理学，以分析、评价和发展规范的道德标准为任务，以处理各种道德问题为目的[3]。

在中医生命伦理学的体系中，伦理是指围绕"生命"对"治病""摄生""持生""养生"等领域的"道德"探求。其既探求医者的人性善恶和基本道德规范，又研究患者在伦理关系中作为"人"的自然属性与相关社会属性。围绕生命活动之条理，人与自然之关系，医患之道德关系，考究的是从医人员以及相关的基本道德标准，其道德语义后来有些已演变为中国知识分子千百年来尊崇的法则，以及民众为人处事的取向与信条。比如，"不为良相，便为良医""良药苦口""忠言逆耳""善为医者，上医医国，中医医人，下医医病"等，这里的"医国"意为优秀医者应当对国家、社会有深入了解，这与现代医学越来越注重在社会-心理-生理的模式下去理解与要求医学是相似的，"医人"更是中医生命伦理的基本要求，好的医者不能只看到病而不见人。

---

① 冷玉龙，韦一心. 中华字海 [M]. 北京：中华书局，中国友谊出版社，1994.
② 罗竹风. 汉语大辞典 [M]. 上海：上海辞书出版社，2011.
③ 中国大百科全书出版社《简明不列颠百科全书》编辑部. 简明不列颠百科全书 [M]. 北京：中国大百科全书出版社，1986.

《黄帝内经》是中国最早对生命现象观察认识及临床实践的医学经典，围绕"生命之道"，展示了中国古代医学建构人与自然、生物、心理、社会的"系统医学"的超凡智慧。《黄帝内经》已有从道德"善""恶"出发，用"五过"对医者应避免的五种"恶"进行了分析：一过，不明贵贱、贫富、喜怒，不知病情。二过，不明饮食、居处、苦乐，不知补泻。三过，不明比类、奇恒、从容，为工而不知道。四过，医不能严，不能动神，外为柔弱，乱至失常。五过，切脉问名，不合男女，不问所发，唯言死日。避免"一过"，意为医者在看病时，需要了解患者的生活环境，不只是当下的条件，还需要问清楚是"先贵后贱"还是"先贱后贵"，是"先富后贫"还是"先贫后富"，由此来判断患者的身心状况可能带给患者的不同影响。避免"二过"，是指医者应细致观察患者的生活起居、情绪对病情的影响，以准确掌握病症的虚实补泻。避免"三过"，是指好的医者，在医事活动中切忌急功近利，在医术、技术层面需要掌握"术"，但更为重要的是明医"道"，比如，尽可能系统学习与领悟医学理论及大医之"道"。避免"四过"，是指医者须廉洁淳良、严谨果敢，特别是在与患者问诊、交流及相处时，无论前来就医者贵贱强弱，都要一视同仁，真诚礼待。避免"五过"，是指切脉问诊，要注意性别差异，男女生理特点不同，疾病特点也有迥异，特别要注意的是与患者交流病情，需慎言预后，医者切忌自恃自负，轻易决断或夸大病情。

中医经典著述里对医者的类似的伦理规范还有张仲景在《伤寒杂病论》序言中提及的："上以疗君亲之疾，下以救贫贱之厄，中以保身长全，以养其生。但竞逐荣势，企踵权豪，孜孜汲汲，惟名利是务；崇饰其末，忽弃其本，华其外而悴其内。皮之不存，毛将安附焉……感往昔之沦丧，伤横夭之莫救，乃勤求古训，博采众方。"与《黄帝内经》里论述的"五过"大体一致，这里也是规范与劝诫为医者，面对患者，无论君亲贫贱，抑或为了自保年寿，都不应该唯名利、图虚荣、攀富贵，如果不重视医学与健康本身，最后必定是皮之不存，毛将焉附。上述这些伦理思想，不仅表现为传统医德规范，也是中医学围绕"生"的系列思想，从尊生、贵生出发，认识生命，尊重生命，善待生命，并体现于具体的医事中的基本伦理标准。

"天地之大德曰生"，即为生长之意；《论语》曰"未知生，焉知死"，此处的"生"是与"死"相对，即活的意思；《孟子》说："生亦我所欲也，所欲有甚于生者，故不为苟得也。"此处"生"的含义是生命，讲的是生命与道义之间的价值与取舍。命，命运、天命。《易乾》说："乾道变化，各正性命。"亦有生命之意，也有"道"这一层含义。《周颂·维天之命》曰："维天之命，于穆不已。"生与命在古文中即有相同的意思，且命又有"道"之意，可见在理解生命的内涵的前提下，我们也要理解生命的外延。生命，犹指性命，人的生命特指性命①。现在的生命含义更为广泛，不仅指人的性命，也指动植物、微生物等拥有生命活动的生物。无论是微生物、动植物还是人都是来源于大自然的生命体，在包含自然与社会的世界中出现、发展、繁荣与更替，遵循着自然本身的发展变化规律与社会历史变迁的人文规律。对于生命而言，适者生存的前提是能承受自然变化和历史变迁，当然其中的核心就是生命群体是否"把握"住了世界有序运动变化的本质，从生命伦理的意义来表达，即为生命的合伦理践行。

　　人们在关切生命与对生命伦理的探索中一直尝试着不断接近生命在世界变迁中的本原。对人的思考，对生命的探索，逐渐形成人生哲学论，其为哲学的重要组成部分。施韦泽在《对生命的敬畏》中这样写道，生命之谜是不可论证的。所有知识最终都是关于生命的知识，所有认识都是对生命之谜的惊异——对具有无限、常新构造的生命的敬畏②。敬畏生命是一种态度，也是一种觉悟人生的境界，更是对生命在人文世界的敬与在自然世界的畏的伦理思想的表达。可见，生命伦理思想正是伴随着生命道德哲学而发展的，由此，生命伦理学不只是一门与生命科学相关的应用型学科，在理论与学术层面，它更多与生命权益及道德哲学相联系。对于从哲学分离出来的道德哲学，尤其是生命道德哲学，我们理应专注其生命伦理理论的深刻理解。

　　在这个意义上，生命伦理学需关心三个核心问题：一是生命自身的道德修养，二是生命体之间的联系发展，三是世界变迁中的生命价值存在。生命伦理也可以解释为：自然界与社会界的生命体在整个世界变迁的过程中，依据自然与历史的规律有意识或无意识地做出有益于生命变化和发展的选择，使得生命的演绎与世界环境协调一致，融为一体。生命的伦理性在于尊重世界的规律性，生命质量的实现受生命伦理性的影响，在一定条件下，生命的伦理性与生命的质量呈正相关性，生命的伦理性越高，生命的质量也越高。

　　中医学作为中国传统生命科学，更是以"生"为原点与逻辑，探讨与研究疾病治疗、生命维护、持生养生的理论及实践。中医学内蕴的中医生命伦理学以"生"为核心概念：一方面在"道"的精神层面，追问生命的源头，如《类经附翼》所述，"天人一理也，一此阴阳也；医易同源者，同此变化也。"引导

---

① 商务印书馆编辑部等. 辞源 [M]. 上海：商务印书馆，1988.
② 施韦泽. 对生命的敬畏 [M]. 陈泽环，译. 上海：上海世纪出版集团，2007.

着人们理解生命、尊重生命、热爱生命、珍惜生命。另一方面，从"术"的物质层面，"方技者，皆生生之具"（《汉书·艺文志》），对医学学科的诊疗方法、药物及技术等形成独特有效的医药防治体系。这一体系不仅包含对生命的起源、状态、价值以及境界等的理论建构，而且还涵盖医疗技术和治未病方法及路径，从而以更广阔的思想维度和更突出现实关照的思路来思考生命、健康和疾病。

（二）中医生命伦理中"人"的含义

《说文·人部》中对人的解释："人，天地之性最贵者也。像臂胫之形。凡人之属皆从人。"这是对人形象的表达，亦是对人本质价值的诠释。随着人类历史的发展，人对自身也有了较为深刻的认识。人的本义为能制造并使用工具进行劳动，能通过语言进行思维和交际的生命。这是通过体力和脑力劳动两个层面对人所做的较为深刻的解释。也有学者从生物学、文化学等方面定义人。"人"字在中华文化中也引申为人的品质、德性和性情等。例如"他'人'怎么样"，在日常交往中经常用到的"人"是指一个人的品行。人的本质并不是单个人所固有的抽象物，实际上，它是一切社会关系的总和①。因此，人具有道德意志和伦理观念。人文指礼乐教化、人事人情、习俗民情等。《周易·贲卦》说："观乎天文，以察时变；观乎人文，以化成天下。"可见，人文是以"人"为主体，更多地从广义的文化或狭义的哲学、美学去体现对人的重视、对人的尊重、对人的关心及对人的爱护。人文不仅包含礼乐教化，更重要的是包含一定的价值观、习惯与惯例、道德规范及法律规范等。

精神是指人的意识、思维活动和一般的心理状态，为物质运动的最高产物。这一哲学名词，是人们对主观反映客观世界以及主观作用所持有的看法及观点，也是人在处理主客观世界时所秉承的思想。精神涉及对人以及生命的认识、理解和态度。《周易·说卦》说："立人之道，曰仁与义。"必须坚持"仁与义"这一人文精神要素。人需要道与德的修养，进而形成合理的、科学的人文精神，以适应整个世界的变迁。人文精神是指在历史上形成和发展的，由人类优秀文化积淀、凝聚、孕育而成的精神②。目前，人们对人文精神的理解主要有以下几个方面。从狭义上讲，将"人文精神"与"人文主义"等同。注重

---

① 中共中央马克思恩格斯列宁斯大林著作编译局. 马克思恩格斯全集·第3卷［M］. 北京：人民出版社，1960.

② 吴毅，朱世广，刘治立. 中华人文精神论纲［M］. 北京：人民出版社，2011.

人的主体性，关注人、尊重人，对人性进行高扬，这是站在神权且针对神权背景而形成的人文主义。对人的本质、人与外界关系的思考较少。从广义上讲，人文精神有诸多方面的含义，道德层面上的含义为看重与追求道德行为、道德规范、道德原则、道德范畴，价值原则层面上的含义为渴望与呼唤平等、正义、自由等重大价值，科学层面上是重视与求索知识、真理。人文精神在不同层面各有侧重，但就立人之根本而言，离不开人的自然、社会以及主体属性。这所有的属性都必须与人的道德相联系，如此才能处理三大属性之间的关系。狭义的生命伦理，指对生死、信仰、幸福、生存意义和社会终极价值取向等问题的反思①。故我们可以赋予人文精神伦理哲学思考。国学大师季羡林就认为，人文精神与"德、道"有着密切的关系。因此，我们可以这样理解人文精神：人文精神是在结合人的自然、社会以及主体属性的前提下，对人的自我认知、道德原则、价值呈现等方面的思考与探索。

《黄帝内经》讲"圣人不治已病，治未病"，体现的是中医学对疾病与生命的认识和态度。中医学蕴含大量以人为主体，重视人、尊重人、关爱人的生命伦理思想，这使得中医学不同于西方医学，其在治疗的同时，又赋予更高层次的生命关怀及人文境界。《老子》说："道大，天大，地大，人亦大。域中有四大，而人居其一焉。"老子将人与道、天、地并为"四大"，足见生命至贵。《黄帝内经》对人也有相关的论述："天覆地载，万物悉备，莫贵于人。"也是强调人是天地万物中最珍贵的。孙思邈代表性的医学典籍为《备急千金要方》《千金翼方》。书名之所以取名"千金"，孙思邈在《备急千金要方·序》中释义道："人命至重，有贵千金，一方济之，德逾于此。"这里的"德"，是中医生命伦理的伦理要求，"德"在于医者应视人命为"至重"，竭尽全力，辨证施治，以"一方"起沉疴于冥冥之中。还有这样一个故事，《鹖冠子·世贤》记载："魏文王问扁鹊：'子昆弟三人其孰最善为医？'扁鹊曰：'长兄最善，中兄次之，扁鹊最为下。'魏文侯曰：'可得闻邪？'扁鹊曰：'长兄于病视神，未有形而除之，故名不出于家。中兄治病，其在毫毛，故名不出于闾。若扁鹊者，镵血脉，投毒药，副肌肤，闲而名出闻于诸侯。'"作为春秋战国时期的名医，扁鹊被尊为"神医"，但是，在这个故事中，扁鹊却认为自己的医术并不算高超，真正了不起的医者是能够治"未病"之人，也就是让人不要生病，在病的早期提早干预，不要等到已经生病，再去治疗。这些思想都体现了中医学早期

---

① 张桂芳. 30年来中国人文精神研究的回顾与展望［J］. 北京师范大学学报（社会科学版），2009（3）：78－86.

就已经认识到围绕生命的摄生、持生、达生、养生、尊生、贵生等，其成为中医生命伦理学的重要观念、思维方法和基本伦理规范。

应该如何思考中医学"生生"视域下的"人"及其生命伦理思想？从"生生"之"道"出发，中医认为人的生命是由天地所赋予，因此必然应该在天地自然的大环境下，从系统、整体及整个发展脉络来思考和认识生命。从具象的生命体出发，中医将人看作精神生命与肉体生命的组成，又尤其以精神生命最为重要，所谓"心之在体，君之位也。九窍之有职，官之分也。"(《管子·心术》)这里说的就是"心"在人体中居于主导地位，故才有"养生必先养心"的理念。也就是说，中医的生命观不只是关注医疗与技术问题，还包含对饮食、起居、情志、社会、环境等各个方面的关切。生命也不只是生物意义上的生命，同时富含着生命医学与生命哲学领域中生命质量、生命保护与生命提升的道德信念、道德标准及道德规范。

(三)中医生命伦理中"善"的含义

生命伦理的特性在于"伦"，即遵从社会道德发展；也在于"理"，即遵循自然规律变迁。中医的生命伦理思想在内秉持"善"的道德价值，在外遵循"义"的自然变迁。两者结合，互为补充。在医学实践中，遵从行医之"善"，践行为医之"义"，必能从内外两个角度丰富与提升生命伦理的境界。

需求形成动机，动机产生行为，行为必有结果，衡量行为结果的价值标准在于是否符合"善"。中医诊治的行为结果是治病救人、药到病除、身心健康，符合人的健康发展，符合医者为患者服务的"善"的表达。中医在"善"的追求中，通常用"仁医""大医"和"良医"等核心词汇。这些词汇是"善"的追求路程中的高级阶段，换言之，至善或近至善。另一个角度，我们思考人的生命价值在于奉献，即善的"为他"比"为我"付出得更多，而医者的付出亦是如此。必然医者的付出是从"善"的角度出发的，进言之，大医、良医的付出更是生命伦理"至善"的呈现，既有自己秉持"善"的品质，也有以己达人的"至善"思想。例如，古时有医，治病救人分文不取，唯种树偿之，树成药材，反偿之。"善"是伦理价值的核心所在，也是社会规则的价值要求，中医人文精神的核心思想，皆为从"善"的价值理念出发，遵从社会规则的道德行为，为世人所接纳与认可。社会规则必然约束社会行为，使得社会正常有序，其实质就是人与人关系的协调，减少矛盾，趋向善意，也是"善"的表达方式之一。中医秉持的立己达人，正是在社会医疗服务实践的过程中，遵从社会规则，维护患者健康，有利于社会协调发展。因此，中医人文精神的核心思想和行为结果，皆有"善"的伦理价值，也有遵从社会道德的价值尺度，更是提升医者行医道德对"善"的融合。

医者，义也。为医之道，在于秉持大义，践行仁爱，而止于至善。这里的"义"，狭义上是义务，医者有义务治病救人，维护人的身心健康；广义上是遵循道，能动地认识自然世界，遵循和利用自然规律，维护生命的健康权利。因此，"义"也有伦理视角中"应当"的韵味，医者在行医的过程中，诊断、治疗、用药和康复都需要遵循客观规律，不可主观臆断。具备"行义"的医者，尊重患者的健康权利，能充分运用客观规律维护人们的健康。中医药文化中，中药配伍极为重要，所形成的方剂便是认识自然规律、改造客观物质的具体表现。方剂的用量极为考究，坚持质量原则，用量多少因人而异，具体问题具体分析，做到了对人生命的"行义"，充分尊重人的生命伦理价值。中医在行医治病的实践中，会思考患者内环境，也会考量外周的大环境，例如针对同一种病，地区不一样，诊治用药也会有差异。可见，中医诊治用药极为考究自然环境，遵循自然规律。在伦理的实践演绎中，在其他条件不变的基础上，生命遵循规律的程度与生命的伦理价值呈正相关，生命在发展中越是遵循规律，其存在价值和能动价值就越大。

可见，无论是中医学从尊生崇生顺应天地开启对人的生老病死的认知救治及其生死存亡意义的探寻，还是《黄帝内经》等医学典籍最初记载的对传统生命医学活动的道德伦理方面的思考及规范，都有对"生生之道""生生之德""生生之仁""生生之术"的生命伦理理论及实证的建构，有对为医者应避"五过"至"精诚"的伦理标准，有对用药组方"君臣佐使"的伦理选择，有对患者本身自身素养"诚""信"的伦理希冀，有对社会发展承担责任及实现人的自由全面发展的伦理价值。这些都赋予了中医生命伦理学丰富的道德语义和意境。

第三节　中医生命伦理学的基本任务

中医生命伦理学主要以人的生命道德现象和生命道德问题为研究对象，是关于生命领域的伦理问题的价值体系与理论体系。从理论上讲，中医生命伦理学不仅内含生命伦理学的一般理论与价值，还包括思想史、中国哲学与传统文化源流下医家对生命的认识、观念及态度，从哲学、伦理、文化、医学的综合视角，研究社会发展进程中有关生命伦理的系列理论问题和现实问题，建构与丰富中国生命伦理的原则及规范体系。当然，伦理学学科本身所具有的应用性，也决定了中医生命伦理学既需完成原则、价值、理论体系的建构，也应注重实践性，为创建良好有序的生命伦理秩序提供精神指引与实践规范。

一、建立中医生命伦理学体系

对生命伦理的理性思考，可以追溯到人类思想史的开端，中国本土生命伦理学自西方相关伦理理论传入以来取得了长足的进步，但在学科体系和理论体系的构建方面，尚处于发展与完善进程中，仍面临着理论架构相对粗糙、缺乏对现实生活的话语引导权，学科发展动力不足[1]等困境。如何以生命的意义和价值为核心，探寻生命的目的与意义，如何认识与看待个体生命、群体生命与人类生命，如何评价与判断身体生命、精神生命的价值意义所在，这些问题在不同历史、不同本土文化背景下，导致的生命伦理学问题不尽相同[2]。处于不同的文化语境，对同一伦理学问题的认知与回答也不尽相同。

中医学作为医学归属于自然科学，以研究人类全生命过程以及疾病防治为基本任务，同时也是哲学与文化。汲取、传承并发展中国传统哲学的中医学，在世界观、认识论、思维方式与方法论的各个层面，都蕴含着丰富而深刻的生命伦理思想。在中国道路、中国理论、中国制度、中国文化的现代中国社会发展背景下，建构中国本土的生命伦理学，特别需要汲取与生命息息相关的中医生命伦理精神，建立源于中医学原创思维与文化精神的中医生命伦理学。

现代学术研究的基本形态是以学科为依托，提出问题、分析问题和解决问题，而推动学科发展的"问题"应当是亟需回应的时代问题。[3]生命伦理学在中国的发展必然涉及快速发展的中国所面临的对生命概念的理解、公共健康、临终关怀、医患关系、基因技术、生命增强、克隆技术以及生命伦理的制度设计等多个方面。所以，中医生命伦理学的理论构建，应着眼于考察中国历史文

---

① 赖平. 论中国生命伦理学的本土化建构及其与道教生命伦理思想的融合 [J]. 伦理学研究，2016 (1)：43-47.
② 田海平. 中国生命伦理学的"问题域"还原 [J]. 道德与文明，2013 (1)：104-109.
③ 颜昌武. 问题导向、学科视野与中国公共管理学的重构 [J]. 探索，2018 (6)：27-36.

化与当代社会背景下生命伦理领域的问题，直面当今中国社会的生命伦理议题，汲取与凝练中国传统哲学、中医学文化蕴含的生命伦理学精神，梳理与挖掘中国传统思想、中医学中的生命伦理学资源，为在中国文化背景与生命伦理语境下理解"中国问题"、分析"中国现实"并提出"中国策略"①，提供参考。

建立中医生命伦理学的理论体系是一个探索的过程，但至少可以从中医生命伦理学的思想源流与基本问题着手，研究中医生命伦理学的基本理论、基本原则、基本规范与范畴，讨论中医生命伦理的道德实践内容与实现途径。

第一，梳理中医生命伦理思想的主要源流，追溯中国古代哲学与传统文化蕴含的关于"生生"的思想，探求中医生命伦理的传统文化基因与历史本源。梳理与明晰中国传统哲学"生生之道"的"德"的意蕴与中医学"生生之具"的"术"的逻辑关系与伦理关系。在尊重生命与保持尊严的理性下，在思想、历史与文化的长廊里，探寻以生命为主题的道与术的伦理对话，为中医生命伦理学的建立提供基本的理论支持。

第二，提出中医生命伦理学的基本理论，主要是明确中医生命伦理学的体系构成，包括基本概念、原理与范畴、研究对象与行为价值、伦理原则与伦理规范、伦理评价与行动选择等。通过上述理论体系的建立，形成基本的学科构架，通过对生命本然与生命内涵的揭示，从传统文化的浸润、伦理情感的感染、伦理原则的遵循、伦理规范的内化，对人们现实生活中的情感心理、道德标准、话语体系、行为选择等产生理论影响与价值引导。

第三，明晰中医生命伦理学的基本原则。我们生活在一个有缺陷并不断发生变化、易发冲突的世界里，对许多问题都可能存在着分歧与争议，这就需要有一定的规则或原则来指导思考与行动。原则主义作为西方生命伦理学的主流学说，为解决生命伦理学难题做出了回答。虽然中国儒家道德哲学思想能够为构建中国生命伦理学提供深厚的文化资源，但其更多地着眼于家庭伦理、政治伦理等方面。与西方生命伦理学相似的是，中医学也将"原则"作为解决现实中纷繁复杂问题的准则，恰如《黄帝内经》所说："知其要者，一言以终。不知其要，流散无穷。"因此，提炼、总结中医学应对生命伦理问题的"原则"，是构建中医生命伦理学，以及将原则主义本土化的研究进路。

---

① 程国斌. 当代中国生命伦理学研究路径反思［J］. 天津社会科学，2015（3）：68—72.

第四，阐明中医生命伦理学的基本规范与范畴。生命伦理学是理论科学，在实践的意义上更是一门规范的科学。中医生命伦理学的建构离不开对中医生命伦理基本规范的概括和对中医生命伦理研究范畴的确定。在生命的领域，我们难免有许多困惑，或处于种种力量的矛盾中心，于是需要一些必须规范的东西。生命伦理规范即是判断、评价生命领域中各种与生命相关的行为的善恶标准。符合生命伦理规范的行为是"善"的，相反的就是"恶"。生命伦理规范，既是评价人们认识生命、对待生命、尊重生命的行为标准，也将成为人们在对待生命问题上具有普遍约束力的行为规范，最终可能以伦理意识的形式内化于人们心中，成为内在的道德定律。

第五，探讨中医生命伦理学的实践内容与途径。一方面，生命科学和生命技术正快速发展；另一方面，纷繁的环境变化、复杂的人类社会、源于不同地缘经济政治的压力使得人们的生命与健康面临着重大的时代问题，困厄中的人们难免陷于急躁、浮躁和趋利中。这些问题都呼唤着与生命科学相关的人文学科的生命信仰与精神支持。同时，我们还面临着医药技术研发、人工智能化、辅助生殖与克隆人、医疗卫生改革与医疗公平正义等问题。为解决上述问题，生命伦理学一直在积极地演化、完善及应对。中医生命伦理学作为集医学、哲学为一体的学科，包含着医学的"术"与哲学的"道"，在生命科学、生命哲学与生命伦理学的综合视域下展开了对人们生存、生命与生活问题的实践与解决途径的探讨。

二、注重"应用"与"理论"构建并重

当代中国生命伦理学的构建，源于两种侧重不同的研究范式。其一，是强调生命伦理学的"应用伦理学"属性，"应用"是其主要任务，重在"理论"的"应用"，即把中国生命伦理学的任务界定为具有普遍性的生命伦理学理论（通常是"西方生命伦理学"）在中国语境中的具体应用。其二，是致力于在中国传统文化背景下，"返本开新"，重构中国生命伦理学。重点探寻与梳理中国传统文化中的生命伦理思想，进行诠释、解析和体系重构，强调从传统的现代转化和当代重构的建构主义，建立适于解决中国实际问题的生命伦理学体系。两种范式的不同路径，甚至造成了理论与实践的断裂，有学者甚至认为此为生

命伦理学研究中互不相容的"应用论－构建论"的难题。①

学术上的争论与分歧，并不会影响到生命伦理学在哲学、医学及其他相关学科领域实现应然的"理论"与"应用"的融合。中医生命伦理学的构建，一方面，需要回答生物科学及医学领域不断发展及实践中的伦理问题，对具体问题做出哪些应该做，哪些不应该做的判断。另一方面，中医生命伦理学作为与医学科学密切相关的应用伦理学，汲取了中国传统哲学精髓，会自然地去关心与回答"应用"者为何的问题。这一问题并不复杂，其所应用的正是理论哲学与理论伦理学，应用于人类及其生活的不同方面和问题②。也就是说，虽然有学者认为生命伦理学不以谋求理论体系为目的，但生命伦理学不能迷失于具体的伦理事件中，构建理论体系，并不断丰富理论体系，才能在变化无穷的具体"应用"中获得"根基"，同时形成体系化的理论，实现对中国本土所面临的具体生命伦理问题"应用"上的指导。

中医生命伦理学所关注的生命科学和卫生保健范畴内的伦理问题，既包括生命哲学、生命认知、生命秩序、生命维护的理论建构，也涵盖了现实社会与生活中的生命伦理事件的处理及应用伦理问题。广义而言，其包括医疗伦理、健康伦理、死亡伦理、技术伦理等方面。

第一，医疗伦理问题。狭义的医疗指疾病的治疗，而广义的医疗则是指所有保障和提高人民健康、治疗疾病和伤残人员的组织、系统、规则和过程。所以，医疗伦理即在保障和提高人民健康、治疗疾病和伤残人员的组织、系统、规则和过程中，人们处理各种相互关系所需遵循的伦理规范及行为准则。这涉及医患关系、医疗资源分配、公共卫生等议题。

医疗伦理问题是与医疗活动相伴生的，自医疗活动开始之日起就已出现。《黄帝内经·疏五过论》就谈到了"不知病情""不知补泻""诊之不足""医不能严，不能动神""不问所发，唯言死日"五类医生在医疗过程中的过失，以作警示。此后，医疗伦理为历代医家所重视，如孙思邈、徐大椿等医家均有相关论述。

第二，健康伦理问题。健康不只是疾病或者羸弱被消除，而是精神、身体与社会的完全健康状态。其中，身体各器官和系统都能够正常运作是指身体健康。人能够认识到自己的潜力，有成效地工作，应付正常的生活压力并

① 田海平. 让生命伦理学说"中国话"再议［J］. 华中科技大学学报（社会科学版），2017，31（2）：1－6.

② 江畅. 从当代哲学及其应用看应用伦理学的性质［J］. 中国人民大学学报，2003（1）：35－40.

乐意帮助他人，对社会做出贡献是指精神健康，而不仅仅是没有精神障碍。人能够与社会制度和道德观念相融合，并与他人和谐共处是指社会健康。中医学认为，健康是形神阴阳动态平衡的状态，而非一个恒定的标准，人的精神与身体是合二为一的。其虽没有细分为身体、精神、社会的不同层次，但将健康看作一种整体平衡状态，不仅涵盖身体、精神、社会三个范畴，还涉及人与自然的平衡、人与时空的平衡等，将人类的健康问题回归到与人类相关的客观世界。

中医生命伦理学对健康的诠释更为全面，将健康看作"范畴""区间"，而非固定标准，同时，对健康的认知超越了社会范畴。中医生命伦理学将生命伦理、环境伦理等被分拆的学科合为一个系统或整体来看待与研究，有利于从更为广博的视角解决生命伦理领域的问题。

第三，死亡伦理问题。完整的生命个体必然会经历生、长、壮、老、已。死亡，是每个生命体无法回避的话题，也是每个生命体的终结点。所以，死亡所带来的伦理问题是生命伦理学必须面对的问题。

中医学的死亡观，首先是尊重生命自然消亡的规律，与道家死亡观具有相似之处，认为死亡不可逆转，崇尚"尽天年"。其次，对死亡的过程，中医学的认知与西方医学有所不同。如中医学将死亡总结为"形""气""心""志""神"逐渐凋亡的过程，即将死亡看作物质形体、神志精神的衰败过程，与西方医学将死亡"节点化"有所区别，更有利于在死亡伦理问题上对"人"的标准、人的"生存权利"进行辨析与探讨。

第四，研究与技术相关的生命伦理问题。举凡以人作为研究的观察对象、参与对象、实验对象，所可能牵涉的公共道德争议与规范，均在研究伦理讨论的范畴内。了解并重视研究伦理的目的在于，透过对这些公共道德争议的厘清与相关规范的建立，让研究本身不仅在充分尊重被观察对象、参与对象、实验对象的权益的情况下进行，而且是在被公众信赖的基础上持续进展，以善尽研究者对研究参与者个人、社群与社会的责任。Babbie 在《社会科学研究法实践》（*The Practice of Social Research*）上论及研究伦理关注于参与对象的意愿、不伤害参与对象身心、匿名与保密、避免隐瞒与欺骗、分析与报告守则等方面。

在中医学发展史上，虽不曾应对当今时代科技发展带来的伦理问题，但中医学发展的过程中并非没有研究与技术伦理方面的议题。如传统道德哲学的影响，以及中国人"视死如生"的理念，造成了中国古代医家对人体解剖研究的伦理问题。《赤水玄珠》曾引《何一阳传》，称"余先年精力强盛，时以医从师征南，历剖贼腹，考验脏腑"。说明古人对解剖研究的实践，也反映了古人根据本土文化所形成的伦理原则，通过解剖"不义"的"贼"来尝试解决伦理问题，从而进行研究的生命伦理实践。所以，中医生命伦理有着伦理原则与经验，可以对现代科技发展带来的伦理问题做出相应的解答。

第二章
中医生命伦理思想溯源

牟宗三说："中国哲学，从它那个通孔所发展出来的主要课题是生命，就是我们所说的生命的学问。它是以生命为它的对象，主要的用心在于如何来调节我们的生命，来运转我们的生命、安顿我们的生命。"[①] 中国哲学正是关于生命的学问，以儒、佛、道为代表的传统哲学都起于对现实生命状况的考察，追求圆满无碍的生命境界，进而完善自我人格，实现生命价值。强烈的生命意识和对生命的关怀贯穿了中国传统哲学的始终，生命的本源和存在、生命的价值和意义、生命的发展和修养境界等都与宇宙论、本体论、认识论、方法论结合起来，成为中国哲学关注的主要问题，使中国哲学在本质上成为一种生命哲学。[②]

探究"生命"问题，传统哲学往往将之置于"天人"的范畴内思考，其基本主题为"天人之学"，因此，"天"与"人"是中国传统哲学的基本范畴，"天人合一"是中国传统哲学的基本命题。[③] 以儒、佛、道、医为代表的中国传统哲学中的生命伦理思想，都是在各家对"天""人"及其关系的阐发基础上展开的，其内容大体包括了生命观、养生观等。各家生命伦理思想的立足点、侧重点各有不同，但异中有同，即在对待生命的态度上以尊重生命为主流，在生死观上多主张顺其自然，形成系统有效的探索生命健康和长寿的养生方法等，它们通过医学理论和技术体系进行总结并集中反映出来。

中国传统哲学中的天人观、生命观等生命伦理思想，与古人的生存环境、生活和生产方式有着很大的关系。古代的生产以农耕为主，农业生产中需要掌握自然界季节气候的变化，因而人们积累了丰富的天文学知识和先进的历法。农业生产与四时相合、因地制宜，使古人对"天"怀有特别亲切而又敬畏的感情，形成了崇尚自然的观念，进而促成了哲学和宗教上"天人合一"观念的形成和发展。古人长期与广大、厚重、充满生命力的土地打交道，经常从事生命培植活动，形成了宽阔豁达的胸怀、善于容人的肚量、沉稳厚重的性格和与人为善的精神，对以儒家"仁爱"思想为主的传统伦理思想有着重要的影响。强大而严密的氏族部落组织结构则催生了以宗族为本位的家族宗法制度，继而影

---

① 牟宗三. 中国哲学十九讲 [M]. 上海：上海古籍出版社，1997.

② 马香品.《黄帝内经》生命哲学研究——以《素问》为中心 [D]. 咸阳：西藏民族学院，2010.

③ 李存山. 中国传统哲学纲要 [M]. 北京：中国社会科学出版社，2008.

响到森严的社会等级制度和"三纲五常"的伦理观念。①

同时，在关乎生命的医疗实践中，医家们在经过思考后提出了对生命的种种见解和观念。诸如张仲景所言，"余宗族素多，向余二百。建安纪年以来，犹未十稔，其死亡者，三分有二，伤寒十居其七""感往昔之沦丧，伤横夭之莫救"，故而"勤求古训，博采众方"，进一步升华了中医理论知识，促进了中医学理法方药临床学术体系的形成，树立了大医为呵护生命而勤求博采的精勤精神。孙思邈也曾在《备急千金要方》中阐发了"人命至重，有贵千金"的生命价值认知。

中国古代哲学和宗教因所属体系和宗派不同，关于生命伦理思想的论述多寡亦有所差异。本章重点阐述儒家、道家、佛家以及医家的生命伦理思想，主要包括天人观、生命观、养生观等。各家略有不同，其中各家的生命伦理思想对医家的影响是本章重点讨论的一个方面。

第一节　儒家生命伦理思想

中国历史进程中，儒家文化影响深远。社会、政治、伦理乃至文学、艺术、医学等诸多层面多深受儒家思想的影响。

一、儒家生命伦理思想述要

（一）儒家的天人观

中国古代的天人观源于早期的天命观，经过发展演变，其内涵也有所变化。冯友兰认为中国所称的"天"具有多种含义，其在《中国哲学史》中将其概括为物质、主宰、运命、自然、义理五个层面，即物质之天，与地相对应；主宰之天，人格化的皇天上帝；运命之天，人力无可施为的命运；自然之天，自然运行发展的规律；义理之天，宇宙之最高真理。② 中国哲学对"天"有着多重定义，其中在"天"与"人"的关系上，儒家有着系统的观点。

殷商时期的原始宗教对生命的认知以天命观为根基，"宗天"观念是当时

① 焦国成. 对中国传统文化反思的反思［M］. 上海：上海人民出版社，1990.
② 冯友兰. 中国哲学史［M］. 北京：商务印书馆，2016.

的主要生命观念。殷人顶礼膜拜世间包括天、帝、祖、神、鬼等在内的神灵，认为这些神灵与人存在沟通交流的通道和相互影响的关系。正如李泽厚所指出的，以天帝、鬼神、自然与人际交互、共处的关系，构建了中国原始宗教、早期哲学的思想根基，也成为"天人合一"这一儒家基本生命观的真实源头。①

"宗天"观念成为儒家"天人观"的思想基础。恰如历史学家范文澜所提出的，庶民劳动培养出拥有较高知识的人物巫与史，巫、史都代表鬼神发言，指导国家政治和国王行动。巫偏重鬼神，史偏重人事。巫能歌舞音乐与医治疾病，代鬼神发言主要用筮法；史能记人事、观天象与熟悉旧典，代鬼神发言主要用卜（龟）法。② 在"绝地天通"之后，巫、史阶层担当了沟通人、神的重要使命，借助祭祀活动，成为天、地、人交流的"媒介"。因此，可以认为"天人合一"观念起源于巫祝、祭祀，为儒家进一步丰富"天人合一"的内涵提供了基础。

"天"在儒家的范畴主要是"天命""天道""天理"，其内涵近似于"自然之天"与"义理之天"的结合。儒家认为天、人的基本关系为"天人合德""天人合一"等。《周易》首先提出了"天人合德"。《周易·乾卦》提出"夫大人者，与天地合其德，与日月合其明，与四时合其序，与鬼神合其吉凶。先天而天弗违，后天而奉天时。天且弗违，而况于人乎？况于鬼神乎？"指出了大（圣）人因其能达到"天人合德"，顺应天地、四时、日月、鬼神的变化，故而成为圣人。而圣人作为楷模和典范，为大众树立了遵从的榜样，即众人皆应求得天人合一、合德，进而求得生存和发展。

孔子作为儒家思想的创始者和最主要的代表人物，其论天人以顺应天道为基础，同时强调人的价值，进而表达出天人合德。他认为天行有常、天行有序；于个人而言，克己复礼、修身养德以达圣人境界；于国家和社会而言，礼制或礼教是维持稳定和秩序的基础，是国家制度的一种体现。孔子认为，国家、社会以及个人都应当遵循天道法则，天道不仅是自然之理，也是制度之理，在天为道，在人为纲，在国为礼。如《尚书·尧典》中详细描述了自然天道影响人类社会和政权建制的全过程。③ 此外，孔子在《易传·系辞》中说："一阴一阳之谓道，继之者善也，成之者性也。仁者见之谓之仁，知者见之谓之知，百姓日用而不知，故君子之道鲜矣。显诸仁，藏诸用，鼓万物而不与圣

---

① 李泽厚. 己卯五说［M］. 北京：中国电影出版社，1999.

② 范文澜. 中国通史简编（修订本第一编）［M］. 北京：人民出版社，1964.

③ 易俊. 天道观念与礼法政制——孔子政制思想的演绎逻辑与困境［J］. 国学，2018，6（1）：1—9.

人同忧，盛德大业至矣哉。富有之谓大业，日新之谓盛德。"指出了道与仁的内在关联，仁道即生道，是天地生成万物之大德。

荀子也是儒家的重要代表人物，强调"天"的自然属性，认为"列星随旋，日月递照，四时代御，阴阳大化，风雨博施，万物各得其和以生，各得其养以成，不见其事，而见其功，夫是之谓神。皆知其所以成，莫知其无形，夫是之谓天功。"（《荀子·天论》）指出了天的至高地位，又提出天的运行有其自身规律，不受人力影响。对于天、人关系，荀子的认知与孔子不同，其表达了天、人间的辩证关系，明确提出"天人相分"的论点，认为天与人之间存在差异，其思想的底面仍是"天人合一"。荀子在道德实践中认为人性本恶，而天为至高，本恶不可与"天"的至德相配，需要积极以礼治"恶"，从而顺天地之道，与天地同理。人需遵循天道、礼教，从而规范人的品行。《荀子·王制》中有言："春耕、夏耘、秋收、冬藏，四者不失时，故五谷不绝而百姓有余食也；污池、渊沼、川泽，谨其时禁，故鱼鳖优多而百姓有余用也；斩伐养长不失其时，故山林不童而百姓有余材也。"表明人的生存、生产、生活均应顺从天道。《荀子·王制》又说"故天地生君子，君子理天地。君子者，天地之参也，万物之总也，民之父母也。无君子则天地不理，礼义无统，上无君师，下无父子，夫是之谓至乱。"指出在道德生活中，需要秉持礼教的君子，而产生礼的根本在于"天地"，恰如《荀子·礼论》所云："礼有三本，天地者，生之本也；先祖者，类之本也；君师者，治之本也。"如此，在天地、礼教、君子的关系中，《荀子·王制》提出："天地者，生之始也；礼义者，治之始也；君子者，礼义之始也；为之、贯之、积重之、致好之者，君子之始也……君臣、父子、兄弟、夫妇，始则终，终则始，与天地同理，与万世同久，夫是之谓大本。"即以天地为本，礼仪为君子之道，君子持礼仪，则可顺天地而同天地之理。荀子由"天人相分"而达"天人合一"，更多地肯定了人在天、人关系中的主体地位和实践价值，与孟子所提倡的通过"尽心""知性"而达"天人合一"可谓殊途同归。[①]

汉代董仲舒等人在早期儒家代表性人物思想的基础上，建构了以"气－阴阳－五行"为核心的气化宇宙论，将"天人合一"的天命观和天道观系统化、理论化，并将其引入儒家的政治学说，形成了系统的"天为人本""天人感应""天人同构""君权神授"思想。董仲舒提出："天者，万物之祖。万物非天不

---

① 王菊英，赵建功. 荀子天人观辨正 [J]. 华中科技大学学报（社会科学版），2007（1）：49－53.

生"(《春秋繁露·顺命》),"天地人,万物之本也。天生之,地养之,人成之。天生之以孝悌,地养之以衣食,人成之以礼乐。三者相为手足,合以成体,不可一无也。"(《春秋繁露·立元神》)他认为,人间社会生活及国家的治理,与自然的运行有着一致性,而产生这种一致性的原因则在于人是自然的一个组成部分,故人道秉于天道。社会的管理应该奉"天道"而行事,按照自然秩序构建道德、法律规范,这样社会才会安定。① 《春秋繁露·顺命》更进一步指出"天子受命于天,诸侯受命于天子,子受命于父,臣妾受命于君,妻受命于夫。诸所受命者,其尊皆天也,虽谓受命于天亦可。"由此提出了"三纲五常""天人感应"等人道与天道一体化的观念,构建了一套儒家伦理规范,解决了先秦儒家未能处理好的政治与道德问题,为皇权专制的中央集权制度、后世儒家生命伦理的进一步发展打下了重要的理论基础,促使西汉初年"罢黜百家,独尊儒术"局面的形成,确立了儒家思想在政治上的统治地位,并受到后世历代统治者的极力推崇。②

在汉代儒家气化宇宙论、魏晋玄学"虚无"本体论、佛家华严宗以及禅宗的影响下,宋代儒家开始重视"天道""心性",经过元明儒家的发展,形成了宋明理学体系。北宋时期,周敦颐提出太极、理气、性、命等概念,并以太极图为模型,说明太极是世界的本源,由气、阴阳、五行的动静而化生宇宙万物。张载则在"太虚"概念的基础上,提出"太虚即气",以"气"为物质存在的基本形式,即"气为本体",又提出气的运动为物质运动的基本状态,包含了阴阳二气的对立统一辩证关系。在阴阳二气的交互中化生万物,即"气化万物",从而论证了天、人得以相合的重要媒介。程颐、程颢以气化论为基础,提出"理"是世界万物的本体,也是最高法则。理在天为命,在社会关系上为义,在人的身体上为心,在人的品质上为性。与此同时,情、欲则是罪恶的根源,所以他们主张"存天理灭人欲"。二程从太虚、天理论及性情、善恶,主张重视道德理性,以"天地生物之心"或"良知是造化之精灵"阐发孔孟所论之"仁",以期实现天道与心性的相通。

理学自二程开始,出现了"理学"与"心学"的分野。朱熹上承张载的气学说和程颐的心性说,以理为"生物之本",是为"道",以气为"生物之具",是为"器"。《尚书·大禹谟》说"人心惟危,道心惟微,惟精惟一,允执厥

① 季桂起. 论董仲舒的政治思想及其在汉代的影响 [J]. 山东师范大学学报(人文社会科学版),2018,63(4):62—83.

② 王志楣. 从身体观看董仲舒的天人感应 [J]. 中国儒学,2005(10):99—116.

中"，朱熹指出"道心"由天命之性所发，而"人心"由气质之性所发。欲"穷理"，需通过格物、致知。"格物"不仅是对事物义理的认识和对"天理"的体认，也是对自身道德体认的践行，是达到"止于至善"最高生命境界的必由之路。恰如《朱子全书》所言："所谓致知在格物者，言欲致吾之知，在即物而穷其理也。盖人心之灵，莫不有知，而天下之物莫不有理……此谓物格，此谓知之至也。"

陆九渊则融合"万物皆备于我""良知"，认为"我生万物生，我死万物死"，进而提出"心即理"，由此成为陆王心学之发源。《陆九渊集·杂说》有言："宇宙便是吾心，吾心即是宇宙。"认为心即理，永恒不变。王守仁继承了陆九渊"心即理"的思想，兼收道家、佛家的思想，反对程颐、朱熹所提倡的"格物致知"，认为"无善无恶是心之体，有善有恶是意之动，知善知恶是良知，为善去恶是格物"，事理无穷无尽，"格之"烦累。因此，需要执简驭繁，从内心寻找"理"，"理"化生宇宙天地万物，理在心中，故人心自秉其精要。正如《传习录》所云："天理在人心……天理即是良知""天地万物与人原是一体，其发窍之最精处，是人心一点灵明"。也即提倡"致良知"的方法。

宋明理学在前人的基础上进一步发展了儒家学说，提出理、气、心为本体和核心的宇宙本体论。程朱"理学"上承荀子、程颐的心性说，倾向于使用"格物致知"的方法以达致心的天理；而陆王"心学"上承孟子、程颢的心性说，强调倾向于内向的"致良知"而达致良知教。但宋明理学的思维逻辑仍是由天道而人道、由宇宙造化到人自身，在理学的天人观中，人与天、主体与客体是统一的，需"知行合一"地探求，达到"天人合一"的境界。

明末清初，知识分子间形成了反对宋明理学杂染佛道、溺于空虚的形上学思潮，并以黄宗羲、顾炎武、王夫之等人为代表，形成了回归周、孔、孟，主张依靠实学和考据之学，解诂儒家经典中的制度礼法，开启生活世界、礼乐制度的实学和朴学。在天人观上，他们驳斥了"心本""理本"，强调以气为主的天道观。[①]

总之，无论是孔子所论"知天命"、董仲舒"天人合一"，还是宋明理学的"穷天理"，历代儒家虽在对天命、天道、天理以及心性、实践的认识上有所偏重而形成种种流派，但"天人合一"始终是主流和核心观念。而这一观念对生命伦理思想也产生了重大的影响。

---

① 王锟. 儒学演进视野下的宋明理学精义及其影响 [J]. 船山学刊，2008 (4)：7-13.

（二）儒家的生命观

生命有着产生、存在和消亡的全过程，有生则必有死，产生是生命的起始，死亡则是生命的终点。如何看待人的生命和死亡的全过程，对待生命、死亡的态度就是生命观最为核心的内容。

儒家对生命伦理有着深刻的认识，对生命的基本认识承接儒家"天人观"，提出了万物的产生、变化在于天地、在于阴阳二气的不断推演。儒家历来就非常重视生命，认为生命是宇宙自然的本性，天之道为"始万物"，地之道为"生万物"，人之道为"成万物"。而在天地万物间，人最贵。人在宇宙天地之中有着极为尊崇的地位，因为人除了具有气、生命、知觉以外，还具有因自然禀赋而形成的礼义，因而在一定程度上，人本身就等同于"天地之性"。因此，在儒家对生命的认知中，人是与天地共存的，三者合而为一。正因为人由天地阴阳所生，人体在生理结构、功能等方面与天地自然有很多相应之处，儒家认为天地为大宇宙，人身为小宇宙。儒家对生命生成、构成的基本认识仍以"天人合一"的"天人观"为基础。

1. "乐生哀死"的生死观念

关于生死，儒家主要持"乐生哀死"的基本态度。《尚书·洪范》中即载有"五福""六极"，寿、富、康宁、修好德、考终命是为五福，凶短折、疾、忧、贫、恶、弱是为六极。其中关于寿命的"寿""考终命"属福，"凶短折""疾"则属极。在孟子所主张的"君子之乐"中，包含"父母俱存，兄弟无故，一乐也；仰不愧于天，俯不怍于地，二乐也；得天下英才而教育之，三乐也"，置于首要之"乐"，即父母俱存、兄弟无故的"乐生"。

"乐生"又体现为"尊生""重生"的观念，这一观念主要源于《周易》。儒家道德哲学侧重于关注社会秩序和伦理，因而儒家所提倡的"仁爱"思想、"三纲五常"等核心理念，主要是为了维护社会伦常，个体的生命是为了群体生命的存在而存在的。"仁爱"，抑或说"仁者爱人"的思想往往被儒家作为最高道德标准，在生命伦理领域，则表明了儒家"尊重生命"的基本态度。这种态度对中医药学的产生和发展起到了很大的促进作用。

面对"死亡"，儒家采取了"哀死"、从容、坦然的态度。首先，儒家认为死亡本身是一件悲哀的事，如《论语·先进》中载有孔子为颜渊的死而恸哭："从者曰：'子恸矣！'曰：'有恸乎？非夫人之为恸而谁为？'"哀死既是儒家对待死亡的基本态度，也是中华传统"礼教""孝"等观念的反映。儒家面对死亡的从容、坦然更能体现其对待死亡的特别之处。

其次，儒家认为死亡是一个生命过程，要从容面对。如《孟子·尽心下》有言："尧、舜，性者也；汤、武，反之也。动容周旋中礼者，盛德之至也。哭死而哀，非为生者也。经德不回，非以干禄也。言语必信，非以正行也。君子行法，以俟命而已矣。"认为死亡是人生的必然，也是"命"的组成部分。《荀子·礼论》说："生，人之始也；死，人之终也。终始俱善，人道毕矣。"明确指出生存和死亡都是人生自然的、必然的过程。

最后，儒家坦然面对死亡，不为死亡所忧、所困。坦然面对，强调"善生善死""存顺没宁"。《论语·尧曰》云："不知命，无以为君子也。"《论语·颜渊》指出："生死有命，富贵在天。"西汉扬雄认为"有生者，必有死；有始者，必有终，自然之道也。"宋代张载言"存，呈顺事；没，吾宁也"，认为"死亡"是自然规律，自有天命。又如《论语·先进》中"季路问事鬼神，子曰：'未能事人，焉能事鬼？'曰：'敢问死。'曰：'未知生，焉知死？'"不对死亡做过多的思考，无须庸人自扰，沉迷于死亡及死后的事，而应立足当下，注重现实生活，思考如何顺应自然天道。孔子认为人生在世所从之理乃天所赋予，如果人的一生都孜孜践行不息，到死时也就可以心无挂碍了，强调在生命中不断修正自身人格，发奋于求仁求义的追求，从而从容应对，乃至淡忘"老之将至"的不安和恐惧。①

2. 立德求仁的生命价值

在乐生哀死、不惧死亡的同时，儒家在一定程度上淡化了生命自然过程的存在和消亡，强调生命价值的实现。儒家的"天人观"认为天命蕴含了天理、天德，也将知命视为实践仁义道德的过程，将对仁、道的不懈追求视为生命价值，并主张通过生命境界的高低衡量生命的质量。恰如《论语·公冶长》所说："士不可以不弘毅，任重而道远。仁以为己任，不亦重乎，死而后已，不亦远乎？"士以求"仁"为己任，超越生死。

儒家不追求宗教意义上的死后"永生"，而提倡生命的"不朽"。儒家在人格、道义、功业等方面追求"不朽"，倡导生命的社会道德价值高于自然价值的思想。因此，儒家并非消极被动地接受死亡，而是在现实世界中求仁、立德，用不朽的功德和言行来消解死亡，获得生命精神的延续，实现生命的"不

---

① 张艳清. 生命境界与超越：儒家生命观研究［J］. 首都师范大学学报（社会科学版），2010（3）：46—50.

朽"。① 也就是说，人要以"仁德"得到当世、后世的承认和肯定。如《论语·卫灵公》说"君子疾没世而名不称焉"，《孟子·离娄下》说"舜为法于天下，可传于后世"，《孟子·梁惠王下》说"君子创业垂统，为可继也"，君子虽殁于世，但名与法可传于后世，为后世所继承，才是人生价值所在。在儒家以仁为核心的伦理体系中，弘扬仁道是人生的终极理想、最高使命，其内含个人道德修养、理想社会两个层面，个人道德修养的追求也可使仁道为全社会所接受、遵行，从而建立理想社会。② 因此，儒家强调立德、立言、立功，如"太上有立德，其次有立功，其次有立言，虽久不废，此之谓不朽""立德，谓创制垂法，博施济众；立功，谓拯厄除难，功济于时；立言，谓言得其要，理足可传"。

在此基础上，主张"知天尽性"，提倡有所作为，以存心、养性、修身、立命实现人生价值。如《孟子·尽心上》有言："存其心，养其性，所以事天也。殀寿不贰，修身以俟之，所以立命也。""君子之于物也，爱之而弗仁；于民也，仁之而弗亲。亲亲而仁民，仁民而爱物。"主张人应当把仁爱思想推广至世间万物，以宽厚仁慈之德爱护宇宙万物，以实现儒家"立命""知命""正命"的思想。此外，还提出人要经受得起生命过程中逆境厄运的考验，如"故天将降大任于是人也，必先苦其心志，劳其筋骨，饿其体肤，空乏其身，行拂乱其所为，所以动心忍性，曾益其所不能"（《孟子·告子下》）。宋明理学家则进一步希望通过"天理"而使生命永续。如朱熹曾说："人受天所赋予许多道理，自然完具无欠阙，须尽得这道理无欠阙，到那死时，乃是生理已尽，安于死而无愧。"王守仁则以"致良知"为宗旨，通过"尽性至命之学"超越"惧死恋生之念"和"求死解脱之念"的"生死之念"，以追寻"昼夜生死"之体知，并以"死得其所"为生死践履。"人于生死念头，本从生身命根上带来，故不易去。若于此处见得破，透得过，此心全体方是流行无碍，方是尽性至命之学。"（《传习录》）要求人们应该保身全生，不为外物而伤身害命，又要求人们为道义、事业而勇于献身，把个体生命融入宇宙大生命，如此即能不恐惧死亡、担心死亡。③

① 张树卿. 略论儒、释、道的生死观 [J]. 东北师大学报（哲学社会科学版），1998（3）：74-78.
② 段尊群. 儒家文化视角下的现代大学德育 [J]. 湖南科技大学学报（社会科学版），2013，16（6）：121-124.
③ 郑晓江. "尽性至命之学"——阳明子生死智慧探微 [J]. 浙江社会科学，2008（10）：81-88.

在生命和道义产生冲突，二者不可得兼的情况下，儒家强调道义的价值高于生命。"志士仁人，无求生以害仁，有杀身以成仁。"（《论语·卫灵公》）当成就生命价值需要付出生命时，君子应当敢于牺牲、勇于献身，不能吝惜生命、苟且偷生，"成仁""取义"也是仁人志士人生价值的体现。孟子也说："生，亦我所欲也；义，亦我所欲也。二者不可得兼，舍生而取义者也。生亦我所欲，所欲有甚于生者，故不为苟得也；死亦我所恶，所恶有甚于死者，故患有所不避也。如使人之所欲莫甚于生，则凡可以得生者，何不用也？使人之所恶莫甚于死者，则凡可以避患者，何不为也？"《颜氏家训·养生》指出："夫生不可不惜，不可苟惜。涉险畏之途，干祸难之事，贪欲以伤生，谗慝而致死，此君子之所惜哉！行诚孝而见贼，履仁义而得罪，丧身以全家，泯躯而济国，君子不咎也。"不知谨慎、涉于险地、贪欲而不知约束因而使生命受损，是不珍惜生命的表现，必须杜绝。而如果为了实行忠孝仁义、为了保护家人和国家的利益必须以牺牲生命为代价，则是君子正当的行为。为捍卫道义、正义而付出生命，死而无憾，虽死犹生。[①] 因此，儒家所秉持的生命价值观，不仅仅是停留在追求健康长寿的层面，而是要使生命更高尚、更丰富、更深刻。贵生、厚生、惜生，不仅仅是针对单独的个体，更是着眼于他人、族群甚至全人类，从而真正体现儒家仁爱思想的根本宗旨。

总之，儒家生命观的核心仍是追求生命价值的实现，而生命的价值不仅仅局限于保持身体的完整、健康，延长身体生存的寿命，还强调对精神的追求。缺失精神生活的生命是苍白的生命，生命的价值不在于生存时间的长短，而在于对人生意义的追求。[②] 人虽是生活在现实社会中的有限个体，却能通过道德学问之修养而超越有限之自我，推己及人、及物、及天地，体现天道之流行。[③] 儒家也肯定人的物质功利需求，但儒家所倡导的道德追求超越了普通的物质功利需求，也超越了对个体生命的感性存在。如"富与贵，是人之所欲也；不以其道得之，不处也。贫与贱，是人之所恶也；不以其道得之，不去也。"（《论语·里仁》）强调满足物欲必须通过正当的、合乎道义的手段。张载提出："为天地立心，为生民立命，为往圣继绝学，为万世开太平"，认为在个人修养上要追求达到"圣人"的境界，超越生死，实现人生价值。

---

① 王玲莉.《颜氏家训》的人生智慧及其现代价值 [J]. 广西社会科学，2005（10）：40—42.

② 葛园. 孟子舍生取义思想中的生命伦理 [J]. 江苏教育学院学报（社会科学），2010，26（1）：78—81.

③ 汤一介. 儒、道、佛的生死观念 [J]. 意林文汇，2017（6）：122—125.

（三）儒家的孝道观

"孝"是儒家倡导的伦理道德之一，在其伦理道德体系中具有特殊的地位和作用。儒家提倡"仁者爱人""为国以礼"的社会政治理想，追求"天下有道""天下大同"，而孝道是仁与礼的开端与基础，因而自古就有"百善孝为先"之说。① 可以说，儒家文化在某种意义上是孝的文化。儒家伦理影响下的中国社会更是奠基于孝道之上的社会。② "孝，礼之始也。"（《左传·文公二年》）"君子务本，本立而道生。孝弟也者，其为仁之本与！"（《论语·学而》）自孔子始，儒家就非常重视孝道，称其为君子之本，在此基础上，不断丰富孝道的内涵，启迪后世将孝道思想形成一个系统的体系，使"孝"成为中国家庭伦理最普遍、最基本的道德原则。③ 同时，通过对仁、孝两种概念的互释，建立仁孝一体的观念体系，再进一步扩充为忠、义、信等伦理规范体系，直接影响了儒家提倡的以德治国、以礼治国的政治伦理、社会伦理乃至生命伦理体系的构建。

"孝"字最早见于甲骨文，早期文献的训释多认为其基本含义为善于侍奉和赡养父母，如"善父母为孝"（《尔雅·释训》），"孝，善事父母者"（《说文解字·老部》）。人们很早就形成了孝道观念，是被普遍接受、遵循的道德准则之一。这一准则要求子女对在世的父母要尊敬、顺从、尽心奉养。④ 在以"家庭"为单元的古代社会，"尽孝"是学会做人和稳定社会的共同要求。《礼记·祭义》称"孝有三：大孝尊亲，其次弗辱，其下能养"。最初级的孝是奉养之孝，为"乐其心，不违其志，乐其耳目，安其寝处，以其饮食忠养之"；在奉养之上，孝要"敬心"，即发自内心、真心实意地孝敬。如"子游问孝，子曰：'今之孝者，是谓能养。至于犬马，皆能有养；不敬，何以别乎？'""子夏问孝。子曰：'色难。有事，弟子服其劳；有酒食，先生馔，曾是以为孝乎？'"（《论语·为政》）如果对父母只是物质上的供养，而没有精神上的抚慰，即使供养丰厚，仍不算真正做到了"孝"，这样的供养与饲养牲畜没有本质差别。《论语·里仁》又说"父母在，不远游，游必有方"，即父母健在，子女不应当离开父母远行，如果不得已需离家远行，必须让父母知道你身处何处，不使父

① 朱哲. 中国文化讲义 [M]. 武汉：武汉理工大学出版社，2006.
② 谢宝耿. "孝"的历史嬗变及其现代价值 [J]. 探索与争鸣，2000（3）：33—35.
③ 田思虹. 论孔子孝道思想及其当代价值 [J]. 法制博览，2018（7）：250.
④ 马军远，王征. 论孝慈精神的内涵及其对当代社会的适用性 [J]. 人文天下，2016（1）：48—58.

母担心，给予他们精神上的尊重、慰藉。孝道还要求对父母赋予的身体发肤勤加爱惜、保护。《礼记·祭义》说："身也者，父母之遗体也。行父母之遗体，敢不敬乎？""父母全而生之，子全而归之，可谓孝矣。不亏其体，不辱其身，可谓全矣。"《孝经·开宗明义》也说："夫孝，德之本也，教之所由生也……身体发肤，受之父母，不敢毁伤，孝之始也。立身行道，扬名于后世，以显父母，孝之终也。夫孝，始于事亲，中于事君，终于立身。"

父母亡故后，仍需谨遵孝道。儒家要求事死如事生、继承父辈的遗志。《礼记·中庸》说"事死如事生，事亡如事存""孝者，善继人之志，善述人之事也"，说明继志是孝道的重要方面。《史记·太史公自序》记载司马迁父亲对他的嘱托："余死，汝必为太史；为太史，无忘吾所欲论著矣。且夫孝始于事亲，中于事君，终于立身。扬名于后世，以显父母，此孝之大者。"此外，对去世的父母还应当慎终追远，事死如事生，注重丧葬和祭祀之礼，以及省察自己的言行，不使父母蒙受耻辱，正如"君子生则敬养，死则敬享，思终身弗辱也"（《礼记·祭义》），将祭祀、配享作为敬养逝世父辈的重要方式。而孝的观念由个人推及社会、国家，则能成就更广泛的"孝"，有助于维系社会和谐。如"修宗庙，敬祀事，教民追孝也"（《礼记·坊记》），即国家通过修宗庙、祭祀祖先，教导人民遵孝道、向善良，为大众树立榜样，推广孝道。[①] 祭祀不仅是通过场景构建、礼乐浸染教化民众，诸多祭祀细节也渗透了孝的各种理念，如丧服制度，规定按照血缘关系的不同，将丧服分为"五服"。在事死如事生的背景下，"五服"从服丧制度演变为界定血缘关系的标尺。五服制度不仅代表了生者与死者之间的关系，也起着凝聚整个家族、宗族的作用。[②]

在传统孝道得到广泛认可、遵循的情况下，孝道逐渐从君主、民众的个人行为推衍至全社会的行为，乃至成为公认的社会制度。这一优良道德规范推动了文明的进步。如孟子提出"老吾老，以及人之老；幼吾幼，以及人之幼"（《孟子·梁惠王上》），认为人不仅应赡养具有血缘关系的长辈、晚辈，也应向社会推广这一理念，应用于不具有血缘关系的长辈、晚辈，从而保障社会秩序的稳定。早在先秦时期，养老意识就已普遍存在，国家通过一定的礼仪制度和礼仪活动体现出对老年人的尊重和对孝道的重视。如"五十杖于家，六十杖于乡，七十杖于国，八十杖于朝，九十者，天子欲有问焉则就其室。"（《礼记·

---

① 韩琳琳.《礼记》中的孝观念在西汉社会的传承 [J]. 内江师范学院学报，2013，28（7）：88－91.

② 吴飞. 五服图与古代中国的亲属制度 [J]. 中国社会科学，2014（12）：162－175.

王制》）授老人以杖，随着年龄的增长，其执杖通行的范围也逐渐扩大，甚至年九十，贵为天子的皇帝也应亲自前往其室问事，以示敬老。"凡养老，有虞氏以燕礼，夏后氏以飨礼，殷人以食礼，周人修而兼用之。"（《礼记·王制》）提出了赡养老人的饮食之礼。此外，在尊老、养老的社会风气下，历代都设有专门的养老机构，用以赡养鳏寡孤独者，同时也负责为收养的老人料理后事，如南北朝时期的孤独园，唐代的悲田院，宋代的福田院、居养院、养济院等。①

综上，一方面，孝道要求人们尽心侍奉父母，尽量保证父母的健康；另一方面，如果人们不爱惜自己的身体，罹患疾病而有损健康，也是一种大不孝的行为。古代很多医家学医、行医的出发点都是为父母或自身治疗疾病。重视孝道观念，对医学临床、养生保健具有积极的促进作用，直接影响了老年医学的发展。

（四）儒家的养生观

由于"贵生、乐生"的生命思想，儒家既重视身体的健康，以求长寿；又重视德性的累积，以求道德"长春"。这种认知确定了儒家养生的两个重要原则，即养身、养心（德）。因此，儒家养生观主要通过规范行为和养心（德）以达到养生的目的。

首先，儒家着眼于日常起居，注重在现实生活中规范行为，调养身体。《孔子家语·五仪解》有言："寝处不时，饮食不节，逸劳过度者，疾共杀之""将身有节，动静以义，喜怒以时，无害其性"，提出起居、饮食、劳逸不得中行，诸多行为的过与不及往往会造成疾病、祸患。《论语·乡党》记述了孔子夏则穿透汗凉爽的"袗绤绤"以避暑，冬则穿"羔裘""狐裘"以御寒，眠时着"寝衣"，浴后穿"明衣"，根据四季变化，趋避风寒暑湿，以防外邪侵袭。孔子在饮食上也很有讲究，《论语·乡党》云："食不厌精，脍不厌细。食饐而餲，鱼馁而肉败，不食。色恶，不食。臭恶，不食。失饪，不食。不时，不食。割不正，不食。不得其酱，不食。肉虽多，不使胜食气。唯酒无量，不及乱。"提倡饮食精细，以利于身体消化吸收，从而有益健康。同时孔子也讲究饮食卫生，提出了"八不食"的饮食禁忌，如吃饭的时候不说话，以免影响进食，睡觉的时候不聊天，以免影响睡眠。当然这些要求与当时的斋祭之礼有很大的关系，但又都是符合人体生理卫生的，因此长期以来对中国人的生活习惯

---

① 陈景亮. 中国机构养老服务发展历程［J］. 中国老年学杂志，2014，34（13）：3804-3806.

有着良好的影响。在居处方面，《论语·学而》称"君子食无求饱，居无求安。"《论语·宪问》说"士而怀居，不足以为士矣。"认为不要过分安逸，否则容易满足于现状，失去进取之心。在行为方面，孔子提出君子三戒，即"君子有三戒：少之时，血气未定，戒之在色；及其壮也，血气方刚，戒之在斗；及其老也，血气既衰，戒之在得。"（《论语·季氏》）结合人体的生理变化，提出了各个年龄段生命的行为禁忌。

孔子学识渊博，兴趣广泛，不仅精通诗、书，而且对"六艺"——礼、乐、射、御、书、数都有着相当深入的研究。《礼记·射义》载："孔子射于瞿相之圃，盖观者如堵墙。"《论语·子罕》载："达巷党人曰：'大哉孔子！博学而无所成名。'子闻之，谓门弟子曰：'吾何执？执御乎？执射乎？吾执御矣。'"《孟子·尽心上》载："孔子登东山而小鲁，登泰山而小天下。"可见孔子非常重视射箭、驾马车、登山等体育锻炼。孔子虽然一生中的大多数时候都不得志，但在当时人均寿命不高的情况下，活了七十二岁，应当说与其重视养生、坚持锻炼有密切的关系。孔子还是一位杰出的音乐家，他不仅掌握了高超的音乐技艺，对音乐的艺术价值和哲学价值也有着深刻的见解。《论语·述而》载："子与人歌而善，必使反之，然后和之。"《史记·孔子世家》记载了孔子从师襄子学鼓琴，师襄子多次提出可以了，但孔子却一再表示"未得其数""未得其志""未得其为人"。《论语·泰伯》载："兴于《诗》，立于礼，成于乐。"认为音乐是完成人生修养的最后阶段。孔子依靠其深厚的音乐素养，完成了对《诗经》的整理，使雅颂各得其所。《史记·孔子世家》载："三百五篇，孔子皆弦歌之，以求合韶、武、雅、颂之音。"传统医学认为，传统音乐中的"宫""商""角""徵""羽"五音可分别对应于人的肝、心、脾、肺、肾五脏，不同调式的音乐可以调理气血，使脏腑阴阳平衡，对人的身心有不同程度的调节作用，因而音乐对养生保健和临床也有一定的价值。①孔子还非常重视休闲养生，《论语·先进》有言："莫春者，春服既成，冠者五六人，童子六七人，浴乎沂，风乎舞雩，咏而归。"描绘了一幅师生相约顺天时以游的场景，证明与天地同序、顺人之性可以养生。

其次，儒家强调通过养心、养性、养德来养生。孔子强调心性修养，主张"志于道，据于德，依于仁，游于艺"。儒家将"仁"作为寿的精神动力，提倡通过秉持"仁"以成寿。《论语·雍也》载："知者乐水，仁者乐山；知者动，

---

① 孟昕，汪卫东. 中医五行音乐疗法的理论和应用探析 [J]. 环球中医药，2017，10（10）：1118-1121.

仁者静；知者乐，仁者寿。"知与仁，一以动、一以静，一成乐、一成寿。《孔子家语·五仪解》载："哀公问于孔子曰：智者寿乎？仁者寿乎？孔子曰：然。"《春秋繁露·循天之道》有言："仁人之所以多寿者，外无贪而内清净，心平和而不失中正，取天地之美以养其身，是其且多且治。"邢昺解释说："仁者本无贪欲，故性常安静；仁者乐天知命，内省不疚，故无忧虑。"董仲舒、邢昺的进一步阐发，说明仁者多寿，是由于内心清净、中正平和、无忧，于是可取天地之美以养身。因而在儒家的养生范畴里，往往将修身养性相提并论，但是相比较而言，养性更为关键。修身以强健筋肉、骨骼为主，养性则从道德品质、性格心态方面提出了"仁""智"的要求。孟子则强调养自身浩然之气，如"我善养吾浩然之气""其为气也，至大至刚"。所谓"养其志气""养浩然之气"就是养性。在心性修炼的方法上，儒家提倡通过静坐以炼心，如孔子的"心斋"和颜回的"坐忘"。从形式上看，儒家的静坐与内丹修炼术、禅定相似，但是要求非常简单，不像佛、道修炼那么复杂艰深，正如朱熹所言："非如坐禅入定，断绝思虑，只收敛此心，使毋走于烦思虑而已。此心湛然无事，自然专心。"明代高攀龙在《静坐说》中也解释道："静坐之法，不用一毫安排，只平平常常，默然静去，此平常二字，不可容易看过。"

二、儒家与中医生命伦理思想

儒家以"治人"为本，"治物"为末，轻视自然科学技术，"重道轻器"。儒家的理想人格是"修齐治平"之君子、圣人，而"医卜相，皆方技"。《三国志·华佗传》记载"然本作士人，以医见业，意常自悔"。曹操向华佗问罪，荀彧以"佗术实工，人命所悬，宜含宥之"为华佗求情，曹操回答："不忧，天下当无此鼠辈耶？"医圣张仲景著《伤寒杂病论》，对医学的发展做出了卓越的贡献，却并未引起足够的重视，少有正史对其医事予以载录。《史记正义》说"论者推为医中亚圣，而（南朝宋）范晔《后汉书》乃不为仲景立传，是故君子有遗憾焉"。唐代韩愈在《师说》中说："巫医乐师百工之人，君子不齿，今其智乃反不能及，其可怪也欤！"韩愈此言虽是为论证君子之道渐衰，但与百工相较，也显示了大儒轻工而重儒的思想传统。医学的地位虽无法与儒学相提并论，但仍属"生生"之道、术，关乎性命，历代官员、百姓都对医学较为重视。韩愈在《进学解》中将"医师之良"类比于"宰相之方"，吴曾在《能改斋漫录》中记载范仲淹自谓"不为良相，便为良医"。大儒在修儒遇阻之时往往选择从事医学，秉承倘不能教化人心，则以医药救人的理念，以实现兼济天下的仁道。儒医的大量出现与此有一定的关系。

作为儒家的最高道德标准，"仁者爱人"就是以尊重生命为出发点形成的，并成为中医生命伦理学的基本理念之一，对古代医学产生了积极的影响，诸多经典中均表达了对生命的敬重、关爱之情。儒家认为，医学以治病救人为宗旨，与儒家提倡的仁者爱人的道德观念一致，如戴良在《九灵山房集·医儒同道》中说"医以活人为务，与吾儒道最切近"。宋明以后，儒者兼医蔚为风尚，儒医渐增。倪维德在《原机启微》中说："父母至亲有疾者，而委之他人。俾他人之无亲者，乃操父母之死生。一误谬则终身不复。平日以仁推于人者，独不能以仁推于父母也……夫五常之中，三者云缺而不备，故为儒者不可不兼夫医也。故曰：医为儒者之一事。"倪维德从"仁"出发，认为医为儒者之一事，儒者当习医，方能在五常之中备而不缺，以成就仁心。徐春甫在《古今医统》中说："吾闻儒识礼义，医知损益。礼义之不修，昧孔孟之教；损益之不分，害生民之命。儒与医岂可轻哉？儒与医岂可分哉？"其指出儒、医当互通，一持仁道，一秉仁术，互通则达于仁义礼智，不通则三纲五常往往有缺。

儒家认为父母生病服药之时，子女不仅要敢于以身试毒，更应当懂得医学之道，从而对用药治疗有所把握。张仲景在《伤寒杂病论》中说："怪当今居世之士，曾不留神医药，精究方术，上以疗君亲之疾，下以救贫贱之厄，中以保身长全，以养其生。"孙思邈在《千金翼方·养老大例》中提倡老年人自身要注重养生保健，同时子女的奉养、护理也非常重要。张从正认为对于医学"唯儒者能明其理，而事亲者当知医"，著《儒门事亲》，强调以孝为本。孝道观念同时也要求人们重视自身的健康，认为如果人们不爱惜自己的身体、罹患疾病而有损健康，也是一种大不孝的行为，这在一定程度上也体现出对医学、养生的重视。我们也需认识到，重视孝道对医学临床、养生保健有着积极的促进作用，但是其中的"身体发肤，受之父母，不敢毁伤，孝之始也"的观念，又从道德层面禁锢了对人体解剖结构的研究和探索。因此，虽然对人体结构的研究在中医学形成早期已有一定规模，但随着儒家伦理观念的深入，毁伤身体，对逝者躯体进行解剖，均无法获得道义上的支持，导致中医学在长期的发展中对人体的结构没有进一步的探索，中医学更加注重整体观念，临床以归纳、思辨为主，与解剖学结合不紧密等，使中医学有别于西方医学的理论、临床特征。

儒家的一些政治理念也以隐喻形式渗透到医学之中，特别是纲常伦理、政治文化的很多概念、关系等。如李杲在《脾胃论》中以"君臣佐使"对药物的分量作了规定："君药分量最多，臣药次之，使药又次之。不可令臣过于君，君臣有序，相与宣摄，则可以御邪除病矣。"其用君臣间的纲常主次关系来比喻中药方剂的配伍规律，借助"君臣佐使"的概念及君主、臣僚、僚佐、使者四种人的不同的职能来解说中药处方配伍的各类药物的主次原理。

儒家尊经崇古的经学传统也给中国的传统医学带来了一定的负面影响。儒家奉孔孟之道为根本，将孔孟典籍奉为圭臬，把孔孟言论立为至理，导致大多数人只是尊经、注经、守经而不敢疑经、问经、难经。这种学术传统也影响到了医学，使中医学同样奉《黄帝内经》《伤寒杂病论》《金匮要略》为至高经典。这一方面促使了中医学的大发展，另一方面也导致部分医家固守经文，不知通过疑经、辨经来发展经典，使得中医理论的创新受限。中医理论历经两千多年的发展，至今仍未能突破《黄帝内经》《伤寒杂病论》所构建的理论框架，与尊经崇古的学术传统是有一定关系的。

医学的临床诊疗观念同样也影响了儒家。儒家用比类相推的方法，认为医家治病的道理与儒家治国的道理在根本上是一致的。因此，通晓医术者可以医喻政，即可将医理运用于治国理政的方略之中。如唐代韩愈在《杂说》中谈到："善医者，不视人之瘠肥，察其脉之病否而已矣。善计天下者，不视天下之安危，察其纪纲之理乱而已矣。天下者，人也；安危者，肥瘠也；纪纲者，脉也。脉不病，虽瘠不害；脉病而肥者，死矣。通于此说者，其知所以为天下乎！"把治天下类比为治病，把国家的安危比作人的形体，把国家纲纪比作脉搏，认为治国犹如疗病，可以通过诊察脉象知人生死，故通过审查国家纲纪即可把握兴衰。徐春甫在《古今医统·论医》中说："郁离子曰：治天下其犹医乎……故治乱，证也；纪纲，脉也；道德刑政，方与法也；人才，药也……秦用酷刑苛法，以箝天下，天下苦之。而汉乘之以宽大，守之以宁壹，其方与证对，其用药也无舛，天下之病，有不瘳鲜矣。"同样是将治乱比作病证，将纲纪比作脉象，将道德刑罚比作治法、方药，将治理天下比作治疗疾病。这种"以医喻政"的方法贴切形象，为众多大儒、儒医所推崇、乐道。[①]

第二节　道家生命伦理思想

道家思想与儒家思想同时产生于春秋战国时期，与儒家思想重点关注社会人生的道德思考不同，道家思想从人、社会扩展到整个宇宙，将人类社会与宇

① 刘朝晖. 中国古代医学与儒家、道家思想［J］. 青岛教育学院学报，1999 (2)：10-14.

宙自然都纳入"道"的范畴进行认识和思考，提出了"自然""无为"的伦理主张。道家与依托道家思想发展而成的道教，一个是哲学思想体系，一个是宗教体系，二者之间有着千丝万缕的联系[①]，但也有一定的差异，诸如老子、庄子皆认为形体不是真我，道教却以延长形体生命为第一大事；老子、庄子都不承认有意志之天，不信鬼神之说，道教的符箓派却专讲驱神役鬼。但两者均以黄老之学为根基，因此两者相仿，形成了独特的生命伦理思想。本节主要探讨道家生命伦理思想及其与中医生命伦理的关系。

一、道家生命伦理思想述要

（一）道家的天人观

天人观是道家的主要范畴。在天、人关系问题上，道家倡导"天人合一"。同样是"天人合一"，儒家与道家的观点有所不同。儒家着重于探讨人伦礼教，其所论之"天"的范畴主要包含"主宰"天、"义理"天，以及部分"自然"天。而道家着重于宇宙自然，所言"天"的范畴主要指"自然"之天。道家所论及的"天人合一"，其内涵主要包括天人同源、天人同构、天人同归、天人同律等。

老子认为，"道"是宇宙的本源，是其天人观中同源、同构、同归、同律的根基。《老子·二十五章》说："有物混成，先天地生。寂兮寥兮，独立不改，周行而不殆，可以为天下母。吾不知其名，强字之曰'道'，强为之名曰'大'。"即道为天地之母，在天地生成之前即已存于世。《老子·四十二章》又说："道生一，一生二，二生三，三生万物。"道属"无"，生属"有"的一，进而才有一生二、生三、生万物的以"有"生"有"的化生过程。《老子·四十章》说"天下万物生于有，有生于无。"由此可知天地万物之"有"，皆生于"道"，"道"为宇宙本源，更是天地万物化生的本源。故天人同源，同源于道。《老子·二十一章》说："道之为物，惟恍惟惚。惚兮恍兮，其中有象。恍兮惚兮，其中有物。窈兮冥兮，其中有精；其精甚真，其中有信。"即道在化生万物的过程中，在不同的阶段分别为"象""物""精""信"。"象"是指道处于本体之象，是尚未形成万物具象时的"形象"；"物"是指道处于本体之物，是生成万物的物质基础；"精"是指道处于本体之精，是生育万物的精气；"信"

---

① 牟钟鉴. 走进中国精神［M］. 北京：华文出版社，1999.

是指道处于本体之信，蕴涵万物发展变化的规律。"象""物""精""信"四者是道化生宇宙万物的基本规律、基本构成，而人在天地万物间，人的生成、化生同于天地万物，是为天人同构。《老子·十六章》说："致虚极，守静笃。万物并作，吾以观复。夫物芸芸，各复归其根。归根曰静，静曰复命。复命曰常，知常曰明。"老子主张以虚静体察万物，观其兴起，观其归宿，万物同归于"根"，同归于"静"，是为天人同归。《老子·二十五章》说："人法地，地法天，天法道，道法自然。"即人效法于地，地效法于天，天效法于道，而道效法于自然。因此，人、地、天均应与"道"保持同一法则、同一规律，是为天人同律。

庄子作为道家的另一位杰出代表人物，在解读天、人关系时，秉持了天人同一、天人平等的观点。《庄子·齐物论》曰："天地与我并生，而万物与我为一。""天地，一指也；万物，一马也。"庄子直截了当地指明了天、人的关系，提出了"并生""为一"的天人合一论。庄子进一步谈到"道通为一。其分也，成也；其成也，毁也。凡物无成与毁，复通为一。唯达者知通为一"，即道化成万物，无论万物的毁与存，都可同归于"一"。在以"道"观之的前提下，庄子还提出了天人平等。《庄子·秋水》说"以道观之，物无贵贱"，说明人与天地自然之间是平等的关系。而人与天地万物的同一、平等，在精神境界上是建立在"逍遥"、"无所待"、不受羁绊、绝对自由基础上的，进而才能在无差别的世界中成为物我难分、摆脱精神羁束，成为无所依凭、逍遥物外的至人、神人、圣人，达到心灵的自由和人格舒张扩展的自由。

总之，在道家看来，天、人关系在于"天人合一"，而这一思想内核即人与天地万物的和谐。与儒家相较，道家同样认为天人同源、同构、同律。所不同者在于天人合一观念。道家主张"天与人不相胜""不以人助天"，正如《庄子·秋水》所说："知天人之行，本乎天……故曰无以人灭天，无以故灭命，无以得殉名。谨守而勿失，是谓反其真。"即天、人虽为一体，但要求遵循天地万物的本性，反对天、人之间过多地交互干预，主张顺应各自的规律，保持自然之态。

道教作为以道家思想为根基的宗教，也构建了自身的天人观。与哲理化的道家天人观相比，道教致力于对神仙世界的改造，使整个宇宙天地都成为理想的洞天福地。道教以老子"道生一，一生二，二生三，三生万物"理论为基础，认为宇宙源于空洞和虚无，于虚无中产生了玄、元、始三种气，即所谓"一炁化三清"，三气清者为天，浊者为地，中气为和，和气成人。三气分化，生成日月星辰和天地万物。虽表述与道家不同，但仍属天人同源、合一的天人观念。

（二）道家的生命观

1. 超越生死的生命态度

与儒家"乐生哀死"的态度相反，道家对生死的态度是生死齐一、顺其自然，不悦生、不恶死，甚至苦生乐死，认为生、死都是大化运行中的一个阶段，是"气"的存在形式的变化，死亡是自然之事，人无须回避，而应坦然接受。《太平经》说"夫物始于元气"，认为万物皆由元气化生。《抱朴子内篇·至理》说"夫人在气中，气在人中，自天地以至万物，无不须气以生者"，进一步指明了人的生存与气的关系。《庄子·知北游》说"人之生，气之聚也；聚则为生，散则为死"，认为人是"气"聚而成，死亡只是所聚之"气"的消散。

而气的变化运动、聚散生长是天地自然的规律，人亦不能逃脱。在生命是气的聚散结果的基础上，道家又认为生与死是对立统一的辩证概念，生死之间既存在不同，又是在同一整体下并存。《老子·二十三章》说："故飘风不终朝，骤雨不终日。孰为此者？天地。天地尚不能久，而况于人乎？"以风雨为喻，说明天地主宰的风雨尚不能长久，人生更是如此。《庄子·大宗师》说："死生，命也，其有夜旦之常，天也。人之有所不得与，皆物之情也。""夫大块载我以形，劳我以生，佚我以老，息我以死，故善吾生者，乃所以善吾死也。"将生死归为命运的过程，与一日昼夜的变化一般，是一种自然的规律。生死又是一对辩证概念，《庄子·徐无鬼》说："古之真人，得之也生，失之也死；得之也死，失之也生。"道家对生死抱有"超越"的态度，《庄子·大宗师》说："古之真人，不知说生，不知恶死；其出不䜣，其入不距。"即真人不乐生悲死，以不喜不悲的恬淡之性应对生死。道家认为生死乃命中注定之事，人不能控制，因此人们应当顺从这一自然规律。《庄子·大宗师》说："彼以生为附赘悬疣，以死为决疣溃痈。夫若然者，又恶知死生先后之所在！"同样认为生、死是人的两个过程，对由生入死的过程提出了疑问，提出死亡并不一定是终点，展现出一种豁达的心境，提示人们应当平静地看待生命过程中的形成、衰老与死亡。

道家的另一代表人物列子进一步强调生死需顺应自然，这一观念与老子、庄子的生死观念略有不同。列子认为万物出于"机"，入于"机"，生则顺之，死则捐之，生死只是一种自然规律，对此应当随顺自然，生死并不以人力为转移。《列子·力命》说："生非贵之所能存，身非爱之所能厚；生亦非贱之所能夭，身亦非轻之所能薄。故贵之或不生，贱之或不死；爱之或不厚，轻之或不薄。此似反也，非反也。此自生自死，自厚自薄。或贵之而生，或贱之而死；或爱之而厚，或轻之而薄。此似顺也，非顺也。此亦自生自死，自厚自薄。"列子认为个人的生命、身体自有其发展规律，外部的干预并不能影响其变化。《列子·周穆王》又说："有生之气，有形之状，尽幻也。造化之所始，阴阳之所变者，谓之生，谓之死。穷数达变，因形移易者，谓之化，谓之幻。造物者其巧妙，其功深，固难穷难终。因形者其巧显，其功浅，故随起随灭。知幻化之不异生死也，始可与学幻矣。"他认为一切生死、幻化皆由造物者造就，看淡了世事之无常，参透了生命的忽来暂往，所以应当抛弃令人心乱的存亡、得失、哀乐、好恶等诸多烦恼，看清天地、四方、水火、寒暑的倒错，而以"至虚"为宗。

道教在道家理论的基础上赞同生命过程是气的聚散这一观点，提出了人化生、灭亡的原因在于气。吴筠在《元气论》中说："人之生也，禀天地元气，为神为形。受元一之气，为液为精。天气减耗，神将散也；地气减耗，形将病也；元气减耗，命将竭也。故帝一回风之道，溯流百脉，上补泥丸，下壮元气。脑实则神全，神全则气全，气全则形全，形全则百关调于内，八邪消于外。元气实则髓凝为骨，肠化为筋，其由真精元神元气不离身形，故能长生矣。"他认为人身由天地元气凝为形神，四肢百骸的形成离不开形神的幻化。生命即气的聚散，这是道教延续道家观念对生命的基本认知。

2. 贵生、乐性的生命价值

道家非常重视生命、身体，认为人的生命是一种宝贵的存在，人应当爱惜自己的身体、生命，生命本身的价值远远超过名利荣辱。同时，道家对生命价值的认知不仅仅停留在身体层面，更为推崇的是在"全生"基础上的"乐性"。

以老子为代表的道家提出了重视现实世界身体、生命的观点，认为应"贵身""爱身"，宣扬"轻物重生"的生命价值。《老子·十三章》说："故贵以身为天下，若可寄天下；爱以身为天下，若可托天下。"以贵身喻治理天下，认为以贵身的态度治天下，以爱身的态度为天下的人，才值得将天下托付给他。虽然是为了阐述治天下之理，却是以能够珍重、爱护自己生命的人才能珍重、爱惜他人的生命为基础，表达了"贵身"的思想。《老子·四十四章》又说："名与身孰亲？身与货孰多？得与亡孰病？"人往往轻身而重利，老子将身与名、与货相较，认为生命、身体贵于名利，进一步阐明了"贵身"思想，宣扬"轻物重生"。

杨朱学派则在老子"贵身"思想的基础上提出"贵己"，宣扬"全生保真"的生命价值观念。《列子·杨朱》说："古之人损一毫利天下不与也，悉天下奉一身不取也。人人不损一毫，人人不利天下，天下治矣。"杨朱认为人人都应"贵己"，在一种合理的"利己主义"下，其所谓的"不利天下""不取天下"，是既不损己利人，也不损人利己，在其理论构建中，这种"利己"对"天下治"有独特的意义。《吕氏春秋·贵生》说："子华子曰：'全生为上，亏生次之，死次之，迫生为下。'故所谓尊生者，全生之谓。所谓全生者，六欲皆得其宜也。所谓亏生者，六欲分得其宜也。亏生则于其尊之者薄矣。其亏弥甚者也，其尊弥薄。所谓死者，无有所以知，复其未生也。所谓迫生者，六欲莫得其宜也，皆获其所甚恶者，服是也，辱是也。辱莫大于不义，故不义，迫生也，而迫生非独不义也，故曰迫生不若死。"在杨朱学派看来，生命是第一位的，生命的最高境界是为"全生"，即"六欲皆得其宜"。"六欲分得其宜"的"亏生"，生命质量则相对次之。死亡相对全生、亏生则更次。"迫生"为最下，虽然是保有生命、身体，但"六欲"皆得恶，且身受"不义"，不义则为"迫生"，苟且偷生毋宁死。由此可以看出杨朱学派认为在生死之间，生命自然是重要的，且全生优于亏生。然而在死亡与"不义"的迫生之间，则迫生不如死亡。总之，以杨朱学派为代表的道家主张对待生死应以全生为最高境界，但在生死之间，如达不到守护"义"的生命境界，生存则不如死亡。此外，杨朱学派还提倡生命的价值也在于顺应自然本性，不为名利所累。《列子·力命》说："死生自命也，贫穷自时也。"列子认为人间的生死祸福都是一种命定，因此，人应该顺应自然本性，抛弃礼义名法的束缚，追求"道"所赋予人的自然之性。《列子·杨朱》又说："太古之人知生之暂来，知死之暂往，故从心而动，不违自然所好，当身之娱非所去也，故不为名所劝；从性而游，不逆万物所好，死后之名非所取也，故不为刑所及。名誉先后，年命多少，非所量也。"列子认为太古之人对于生死去留淡然处之，不为名利所困，又从性顺道而行，不为刑罚所害，因此能达到超脱生死的生命境界。这些关于生死的讨论和观点超越了古人对死亡的原始的恐惧与焦虑，也说明春秋战国时期已经出现了对生命存在意义的主动思考与强烈的自觉意识。

道家的另一代表人物庄子倡导清静无为是生命的最高境界。《庄子·至乐》云："庄子妻死，惠子吊之，庄子则方箕踞鼓盆而歌。惠子曰：'与人居长，子老身死，不哭亦足矣，又鼓盆而歌，不亦甚乎？'庄子曰：'不然。是其始死也，我独何能无慨然？察其始而本无生，非徒无生也，而本无形，非徒无形也，而本无气。杂乎芒芴之间，变而有气，气变而有形，形变而有生，今又变而之死，是相与为春秋冬夏四时行也。人且偃然寝于巨室，而我噭噭然随而哭之，自以为不通乎命，故止也。'"妻子亡故，庄子击盆而歌，并非不近人情、不知哀痛，而是深刻地领悟了生命、死亡的真谛，即是气聚散的表现，人的死亡不过是气变所致，与天地四时变幻无异，是自然而然的事。因此，不必恸哭哀伤，而应顺应自然之道，无为视之。在这种对生命认知的基础上，《庄子·逍遥游》中提出"至人无己"，《庄子·秋水》中提出"大人无己"，即以达到"无己"境界的至人、大人为绝对自由的理想人格。为了达到"无己"，先要做到"忘己"，而"忘己"则需要领会、践行顺应自然的生命之道。唯有忘己、无己，才能真正避免《庄子·让王》中所说的"今世俗之君子，多为身弃生以殉物，岂不悲哉"的境地，进而使生命、死亡循乎常道，天地之气的聚散合乎常理，使生命达到、保持无知无欲、清净无为的自然状态。

　　魏晋玄学的形成和发展使道家对生命及其价值的认知得到了进一步发展。魏晋南北朝时期社会动荡不安，掌握知识的士族深刻反思社会现实，形成了新的社会思潮。士族抛弃汉代独尊的"经学"，主张个人主义、自然主义的道家思想逐渐取而代之。何晏、王弼、阮籍、嵇康、郭象、张湛等为代表的士人以《周易》《老子》《庄子》《列子》等道家著作为主要理论来源，并汲取儒家和佛家的成分，清谈玄理，形成了玄学思想体系，以探讨名教与自然、礼制与人性之间的关系。何晏、王弼主张人生的一切，包括生、死均应"以无为本"，并提出"圣人无喜怒哀乐"，提倡自然无为。阮籍、嵇康则认为人应该是不受名教限制的，是自然的，人生应"循自然、性天地"。阮籍对此提出了自己的论点。第一，要恬于生而静于死，平静地对待生命的诞生、故去。第二，在恬淡的基础上，应无为、无欲，平静地对待世间万物，在生命过程中，应顺应生命之道，保持无欲无求，顺养生命。第三，应"超世而绝群，遗俗而独往"，不为外物所累，顺自然之性，其主旨仍是"顺天和以自然""任自然以托身""以内乐外"的生命境界。郭象提出"上知造物无物，下知有物之自造"，生命自成，不需干预，倡导不应以亡为亡、以存为存，指出"存亡更在于心之所措耳，天下竟无存亡"，即存亡自有其规律，因此不需刻意寻求"超生死，得解脱"之道，而应任自然之性。张湛也赞同这一观念，提出"自然，冥运也"。因此，"生者，不生而自生，故虽生而不知所以生。不知所以生，则生不可绝，不知所以死，则死不可御也"，认为生是自然而然的事情，虽不知生的原因，亦不知死的原因，却不影响生死的周而复始规律。生死问题上，张湛在《列子》注序中提出"群有以至虚为宗""万品以终来为验"，在万物"群有"的背后是"至虚"，是万物存在、变化的归依。他在列子"至虚"的基础上，进一步提出了"至虚"作为绝对永恒的存在，包括生命在内的万事万物都是暂时的、相对的存在，其自有聚散、生灭的历程，但最终会归于"至虚"。因此，对待生命应不予干预，任自然才是生命价值的体现。总之，魏晋时期，玄学所探讨的生死观等人生哲学问题虽然不乏痛苦，但也为这一时代知识分子的思想自由和个性解放带来了一丝曙光，大多数代表人物的观念可归结为人生当"任自然"，生命及其价值在于自然状态。

道教对生命价值的认知既有延续道家尊重生命的一面，又颇具宗教色彩，提倡实现以修道成仙为目标的生命价值。首先，道教认为，万物之中，人最灵最贵。如《钟吕传道集·论大道第二》说："万物之中，最灵、最贵者，人也。惟人也穷万物之理，尽一己之性。穷理、尽性以至于命，全命、保生以合于道，当与天地齐坚固，同得长久。"其将人视为万物之中最具灵性、最为珍贵的物种。也正因此，人对于生命应遵其道，以保命全形为生命目标，合于天地运行之道，以求长生。其次，道教主张通过修炼得道，实现生命的长生不老、羽化登仙的价值追求。《太上老君内观经》说："道不可见，因生以明之；生不可常，用道以守之。若生亡则道废，道废则生亡。生道合一，则长生不死，羽化神仙。"阐明了道与生的相互依存、促进关系，道与生合一，则可达羽化登仙的终极目标。"老君曰：道无生死，形有生死。所以言生死者，属形不属道也。形所以生者，由得其道也；形所以死者，由失其道也。人能存生守道，则长存不亡也。"即人通过修炼可以得道，使道与人合一，进而实现精神和肉体的长存，羽化成仙而不亡。在道教的观念中，自然界包括人在内的各种生命体，其所蕴含的"气"，或曰能量，或曰生命力，是可以通过导引、吐纳、服食、炼丹等多种修炼方法转移的。例如吐纳修炼中的采气法，"吸日月之精华，集天地之灵气"，就是通过将天、地、日、月的能量转移到人体自身，从而使人体也具备天、地、日、月长久、稳定的属性，达到"与日月同辉，与天地同寿"的长生目的。由此，长生不老成为道教追求生命价值的重要目标。

（三）道家的养生观

道家崇尚自然，从人和自然的关系的视角探讨生命问题时，认为人只是"域中四大"之一，而并不是宇宙中心和最高主宰。《老子·二十五章》说"道大，天大，地大，人亦大。域中有四大，而人居其一焉。"并提出"人法地，地法天，天法道，道法自然。"认为"道"是万物的本原，是天地之始、万物之母，"道"主宰天地万物，万物只有遵从道的法则才能长存不衰。而"道法自然"的本性就是"无为"。人要达到健康长寿，人类社会要达到安定和谐，就必须"以辅万物之自然而不敢为"，遵循"道"的"自然""无为"法则。这些关于生命的观念促进了道家养生观念的形成与发展。

　　由于人在天地自然之中多有互相争斗、破坏自然的行为，因而对人类自身的生命也造成了损害。《太平经·解承负诀》说："天地开辟以来，凶气不绝，绝者而后复起。"认为天地人间凶气不绝，屡屡触犯。同时，道家又提出人道与天道是有差别的，《老子·七十七章》说："天之道，损有余而补不足。人之道，则不然，损不足以奉有余。"认为天道是损多补少，而人道却是损不足而补有余。道家认为人为地改变、破坏自然，将带来"以人灭天"的恶果。现代工业文明所伴随的环境恶化、物种灭绝、能源危机、人口爆炸等"副产品"，已经部分地证实了这一点。"道"的根本特性是"清静无为"，而人应当"道法自然"，要达到长生、长寿的目的，就必须遵循自然的清净之道，正如《老子·十九章》所说的"见素抱朴，少私寡欲"。人应回归于"朴"，清净寡欲。《老子·二十章》又说"我独异于人，而贵食母"，提出不与世俗同、不唯名利，而重视守道、养道。因此，道家提出了"清静无为""少私寡欲""顺道求真""恬淡虚无"的养生观。

　　如前所述，道家认为生命过程是天地之精气聚合变幻的过程，人的生死即气的聚散。要保持人的生命健康就必须保持精气的充足，保持构成人体生命的这一基本物质不流失，而欲望过度必然导致难以全生保性的后果。《老子·十二章》说："五色令人目盲；五音令人耳聋；五味令人口爽；驰骋畋猎，令人心发狂；难得之货，令人行妨。是以圣人为腹不为目，故去彼取此。"老子指出五色、五音、五味虽能满足人对视觉、听觉、味觉的生理需求，却也同驰骋田猎、耽于搜集奇货珍宝一样会导致对性命的损伤。强调恬淡清净，不为外物所动。《庄子·庚桑楚》说："卫生之经，能抱一乎？能勿失乎？"倡导卫生需抱朴守一，克制嗜欲之性。强调人应当节制欲望，减少物质享受的愿望和行为，更不能为了个人的私欲而彼此争斗、伤身害命，以及滥用自然资源、破坏自然环境，这样才能把对生命的损害降到最低程度。《老子·五十二章》更明确地指出"塞其兑，闭其门，终身不勤。开其兑，济其事，终身不救"，即如果人能闭塞嗜欲之门径，则终身无烦劳之事；反之，若洞开嗜欲之门，则徒增烦扰，终身难获救治。

　　魏晋时期的嵇康著有《养生论》，发展了道家清净寡欲的思想，他认为"夫嗜欲虽出于人，而非道之正。犹木之有蝎，虽木之所生，而非木之宜也。故蝎盛则木朽，欲胜则身枯。"以木生蝎为喻，说明嗜欲太过，则人身易于败坏，提出了对中国养生学产生深远影响的"养生五难"，即"养生有五难，名利不灭，此一难也；喜怒不除，此二难也；声色不去，此三难也；滋味不绝，此四难也；思虑转发，此五难也"。在老子谈及的五色、五音、五味、田猎、奇货的基础上，将名利、喜怒、声色、滋味、思虑并称为阻碍养生的"五难"，并指出"五难"的危害和规避"五难"的好处。嵇康说："五者必存，虽心希难老，口诵至言，咀嚼英华，呼吸太阳，不能不回其操，不夭其年也。五者无于胸中，则信顺日济，玄德日全。不祈喜而有福，不求寿而自延，此养生大理之所效也。"认为养生不避"五难"，即使诵读真言、呼吸精气，仍不能免于不尽天年的后果。倘若五难不存于心，避免之，即使不求寿仍可长寿。此即魏晋时期玄学家的代表性养生观念，他们认为恬淡虚无是养生的至高道理。

在"清静无为""少私寡欲""顺道求真""恬淡虚无"的养生观之下，在养生的具体实践中，道家形成了导引、服气、炼气、吐纳、按摩、胎息、坐忘、炼丹、辟谷、服饵等诸多行之有效并积累了大量实践经验的修炼方法。

二、道家与中医生命伦理思想

道家思想根植于中国文化的思想体系，它对中医学理论体系的构建和临床实践产生了广泛而深刻的影响。在中医学长达两千多年的发展历程中，道家思想及其养生理念、实践与传统医学形成了一个相互融通、相互促进的交互作用关系，最具代表性的是道家养生的理论和方法促进了中医养生学体系的构建。此外，中医理论中的一些重要概念，诸如"精""气""神"等沿用自道家理论术语；中医学说的形成、发展，诸如阴阳学说等深受道家辩证观的影响；中医的重要观念、养生思想的形成，诸如"天人合一"思想则有道家"顺乎自然""无为而治"的主张的渗透。还有学者认为，依据道家的矛盾观及"和""合"等思想建立起来的中医药学原始模式，无论是它丰富的医学内容，还是辩证的思维方法，都恰好弥补了西方生物医学模式的缺陷和弱点。[①] 在道家理念之外，自汉代道教兴起之初，道教领袖多利用医药救治百姓，"以医弘道"，进而发展民间教徒，故道士通医者甚多。历史上很多的著名道士真人同时也是医学名家，如晋代葛洪，南朝陶弘景，唐代孙思邈、王冰，元代马钰，明末傅山等。葛洪是道教丹鼎派领袖，他在《抱朴子·内篇·杂应》中指出医术是最重要的修道内容之一："古之初为道者，莫不兼修医术，以救近祸焉。""为道者以救人危，护人疾病，令不枉死为上功。"葛洪所著《肘后备急方》对中医学影响颇大。陶弘景是另一位在中医领域颇有成就的道坛人物，著有《补阙肘后百一方》《本草经集注》《养性延命录》《导引养生图》等，对炼丹、服饵、导

① 葛荣晋. 道家哲学对现代医学的启示 [J]. 中国道教，2016 (3)：13—17.

引等都有专门论述，尤其对中药学有突出贡献，他结合自己对医药的认识和实践，首创按药物性质分类的方法，并总结了诸病通用的药物，对后世医药学的发展有巨大影响。马钰所著《马丹阳天星十二穴治杂病歌》，至今仍有临床实用价值。在理论、药物、养生以及临床等方面，道教对传统医学都影响颇深，甚至可以说其对中医学术的影响远远超过儒、佛两家对医学的影响，故有"医道同源""医道通仙道"之说。就生命伦理而言，道家、道教的诸多学说对中医生命观念，特别是"尊生""贵生"思想的实践具有深远影响。具体而言，主要体现于以下两个方面。

其一，道家、道教倡导"重生"，在儒、佛、道三家之中，也被公认为以擅长养生著称。道家的生命理念和"重生"修身的养生实践对中医生命伦理及其实践产生了重要影响。如养生学，"养生"历来是中医学关注的重要领域，中医学重视养生，与道家重视摄生、养生具有较深的渊源，并深受其影响。首先，道家是摄生、养生概念的最早提出者。《老子·五十章》说"善摄生者，陆行不遇兕虎，入军不被甲兵"，河上公注"摄，养也"，将"摄"训为"养"，是道家"养生"观念的起始。《庄子》则首先提出了"养生"一词："吾闻庖丁之言，得养生焉。"（《庄子·养生主》）其次，道家强调"贵生""爱生"，道教追求"长生不老""得道成仙"，均与中医药学所追求的祛病健身、益寿延年的目标一致。中医学倡导养生的最高境界在于外避虚邪贼风、内修恬惔之性，使精气守于内，疾病自然不可侵犯人体。追求少欲、节劳的心境和生活，返璞归真、合于天道，以达长寿，其与道家追求淡泊名利、顺其自然的生命价值观念相合，与道家修炼真人、至人的修为目标一致。《神农本草经》中记述药物时，常有对"轻身""不老""延年""升天神仙"等功效的描述，颇有道家和道教提倡的"重生"、长生成仙的思想特色。孙思邈崇尚老庄，也精通医药，对道教的炼丹、服食、导引、按摩有深入的实践与研究，他在《摄养枕中方》中指出："凡欲求仙，大法有三：保精、引气、服饵。"《千金翼方·卷第十二·养性》载："神仙之道难致，养性之术易崇。故善摄生者，常须慎于忌讳，勤于服食，则百年之内，不惧于夭伤也。所以具录服饵方法，以遗后嗣云。"在《备急千金要方》中，孙思邈记载了"天竺国按摩法""老子按摩法""调气法"以及多种导引、服食法，对中医学养生的传承、发展有着巨大的贡献，被尊为"药王""真人"。[①]傅山既是著名医学家，也是道家思想家，他在《霜红龛集》

---

① 程志立，顾澎，国华，等. 孙思邈与炼丹术和丹药服食养生及思考［J］. 中华中医药杂志，2016，31（3）：1109－1112.

中对《老子》的部分章节进行了注解，其中引入了医学养生观念，如"人不能早自爱惜，以易竭之精气，尽着耗散。及至衰朽怕死时，却急急求服食之药以济其危。不知自己精气原是最胜大药，早不耗散，服而用之，凡外来风寒湿暑阴阳之患者，皆能胜之。此但浅浅者，所谓最易知易行者，而人不肯尔。"其将道家精气理论引入养生，为中医养生最根本、最基础的理论、方法提供了基础，提倡收涩精气、保养精气，从而达到养生的目标。

其二，道家、道教在践行"贵身"观念而衍生的养生方法、技术时也为中医学"生生""尊生"观念下养护生命的实践提供了诸多实例和借鉴，主要体现于炼丹术、导引术、服食术上。早期的中药学深受炼丹术的影响，历史上第一部药学专著《神农本草经》就有炼丹术的记载。炼丹术丰富了中药的炮制、制剂技术，进而促进了中药炮制学的形成和发展。然有"金丹"往往不能使人长生，反而于性命有害无益，故渐被淘汰，不过其在客观上推动了中国古代化学、矿物学、冶金学以及中医学的发展。某些炼丹所用矿物、金属原料对于某些外科病和皮肤病的治疗也确有一定的疗效。如《神农本草经》记载水银用于"治疥瘙痂疡白秃，杀皮肤中虫虱"，石胆（硫酸铜）用于"明目，目痛"等。[1] 又如葛洪、陶弘景等既是著名的炼丹家，也是杰出的医药学家，这样的双重身份，使得他们能够用医药学的理论观点去说明和发现金丹的药理作用，并且能够将大量的矿物类药物和金丹制作技术带进医药学。他们不仅认为"金"是十分稳定的物质，而且按照医药学的观点认识到它味辛，气平而有毒，认为金具有"镇精神，坚骨髓，通利五脏邪气"之功效，又因金性质稳定，认为服食"金"如其不朽之性，人服之能达到长生不老之目的，此说虽不可从，但其合理应用而产生的功效却不容忽视。著名的中成药"安宫牛黄丸""紫雪丹"等皆含有金箔，"金箔丸"一类的中药丸丹都用金箔为衣；在外用的中成药里占有重要地位的"白降丹""红升丹"等，则是纯粹采取炼丹术的遗法制取的。[2] 中国古代第一部制药专著《雷公炮炙论》，涉及后世所谓的炮制十七法：炮、燀、煿、炙、煨、炒、煅、制、度、飞、伏、镑、煅、曝、露等，大多源于炼丹术。丹药也成为中药剂型（丸、散、膏、丹、汤、酒、露、锭等）之一。内丹术可以强身健体，对养生长寿确有助益，内丹理论在明清时期则成为中医学脑主元神学说、命门学说的主要思想来源。[3] 李时珍在《本草纲目·

① 薛愚. 中国药学史料 [M]. 北京：人民卫生出版社，1984.
② 胡孚琛. 魏晋神仙道教 [M]. 北京：人民出版社，1989.
③ 许敬生，耿良. 道教内丹理论对明清中医养生学的影响 [J]. 中医药文化，2006，1（3）：22—24.

卷三十四·辛夷》中指出"脑为元神之府"，这一学说在"心主神明"的基础上，为人的精神意识活动提供了新的解释，认为"脑主神明"，人的精神意识活动不由心主，而由脑主，丰富了中医学关于"神明"的学说。而此认识即建立在内丹术关于"泥丸宫"的认识基础之上。道家、道教早在魏晋时期就有了"泥丸""泥丸宫"的概念，"泥丸"指脑神，"泥丸宫"则指头脑。《黄庭内景经·至道章》载"脑神精根字泥丸""泥丸百节皆有神""脑神九真皆有房"。[①]此外，内丹术中的"定观""内视"，又为医学的经络学说提供了佐证，如李时珍在《奇经八脉考》中说"丹书论及阳精河车，皆往往以任、冲、督脉、命门、三焦为说，未有专指阴跷者。而紫阳八脉经所载经脉，稍与医家之说不同。然内景隧道，惟返观者能照察之，其言必不谬也"，强调奇经八脉对医家、道家的重要性，并认为只有炼丹家在静坐修炼、返观内照时才能体悟脏腑内景、经脉气血的运行。此类"返观内视"的理论、方法在《道藏》中亦有记载。

　　古代医家同样将按摩、导引作为养生乃至疗病的重要手段。《素问·异法方宜论》便指出："中央者，其地平以湿，天地所以生万物也众。其民食杂而不劳，故其病多痿厥寒热。其治宜导引按跷。故导引按跷者，亦从中央出也。""五方"为中医学提供了"五种"主要的疗法，其中，中央出"导引按跷"。中医学认为导引、按摩具有调和气血、疏通经络、聪明耳目、补益肾气之功效。自秦汉时期起，导引成为流行于世的重要养生方法。东汉末年名医华佗在古代导引术的基础上创编了五禽戏，成为传世典籍中首套医学养生功法。释慧琳在《一切经音义》中说"凡人自摩自捏，伸缩手足，除劳去烦，名为导引"，将自我按摩归于导引。医家、道家出于对推拿和导引的重视，往往将二者结合，形成了许多包含推拿和导引的养生方法。葛洪在《抱朴子·遐览》中曾提到有《按摩导引经》十卷（已佚），陶弘景在《养性延命录·导引按摩篇》中也转引了《按摩导引经》的内容，其中谈到："平旦以两掌相摩令热，熨眼三过，次又以指搔目四眦，令人目明……又法：摩手令热，以摩面，从上至下，去邪气令人面上有光彩。又法，摩手令热，雷摩身体，从上而下，名曰干浴，令人胜风寒时气、热头痛，百病皆除。"上述内容提出了明目、摩面功效的手法，此类"干浴"方法对风寒、发热、头痛等疾病具有治疗作用，曾为许多医家所推崇、引用。在经典医籍之中，隋代巢元方所著《诸病源候论》的每卷卷末都附有《养生方》《养生方导引法》所载的导引按摩行气之法，且是具有治疗作用

---

① 程雅群. 李时珍《本草纲目》与道教神仙方术［J］. 宗教学研究，2015（4）：40—43.

的方法。其尤其重视摩腹养生，该法可看作医学与道家内炼术相结合的示例。唐代孙思邈注重对身体的日常保健，推崇推拿导引之术，主张"非但老人须知服食将息节度，极须知周身按摩，摇动肢节，导引行气之道"，认为老人不仅应在饮食、作息上养生，也需勤动摇肢体，使用导引按摩之术。其又说"每食后以手摩面及腹，令津液疏通……摩腹上数百遍……令人能饮食，无百病""每日必须调气补泻，按摩导引为佳，勿以康健，便为常然；常须安不忘危，预防诸病也"（《备急千金要方》），将导引按摩作为调整气机、养生保健的重要方法。

服食（饵）辟谷是道家、道教常用的养生修行方法，即服食具有益寿延年的各类药饵或天地精气，以实现健身强体的目标，这对中医学食疗、辟谷的应用产生了较为深远的影响。马王堆帛书《却谷食气》记载了目前可知的最早的服食药物石韦。此外，黄精、茯苓、人参、禹余粮、豆、松脂、柏叶等也常被用作服食药物。这些药物也常被制备成为膏、丹、丸、散等多种剂型，以便于日常服用。如葛洪在《抱朴子·内篇·杂应》中记载"其服术及饵黄精，又禹余粮丸，日再服，三日，令人多气力，堪负担远行，身轻不极"，认为服食苍术、黄精、禹余粮等，可增强气力，并将禹余粮制丸，便于服用。诸多道医在论述服食药饵时也强调了其治疗作用。如孙思邈在《备急千金要方·服天门冬方》中说："久服令人长生，气力百倍。治虚劳绝伤，年老衰损羸瘦，偏枯不随，风湿不仁，冷痹，心腹积聚，恶疮、痈疽、肿、癞疾。重者周身脓坏，鼻柱败烂，服之皮脱虫出，颜色肥白。此无所不治，亦治阴痿、耳聋、目暗。久服白发黑，齿落生，延年益命，入水不濡。"[1] 服食天门冬方，不仅能使人长生，并能治疗多种轻重病症。《本草纲目》中也收录了许多来源于道家、道教的服食药物，如服食云母法、服石英法、服丹砂法等。除了这些金石类药物，《本草纲目·草部》还载有许多服食的草木类植物。如服术法："苍术不计多少，米泔水浸三日，逐日换水，取出刮去黑皮，切片暴干，慢火炒黄，细捣为末。每一斤，用蒸过白茯苓末半斤，炼蜜和丸格子大，空心卧时热水下五十丸。别用术末六两，甘草末一两，伴和作汤点之，吞丸尤妙。"与上文所述葛洪服食苍术相似，都认为服食苍术具有较好的保健作用。还有《枕中记》中的"服松柏法"："尝以三四月采新生松叶，长三四寸许，并花蕊阴干；又于深山岩谷中，采当年新生柏叶，长二三寸者，阴干，为末，白蜜丸如小豆大。常以日未出时，烧香东向，手持八十一丸，以酒下。服一年，延十年命；服二年，

---

① 李德杏. 道教医学辟谷养生术浅析［J］. 中华中医药杂志，2012，27（5）：1230－1232.

延二十年命。"① 认为服用松、柏叶具有养生延命的作用。

综上所述，道家、道教与医家自古以来就是互相融通、相互促进的关系。无论是在生命伦理理念的构建上，还是在"生生""尊生"的生命实践中，道家、道教的生命理论、技术都为中医学的发展提供了诸多可资借鉴的范例，甚至产生了深远影响。同时，中医学的生命认知观念、生命养护实践，包括医学伦理思想、形神观、精气学说、经络学说、养生理论等，对道教也产生了很大的影响。②

第三节　佛家生命伦理思想

佛教作为世界三大宗教之一，在漫长的发展历程中，逐渐形成了复杂完整的理论体系和繁杂精深的教义，对宇宙观、人生观、认识论、方法论均有着深刻的思考和论述，其中也包含了丰富的生命伦理思想。佛教起源于古代印度和尼泊尔，东汉明帝时传入中国，发展到唐代，形成了三论宗、瑜伽宗、天台宗、贤首宗、禅宗、净土宗、律宗、密宗等众多宗派，其中慧能将佛教与中国本土文化相结合并发扬光大，创立了独树一帜、影响最大的禅宗，使佛教彻底中国化。在佛教中国化的过程中，在宗教教义之外，形成了较为全面的哲学论述，即中国哲学中的"佛家"，并与儒家、道家鼎足而立，成为中华传统文化的支柱之一。

一、佛家生命伦理思想述要

（一）佛家的生命观

佛家为探究人生的实相，追求生命的本源，提出了包含在宇宙生成论和本体论中的因果论和缘起论，是为佛家生命伦理观的基础理论。佛家将广义的生命分为有情、无情两大类，无情生命是指各种植物、山河大地等，有情生命则分为天、人、阿修罗、畜生、饿鬼、地狱六种，这六种生命又具有胎生、卵生、湿生、化生四种出生之形态。在原始佛教中，将众生看作由"色、受、

---

① 程雅群. 李时珍《本草纲目》与道教神仙方术 [J]. 宗教学研究，2015 (4)：40-43.
② 刘翠清. 中医与道教 [J]. 河南中医药学刊，1998，13 (6)：2-3.

想、行、识"组成，将之合称"五蕴"。"五蕴"因因缘聚散、和合而成人身。所谓"五蕴皆空"，即将人身看作一种"虚无"，而非实体。在佛学发展的过程中，逐渐产生了"地、水、火、风"四大（元素）和合构建的身体观念，将生命看作实体化的存在。以上即佛家对生命的基本认知。

在此基础上，佛家认为生命过程是轮回的，是一个在"六道"中循环往复的过程。产生轮回的因缘在于有情众生因自身在生命过程中所造的善业、恶业不同，正如《大智度论·卷七十八》所说："众生颠倒因缘故，造作身、口、意业，随欲本业报，受六道身，地狱、饿鬼、畜生、人、天、阿修罗身。"即有情众生在"因缘"流转下，产生身、口、意的种种业障，从而以现世之果为因，导致了来生之果，在六道中轮回。《心地观经·卷三》也说"有情轮回生六道，犹如车轮无始终"，将轮回比作回转的"车轮"，循环往复。佛家认为循环往复的生命在"六道"中轮转，正是由于人往往迷惘于"三毒"，即沉迷于贪、嗔、痴三种烦恼。这三种烦恼时刻都在影响着人们的心念和行为，"三毒"所致恶业正是使人不断流转生死之"因"，恶业、善业的积累导致生命在六道中轮回。贪，是指眼、耳、鼻、舌、身等器官与外界相接触，产生色、声、香、味、触等感觉，引起众生的利欲之心。《阿毗达磨俱舍论·卷十六》说"于他财物，恶欲名贪。"嗔，则是指仇视、怨恨和损害他人的心理。《大乘五蕴论》说："云何为嗔？谓于有情乐作损害为性。"痴，又作无明，指心性迷暗，愚昧无知，是烦恼产生的根本。《俱舍论》云："痴者，所谓愚痴，即是无明。"人因无明，对喜爱的事物起贪爱之心，对厌恶的事情产生嗔恨之心，于是造下善业或者恶业，善业会将众生带入较高的生命层次，即天、人、阿修罗三善道；恶业会将众生带入较低的生命层次，即地狱、恶鬼、畜生三恶道。由行善、造恶形成的"六道"，每一道都处于轮转反复的状态，生而后死，死而后生，没有一道能够超脱轮回，只有成佛才能脱离轮回。佛家修习的不二法门就是皈依三宝、发菩提心，最终涅槃成佛，到达彼岸境界，脱离轮回，永享常乐净我。

佛家将生命看作轮回过程，并将生命本体与生命肉体相分离，肉身的破灭并不影响生命的交替轮回。由此，生命不再是一个出生、生存、死亡的单一过程，而是一个生命本体不灭，本体轮回于"六道"之中，每次轮回均有生命的"生有、本有、死有、中有"四个阶段，"死有"的刹那则是生、死之界。而在生命的每次轮回之中，生老病死仍是不可避免的自然规律，人的生命是缘生，生是地、火、水、风"四大"的和合，死是"四大"的解体，是组成生命的"四大"复归于宇宙万物之中。我们的躯体不过就像我们居住的房屋一样，生死不过是一个舍此取彼的过程。《楞严经》说："一切众生，从无始来。生死相续，皆由不知常住真心，性净明体，用诸妄想。此想不真，故有轮转。"人的"本有"不灭，故有前生、今生和来生，生死相续。

生命得以轮回、得以不断化生的"动力"在于"因缘"和合，体现了佛家提倡超脱生死的生命态度。佛家认为，"缘起"是宇宙人生生灭变异的定律，亦即世间一切现象都是特定条件的暂时集合，即"因缘和合"。"因"是内在作用的根本条件，"缘"是外在作用的辅助条件。人的生命也同样属于"因缘和合"。佛家将人生因缘归结为十二种，形成了"十二因缘说"。"十二因缘"指愚昧无知的"无明"；代指意志活动的"行"；代指心识、精神活动的"识"；代指精神和形体的"名色"，包含眼、耳、鼻、舌、身、意"六处"；代指触觉的"触"；代指感受的"受"；包含爱欲、贪欲的"爱"；代指执取的"取"；代指思想行为的"有"以及"生""老""死"。佛家以此十二因缘的流转说明人的生命现象。十二因缘的缘起必然会导致相应的"果"，恰如《佛说三世因果经》所说："世间一切男女，贫贱富贵，受苦无穷，享福不尽，皆是前生因果之报。以何所作故？先须孝敬父母，次要敬信三宝，三要戒杀放生，四要吃斋布施，能种后世福田。"佛家倡导众生之所以视生死为痛苦、无常，是因为不明白因果循环之理，而使自身堕入六道轮回之中。明了因果，才能脱离于生死，超脱轮回。所以佛家在完整论证生命的由来和归处之后，展现了一种豁达的、超脱生死的生命态度。

佛家不仅重视生命是轮回往复的整体过程，对每一个"轮回"中的生命过程也有详细的论述，认为"六道"之中，众人皆苦，并形成了佛家对生命的总的看法，即人生皆"苦"。在生命过程中，众生必须忍受生老病死、亲人别离、饥渴冷热等诸多痛苦。人生皆"苦"带有普遍性，所谓苦生有几个方面的含义：一是从生到死的过程，处处皆苦；二是人的生活过程充满情感方面的痛苦；三是五蕴盛苦，一切皆苦。在佛家理论中，更有"四圣谛"理论体系，所谓"谛"是真实不虚之义，四谛是佛家所识的四条真理，即"苦、集、灭、道"。《长阿含经》中说："复有四法，谓四圣谛：苦圣谛、苦集圣谛、苦灭圣谛、苦出要圣谛。"《佛垂般涅槃略说教诫经》对四圣谛作了解说，谈到"佛说苦谛真实是苦，不可令乐。集真是因，更无异因。苦若灭者，即是因灭，因灭故果灭。灭苦之道实是真道，更无余道"。由此可知，"苦"是指人生时时处处都充满了苦难，人生之苦大约有八，即生、老、病、死、爱别离、怨憎会、求不得、五蕴盛。而"集"是"苦"的缘起，即人们对外物有欲望，欲望得不到满足就有苦。如慧远在《明报应论》中说："无明为惑纲之渊，贪爱为众累之府。二理俱游，冥为神用，吉凶悔吝，唯此之动。"正因为"无明"和"贪爱"，才引发了人间之"苦"。"灭"是苦熄灭的果，即消灭种种欲望，达到解脱的出世间的果。"道"则是灭苦的方法，通往涅槃的道路，人如果不能从苦难中解脱，就永远处于轮回之中。《人本欲生经》说："今死则后身生，生死犹昼夜。而愚者以生而感死，频以成苦。由生有死，故曰因缘；达今世后世，累继生死，故曰'更苦'。"人生之苦在轮回之中往复，虽更生更死，却不离于"苦"。

佛家以人生为一充满"苦"的过程，将之看作人生本质，这一观念也促成了佛家悲天悯人的处世态度和敬生、护生的生命价值追求。譬如对死亡的认知，佛家非常重视生命的消亡，虽然秉持生死轮回的基本认知，但仍认为生死是轮回中的大事。《瑜伽师地论》将死亡分为寿尽死、福尽死、非时死三种。寿尽死是指活到天年而死。福尽死指寿限未到，而福报已尽而死。非时死则指寿数未到，福亦未尽，却因意外天灾人祸而死，亦称"横死"。《佛说九横经》又将"非时死"进一步细分为九种，即"九横死"。佛家倡导生命的终结方式应该是正常死亡，即"善终"，应尽量避免各种非正常死亡。诸多的人生之"苦"中，死的痛苦是人生最大的痛苦，苦死是人所憎所惧之最。因此，佛家为避免横死，追求善终，强调对生命的敬重、珍惜、摄护生命的追求。在佛家"十重禁戒""五戒"中，第一条即为"不杀生"。佛家将"杀生"看作极其严重的恶业、罪过，称波罗夷罪，《四分律僧祇戒本》《十诵律比丘波罗提木叉戒本》中都明确规定不可杀人，也不可唆使杀人或唆使人自杀。"杀生"的对象不仅指人类，甚至包括各种畜生、蚊虫、微生物以及草木等生命。《楞伽经》说："一切众生从无始来，在生死中轮回不息，靡不曾作父母兄弟、男女眷属，乃至朋友亲爱侍使，易生而受鸟兽等身，云何于中取之而食?"《梵网经》说："故六道众生皆是我父母，而杀而食者，即杀我父母，亦杀我故身。"其仍以生命轮回说为基础，认为万物轮回，众生或曾为至亲，理当敬重、爱护之。《楞伽经·卷六》又说"凡杀生者多为人食，人若不食，亦无杀事，是故食肉与杀同罪"，将食肉与杀生同罪，是对摄生、护生的进一步要求。《大智度论》说："知诸余罪中，杀罪最重；诸功德中，不杀第一。"明确提出杀生是第一重罪。

总之，在漫长的轮回中，生于人间的机会犹如"盲龟值浮孔"，因此应当珍惜自己的生命，同时更要慈悲为怀，爱惜他人的生命，故佛家提出"救人一命，胜造七级浮屠"。在慈悲为怀的基础之上，佛家主张"众生平等"，众生具有平等的佛性，人、鬼、神或者其他有情众生，都是同一个"阿赖耶识"在不同的六道中所存在的不同形式。因此，无论是六道之中的哪种生命，都应以平等心、尊重心相待。

（二）佛家的养生观

佛家秉持轮回的生命观念，也珍重、爱惜在六道中轮回的现世"肉体"生命。因此，佛家在养生方面也形成了独特的观念和方式。佛家的修行者不仅要保持身体的健康，也要追求心理的智慧安详。

与儒家、道家一样，佛家养生首重养心，重视以德养生。在养生中主张身心合一，但尤重修心。佛家把修行达到最高理想境地涅槃的八种方法和途径称为"八正道"，包括正见、正思惟、正语、正业、正命、正精进、正念、正定，后来被集中概括为"戒、定、慧"三学。佛家的修行即以"戒、定、慧"三学为核心，三学之中，"定"是关键。《长阿含·大本经》中记载："出家修道，诸所应作凡有二业：一曰贤圣讲法，二曰贤圣默然。"贤圣讲法谓读诵、讲解、研习佛典，贤圣默然指坐禅入定。《楞严经》云："摄心为戒，因戒生定，因定发慧，是则名为三无漏学。"所谓戒、定、慧，分别指戒律、禅定、智慧。戒有消极的止持，如杀、盗、淫、妄；有积极的作持，如布施、行善。持守戒律的目的是清净"身、口、意"三业，断除"贪、嗔、痴"三毒，从而去恶从善。由戒生定，戒律是禅定的基础。五戒规定的不杀生、不偷盗、不邪淫、不妄语、不饮酒，要求清净心灵、弃恶行善、约束行为、涵养道德，使人具有一种慈悲为怀的博爱胸怀。通过修心养性，可以保持和发展乐观、积极向上的良好心态，从而帮助人们断除"贪、嗔、痴"等各种烦恼，增进身心健康。

通过禅修也可达到"精神内守"的境界，从而最大限度地发挥人体的自我调节功能，不断提高人体的再生能力和免疫能力。历代无数高僧的禅修实践证明了生命既在于运动，更在于"空灵虚静"。任何人都可以通过禅修来达到调动自己的身体和心理所具有的巨大潜能，从而达到养生的目的。唐代无际禅师的"十味养心丸"结合儒、道、佛思想，为凡尘俗世中的人们开了一剂养心良方："何谓十味？慈悲心一片，好肚肠一条，温柔两半，道理三分，信行要紧，中间一块。孝顺十分，老实一个，阴骘全用，方便不拘多少。此药用宽心锅内炒，不要焦，不要燥，去火性三分，于平等盆内研碎。三思为末，六波罗为丸，如菩提子大。每日进三服，不拘时候，用和汤送下。过能依此服之，无病不瘥。切忌言清行浊，利己损人，暗中箭，肚子毒，笑里刀，平地起风波。"禅定既可以祛病强身、陶冶情操、延年益寿，可以预防和治疗人的多种"身体疾病"；还可以克服外界六尘的诱惑和内心七情六欲的困扰，使人的精神得以专注、安详，可以开启智慧，解除人们内心的烦恼，去除人的"心病"。凡修习持戒、诵经、打坐、布施、忍辱、精进、禅定、般若等种种法门，皆可以使人的身心清净、预防疾病，使身体自然健康，而且可以使业障病得以消除。禅定的最终目的是证慧，亦即成佛，以达到超脱轮回、不生不灭之境。《素问·上古天真论》所说的"恬惔虚无，真气从之。精神内守，病安从来"，与佛家所论相仿，精神安定、和谐，内修道德在人体正气抵抗各种疾病和延年益寿等方面具有重要作用。

在注重道德、重视修心以养"神"的同时，佛家也重视在日常生活中爱惜形体，具体包括食无求饱、饮食有节、食素食、饮茗茶等。如《增一阿含经》载有"若过分饱食，则气急身满，百脉不通，令心壅塞，坐卧不安"，提倡食无求饱，饱食则气机不畅，百脉闭塞，形神不安。又如《佛说九横经》说"横死"有九因，其中五条与饮食有关："一、不应饭而饭，即不可食而食也。二、不量食，食无节制也。三、不习食，食不习食之食也。四、不出食，食未消化而又食也。五、止熟，强制止大小便也。"指出饮食起居等生活方面的不规律将会导致疾病。人在饮食方面应自主有节，如《摩诃止观》说："调食者，增病增眠增烦恼等食，则不应食也。安身愈疾之物是所应食。略而言之，不饥不饱，是食调相。"《大毗婆娑论》说："食所宜，食应量。生者令熟，熟者弃之，于宜匪宜能审观察。"认为进食适合自己身体的食物，应注意节制限量。生者应煮熟，过熟腐烂者应弃之，应审察何为适宜、何为不适宜之食。饮茶在佛家修行者中非常普及，甚至成为寺院的一项日常制度，如寺院都设有"茶堂"，僧众在坐禅之后要饮茶来提神集思，寺院主持请僧众吃茶为"普茶"，佛家重要节庆大典时寺院要举行庄严盛大的"茶仪"。不饮酒也是佛家的一项重要戒律，佛家修行要求人们断除"三毒"，即"贪、嗔、痴"，而饮酒属于物质生活享受，必须禁止，同时酒能乱性，不利于修行。在日常养生中，佛家历来主张不食葱、蒜、韭、薤、兴渠五种气味强烈（辛臭）的蔬菜、包含一切动物肉在内的荤腥。又因"戒杀爱生"的思想，佛家认为吃众生肉会断慈悲种，因而主张素食，而素食具有营养丰富、不扰人心智等多种功效。总之，佛家的养生观念首重养心养德，同样重视在日常生活中爱惜身体、遵守佛家特有的饮食养生之术。

二、佛家与中医生命伦理思想

佛家主张菩萨要度众生，不但要精通佛法，还要精通世间法。佛家以"五明"概括其知识体系，所以修行者欲通佛法、通世间法，需从五明处学。《瑜伽师地论·卷三十八》说:"如是一切明处所摄,有五明处:一、内明处,二、因明处,三、声明处,四、医方明处,五、工业明处……"其中,医方明又称为医明、医方论,包括通达病因、病体、疾病疗法、痊愈四部分,并阐述治疗各类疾病的方法,用以强身健体、医治患者的色身病苦,拯救众生。佛家创立后吸收了大量医药学知识,对僧尼的自身保健和信众的健康做出了巨大贡献。佛教传入中国以后,佛家医药也随之传入,对古代中医学产生了重要的影响。如唐僧释智升在《开元释教录》中称:"东汉之末,安世高医术有名,译经传入印度之医药。"从印度传入中国译成汉文的佛家医学典籍有《人身四百病经》《人病医不能治经》《耆婆脉诀》《五明论》《吞字贴肿方》《疗痔经》《龙树菩萨药方》《疗三十六瘘方》《龙树菩萨养性方》《婆罗门药方》《西域名医所集药方》《龙树眼论》《耆婆八十四问》《问答疾状》等,中国僧人所著的医学著作有《议论备豫方》《申苏方》《僧涤药方》《调气治疗法》《疗百病杂丸方》《寒食散对疗》《释道洪方》《解寒食散方》《解寒食散论》《寒食解杂论》《集验方》《口齿论》《口齿玉地论》《集方》等。① 集佛家经典之大成的《大藏经》则记载了有医学内容的经书 400 余部。可见佛家除对中医理论、技术做出了重要贡献之外,在中医学生命伦理观念、理论方面也做出了重要的贡献。

在生命的构成、组成方面,佛家认为人的生命由地、火、水、风"四大"即四种要素构成。其中,地,属能受持万物,本质坚性,有保持作用者;水,属本质为湿性,有摄集作用者;火,属本质为暖性,有成熟作用者;风,属本质为动性,有生长作用者。四大可与人体相对应,身之毛发爪牙、皮肉筋骨等,应于"地大"。痰泪、唾涕、精血、津液、大小便等,应于"水大"。温度、暖气等,应于"火大"。出入气息的呼吸运动、身体动转等,应于"风大"。② 佛学传入中国后,四大理论逐渐影响到医学,至晋唐时期,风靡一时。中医对于生命构成的认知逐渐吸纳了关于四大的论述。如陶弘景在《补阙肘后百一方》序中说"佛经云,人用四大成身,一大辄有一百一病",将人身由四大构成的理念引入著作。隋唐时期已有医家用生命由四大构成的观念阐明生命构成、生理病理,如孙思邈在《备急千金要方》中说:"地水火风和合成人。凡人火气不调,举身蒸热;风气不调,全身强直,诸毛孔闭塞;水气不调,身体浮肿,气满喘粗;土气不调,四肢不举,言无音声。火去则身冷,风止则气

①　释慧明. 佛教医学的理论基础(一):佛教医学的定义与典籍 [J]. 僧伽医护,2016 (8):6－9.

②　释慧明. 佛教医学的理论基础(二):四谛展现治愈疾病的脉络 [J]. 僧伽医护,2016 (10):6－9.

绝，水竭则无血，土散则身裂。然愚医不思脉道，反治其病，使藏中五行共相克切，如火炽然，重加其油，不可不慎。凡四气合德，四神安和，一气不调，百一病生；四神动作，四百四病同时俱发。"明确指出人身由"地、水、火、风"构成，四大不调，则诸病内生，如四气合德，则神安和、气机调，诸病不生。王焘在《外台秘要》中也谈到"身者，四大所成也。地、水、火、风，阴阳气候，以成人身八尺之体。骨肉肌肤，块然而处，是地大也；血、泪、膏、涕津润之处，是水大也；生气温暖，是火大也；举动行来，屈伸俯仰，喘息视瞑，是风大也。"同样以"四大"理论为人身构成的基本理念。喻昌在《医门法律》中进一步将"四大"与阴阳五行学说融合，说"佛说四百四病，地水火风，各居百一，是则四百四病，皆为阴病矣。夫水火木金土，在天成象，在地成形，原不独畸于阴。然而五行皆附地而起，水附于地，而水中有火，火中有风，人所以假合成身，身所以相因致病，率禀四者。金性坚刚，不受和合，故四大惟金不与"。将四大与五行对应，认为五行唯有"金"不能与"四大"相应，其余"四性"可与"四大"相应，五行、四大皆可用以论说身体观、疾病观。由此可知，佛家的四大思想与中国的五行学说有相似之处，在生命观念，特别是生命构成理论中，两者渐渐融合，并试图在病因病理上将四大不调与传统中医的五行相生相克理论联系起来，从而以四大学说丰富和补充中医学的五行学说。[①] 因而陈邦贤在《中国医学史》一书中认为，考唐宋医学的变迁，实基于印度佛家的东渐。[②]

在疾病观方面，佛家亦将其理论融入中医对疾病发生、发展的基本观念之中，主要体现在"四大"理论的应用之上，也表现在病因观念的发展上。佛家医学以四大为生命的基础，若四大调和，则身体健康、众病皆愈；四大不调则百病丛生，甚至危害健康与生命。《佛说佛医经》说："人身中本有四病，一者地，二者水，三者火，四者风，风增气起，火增热起，水增寒起，土增力胜。本从是四病，起四百四病。"四大过极，则相应的"气""热""寒""力"偏胜，从而产生疾病。《五王经》说："人由四大和合而成，一大不调，百一病生，四大不调，四百四病同时俱作。地大不调，举身沉重；水大不调，举身膪肿；火大不调，举身蒸热；风大不调，举身掘强，百节苦痛，犹被杖楚。"进一步指出了四大不调所致病症之见症。《大智度论》说："四百四病者，四大为

① 卢祥之. 佛教与中医体系形成的重要联系 [J]. 河南中医，2003，23（5）：17-18.
② 龙奉玺. 从喻昌著作探讨汉化佛教医药对中医学的影响 [J]. 贵阳中医学院学报，2010，32（5）：6-9.

身，常相侵害。一一大中，百一病起。冷病有二百二，水、风起故；热病有二百二，地、火起故。火，热相；地，坚相；坚相故难消，难消故能起热病。血肉、筋骨、骨髓等是，地分，除其业病者，一切法和合因缘生。"将疾病分为"冷""热"两大类，分别由水、风、地、火引起，诸病由四大不调因缘和合而成。此外，隋唐时期智者大师把疾病分为两类，即身体的皮肤、肌肉、骨骼、神经、五官、五脏、六腑等方面的身病及心理上的贪执、恐怖、忧愁、憎恨、愚痴等种种苦难所成的心病。《释译名义集》则认为疾病由内、外两种因引发："一者外因缘病，寒热饮渴，兵刃刀杖，坠落推压，如是等种种外患内恼。二者内因缘病，饮食不节，卧起无常，四百四病，名为内病。"但佛家所成疾病观，不同流派亦有不同的说法。如《杂阿含经·卷十五》将疾病形成的原因归于六种，即因风起、痰阴起、涎唾起、众冷起、因现事起、时节起。因风起、痰阴起、涎唾起、众冷起为四大不和所致。《摩诃止观》则说："病起因缘有六：一四大不顺故病，二饮食不节故病，三坐禅不调故病，四鬼神得便，五魔所为，六业起故病。"将疾病形成的原因分为六种。《佛说佛医经》则将人的疾病归于十种原因："一者，久坐不饭；二者，食无贷；三者，忧愁；四者，疲极；五者，淫佚；六者，瞋恚；七者，忍大便；八者，忍小便；九者，制上风；十者，制下风。"这些对疾病原因的论述丰富了中医对疾病的认知。诸多学说与中医的内因、外因、不内外因的"三因"学说相似。[1]

　　佛家以其较为系统的理论和方法，对中医学的养生观念产生了一定的影响。其一，佛家首重养心的养生观念，为医家所借鉴。如孙思邈认为佛家"内省身心"的养生思想具有积极作用，可保持内心的健康。他在《千金翼方》所载的佛家养生方"耆婆大士治人五脏六腑内万病及补益长年不老方"之后，嘱服药者"须持五戒十善，行慈悲心，救护一切，乃可长生"。"五戒十善"即要求众生重德养心以养生，此即为孙思邈从佛家汲取的理念。[2] 佛家教义劝恶从善，宣扬四大皆空、六根清净，力求精神超脱，其修禅养性，摄生保健观念在一定程度上影响了中医学养生观。在具体的养生方法方面，佛家所主张的减食、素食、吃粥、饮茶等饮食习惯对中医药膳食疗产生了较大的影响。如源于佛家的腊八粥有和胃补脾、养心清肺、益肾利肝、止消渴、明目、通便、安神等作用，是食疗佳品，至今民间仍广为流传，历久不衰，食粥也成为中医食疗

---

① 范敬. 佛教文化对中医基础理论的影响 [J]. 河南中医学院学报, 2005, 20 (4): 13-14.

② 辛宝. 佛教养生对孙思邈养生理论和方法的影响初探 [J]. 陕西中医, 2012, 33 (9): 1190-1192.

养生的重要方法。佛家关于口腔卫生（揩齿）、导引和沐浴等的论述对中医学日常养生方法、众生养成良好的生活习惯起到了一定的促进作用。诸如佛家医学非常重视口腔卫生，把清齿作为修禅前的必经程序，要求食后漱口。《十诵律》强调食后嚼杨枝："嚼杨枝有五利：一口不苦，二口不臭，三除风，四除热，五除痰饮。"《温室洗浴众僧经》中讲述了人体洗澡的卫生意义及杨枝、酥膏的使用。《安般守意经》《达摩多罗禅经》及《禅秘要法》等都谈到坐禅、按摩的方法，唐代孙思邈在《备急千金要方》中记载了"天竺国按摩"十八势，并说明这是"婆罗门法"，是一套活动身体的自我按摩术。明朝高濂的《遵生八笺》也收载了此法，表明这一源于佛经的健身方法受到历代医家的重视。①

佛家对生命价值的认知和对生命所应具备的态度对中医生命伦理及其规范也起到了重要作用。诸如佛家以"六道轮回"、因缘和合说为基础，对药物的认识较为深广，认为只要能够治疗疾病，万物都可以作为药物使用，如《佛说奈女耆婆经》说："天下所有，无非是药。"孙思邈在《千金翼方》中说："有天竺大医耆婆云，天下物类皆是灵药，万物之中无一物而非药者，斯乃大医也。"李时珍在《本草纲目》中说："敝帷敝盖，圣人不遗；木屑竹头，贤者注意，无弃物也。""万物皆药"的思想与佛经所论相合。但佛家历来主张"戒荤腥""不杀生"，故用药以植物和矿物为主，极少用"血肉人之物"，更禁止为了治病杀害、伤害人或动物。这一众生平等的伦理观念对孙思邈有重要影响，《备急千金要方·大医精诚》说："夫杀生求生，去生更远，吾今此方不用生命为药者，良由此也。"

出于对生命的尊重、爱护，佛家医学要求行医者必须谙熟医药，通晓群籍，方可遣方用药。《佛说医喻经》说："如世良医，知病识药，有其四种。若具足者，得名医王。何以为四？一者识其某病，应用其药。二者知病所起，随起用药。三者已生诸病，治令病出。四者断除病源，令不后生。"按医术高低将医者作了分类，此分类方法与中医中的上工、中工、下工相似，体现了对生命的珍重、对生死的审慎。《备急千金要方·大医习业》指出："不读五经，不知有仁义之道；不读三史，不知有古今之事；不读诸子，睹事则不能默而识之；不读内经，则不知有慈悲喜舍之德；不读庄老，不能任真体运，则吉凶拘忌，触涂而生。"此外，佛家爱护生命的观念为中医生命伦理中处理医患关系提供了准则，即以慈悲为怀的生命观影响了医德伦理。佛家的慈悲思想也逐渐成为中国传统医德的重要组成部分。孙思邈、徐春甫、喻昌等医家都在医德规

---

① 吴丽鑫. 佛医学与中医学养生观的比较研究 [D]. 济南：山东中医药大学，2011.

范中明确提出医家应有慈悲心，这进一步提升了医学作为"仁术"的伦理定位，如孙思邈在《备急千金要方·大医精诚》中提出："凡大医治病，必当安神定志，无欲无求，先发大慈恻隐之心，誓愿普救含灵之苦。"孙思邈将慈悲之心用以阐述"大医"之德，也反映了佛家对医学的影响。

第三章

中医生命伦理规范

在中医生命伦理学体系中，中医生命伦理规范占有重要地位。从一定意义上说，中医生命伦理规范可以具体表达中医生命伦理的基本原则，并涉及生命起源、价值等领域。从研究范围来看，中医生命伦理规范在具体领域之外，也可以被定义为一类广义的、普适性的基本伦理规范。本节主要探讨的是基本的中医生命伦理规范。

第一节　中医生命伦理规范的性质与功能

当今，随着科技的快速发展，生物技术、临床医疗领域也发生了剧烈的变革，医学面临着前所未有的新伦理问题。医学的发展增强了专业技术人员的知识和技能，此前无法解决的诸多难题得以解决，但当今人类社会若想要维持医学、生物技术及其相关领域的良性、健康发展，就须在技术开发、应用实践中加强对生命伦理规范的认识。

一、中医生命伦理规范的基本性质

伦理学是研究德性和规范的实践哲学。规范是约定俗成或明文规定的标准。何谓中医生命伦理规范？简言之，即在依据中医学理论对生命诸多问题进行道德哲学研究的过程中，在解答有关人及其他生命体存在状态、生命过程等问题时，所形成的道德行为尺度和标准。

相较于一般道德规范，中医生命伦理规范也可以看作中国传统道德规范的一般原理在生命诸问题中的具体化。中医生命伦理规范是在既定的文化道德传统与现代医学生物技术、卫生政策的相互作用下，产生出来的既符合医学、生物技术发展需要，又能制约人们不良研究、应用行为的道德要求。这种道德要求是本土文化积淀中逐步形成的客观存在，并不以人们的主观意志为转移。但与此同时，中医生命伦理规范又需要人们对其内容进行主观归纳，它的形成又要受到社会文化及其传统的影响，使之在普适性的基础上，具有一定"本土性"意义，以更好地契合社会背景。

二、中医生命伦理规范的基本功能

作为一种既定的、符合本土文化传统的评价和指导生命科学技术和卫生保健政策的伦理准则之一，中医生命伦理规范对构建当代中国生命伦理学体系的价值评判部分和主体部分具有重要的作用。其一，中医生命伦理规范把生命科技、卫生保健政策领域涉及道德问题的行为作为规范对象，并评判其行为的善恶。其二，中医生命伦理规范通过构建生命科学技术、卫生保健政策领域的伦理价值导向体系，引导领域内从业者从善弃恶，使生命科学技术、卫生保健政策的应用和实施符合当今中国乃至人类的共同道德要求，进而推动社会医疗的良性发展。具体来看，中医生命伦理规范有如下功能。

首先，中医生命伦理规范可使行为主体有明确的善恶标准、道德准则，并以此构建当代中国生命科学技术、卫生保健政策的价值导向体系。善与恶作为基本的道德评价标准，它涵盖了广义上道德的所有准则。[1] 在生命相关问题的道德哲学探讨中，因利益冲突、道德难题而产生诸多伦理问题。同时，不同文化传统导致了不同的伦理观，也就是说，同一伦理问题在不同文化境遇下，往往会产生不同甚至互斥的结果。而中医学作为根植于中国传统文化的医学，其内蕴的伦理理念、规范能够为当代中国生命科学技术、卫生保健政策领域解决生命伦理难题提供决策参考。

其次，中医生命伦理规范使从业者与公众具有明确的生命伦理评价、监督的实践依据，从而可以促进生命科学技术研究、应用的良性发展。中医生命伦理规范的导向性，不仅体现在引导社会如何对待生命，也体现在引导个人如何对待生命。既符合文化传统，又兼顾普适性的生命伦理规范的普及，有助于增强大众的道德约束力，提高生命科学技术、卫生保健领域从业者在实践活动中的道德境界，促进生命科学技术、健康卫生的平稳发展。对个人而言，中医生命伦理规范可帮助人们提高对生命问题的认知、思辨水平，使人们更合理地理解生命状态、生命价值，化规范为德性，提升社会整体的道德水平。

中医生命伦理规范功能实现的主要途径包括：①价值导向体系所推动的内省式自我约束，使行为主体自觉地将中医关于生命伦理问题的道德准则内化于行为之中，既注重行为主体在行为动机、行为结果方面的自我道德评价，又关

---

① 阎钢. 政治伦理学论要［M］. 北京：中央文献出版社，2006.

注行为主体动机、行为结果在价值导向体系下的"他者"评价。②作为实践依据的中医生命伦理规范在形成、发展的过程中，引发社会、行业、公众对相应生命问题的道德思考，进而形成符合社会文化背景、发展阶段的法规、条例等，形成具有约束力的具体伦理准则。

目前，在生命伦理领域，已形成了一些具有准则性、尺度性的法规、条例、公约，大都是解决生命问题的伦理规范。但从中国传统文化出发，则应当从中医最基本的伦理规范角度入手。因此，本章将着重从生生、顺道、执中这三个中医应对生命问题的基本规范展开。

第二节　生生

中医学根植于中国传统文化，在技术演进之外，也继承了中国传统哲学的思想资源。中国传统哲学饱含对生命问题的关切，本身就是生命哲学，甚至被称为"生"的哲学，对生命本源、生命应然、生命所应有之价值、生命所应达之境界，均有独到而深刻的认知。中医学继承了中国传统哲学关于生命问题的思考，并加以修正和发展，将之应用于医疗实践。中国传统哲学所秉持的"生生之道"，不仅是中国传统哲学应对生命道德问题的思维原点，也是中医学应对生命道德问题基本的标准和价值尺度。

一、"生生"的涵义

就本意而言，"生"本指出生、生长。《说文解字》说："生，进也。象草木生出土上。"即是从字形构造的角度进行阐释的。以此意为基础，逐渐引申出多种义项，诸如生命、生活、生机等名词性义项；生育、发出、产生等动词性义项；新鲜的、不认识的等形容词性义项。在中医生命伦理视域下，"生生"两字具备了两层含义。其一，第一个"生"为动词性，即出生、创生，第二个"生"为名词性，即生命，则"生生"指创生生命、万物。其二，"生生"之中，前者为名词性，即生命，后者为动词性，即化生、产生，则"生生"指使生命延续、不断化生。这两层含义指明了生命本源、生命应然的基本状态，即生命本源于一，而处于不断化生、演化发展的过程之中。其本源和应然状态则成为生命应有的价值和境界的基础和导向。

儒家生命伦理思想给"生"赋予了伦理学意义，使其成为一个伦理学概念，且重视对"生"的德性内涵的挖掘，并围绕这一概念，诠释对存乎天人之际的生命的认知。[①] 中医生命伦理继承了这一认识，将"生"的生物学意义与德性内涵相融通。

二、"生生"的思想渊源

中国传统哲学是关切"生命"的哲学，其源于易学所秉持的"生生"之道。《周易》所蕴含的哲学理念深刻地影响了中国文化的发生、发展，其蕴含了深厚的生命哲学思考。古人"仰以观于天文，俯以察于地理，是故知幽明之故"，进而领悟到"盛德大业至矣哉！富有之谓大业，日新之谓盛德，生生之谓易"的成果。明代宋濂在《文原》说"庖牺仰观俯察，画奇偶以象阳阴，变而通之，生生不穷，遂成天地"，认为是先贤观照天地万物生命，以阴阳变通统摄天地万物，展现了万物变动不居、生生无穷、化生不息的基本规律。这一观念奠定了中国以"生"为核心观念之一的"天人之学"体系的基础，这一体系将"生生"作为对生命观照的根本宗旨及中国哲学的基本精神。

儒、道为中国传统哲学之大宗，《周易》所倡导的"生生之道"赋予了儒、道"生"的观念，并促使儒、道展现出"生的哲学"、生命哲学的属性[②]，使传统哲学饱含对生命的关切。"生生"成为儒家对道德哲学研讨的焦点，其代表性人物均对这一观念进行了探讨，在宇宙观、生命观的构建过程中，融入"生生"的理念，并延展至道德伦理层面。如孔子说："天何言哉？四时行焉，百物生焉，天何言哉？"作为最高主宰的天，循生生之道，化成万物。《易传·系辞》中进一步指出"天地之大德曰生"，将主宰"天地"的至高道德命名为"生"，归结为"生"，"生生"成为至高的道德准则。随着儒家思想的发展，"生生"之道的伦理学意义也逐渐深化、拓展。孟子在孔子"生生"的宇宙论的基础上，进一步深化其伦理学意义，提倡"仁政"，提出"亲亲""仁民""爱物"，将"生生"思想更多地用于对生命的关怀[③]，进而发展出"生生曰仁"的理念。至宋明时期，程朱诸子同样对"生生"思想予以了发挥，恰如朱熹所言："且如程先生言：'仁者，天地生物之心。'只是天地广大，生物便流

---

① 张舜清. 儒家生命伦理思想研究：以原始儒家为中心 [M]. 北京：人民出版社，2018.
② 蒙培元. 生的哲学——中国哲学的基本特征 [J]. 北京大学学报（哲学社会科学版），2010，47（6）：5—13.
③ 章林. 儒家"生生"哲学的特质及其演进脉络 [J]. 学习与实践，2016（3）：111—119.

行，生生不穷。"① 他将"仁"的内涵阐释为天地化生万物、万物生生不息，将"生生"观念贯穿于儒家宇宙观、生命观的构建中。

在道家理论体系之中，"生"的观念同样是其核心观念之一。正如《老子》所述"道生一，一生二，二生三，三生万物。"认为万物生于道，道虽是世界本源，但其化生万物仍需通过创生、化生的过程而逐渐衍化。作为道家代表的庄子，也秉持这一观念。《庄子·大宗师》说："夫道……自古以固存；神鬼神帝，生天生地。"在庄子的理念里，"道"是先于天地的最高存在，为天地万物的化生之源。"一阴一阳之谓道"，道在阴阳相生的过程中推演、化育万物、创衍生命，因此，道"以生为其根本功能"②。总之，自《周易》以"生生"定义"易"的精神，即赋予了中国传统哲学"生"的精神。此后，不论是儒家的作为主宰的"天"、人生道德的"仁"，还是道家的作为世界本源的"道"，"生生"观念均贯穿其中，"生生"成为中国传统文化的基本原则和伦理精神。

中医学作为研究生命、疾病、治疗的中国传统学问，延续了中国传统哲学所秉持的"生"的精神，"生生"观念成为中医学探究生命诸多问题的理论原点。中医学理论体系自构建之初，即具备这一基本特征。汉代典籍《汉书·艺文志》即将医学归类于"方技"之中，并指明"方技者，皆生生之具"，认为方技是实现"生生"的技艺，这说明中医在围绕生命诸多问题构建的理论体系之中，"生生"是至高目标和准则。这一准则不仅是对医疗技术的要求，也提示中医应从伦理视角看待生命、疾病、健康等诸多问题。正如《黄帝内经素问集注·序》称："然其中论生生之统居其半，言灾病者次之，治法者又次之。"③ 这段话指出奠定中医理论体系基础的《黄帝内经》中论述"生生"之道的内容占据其半，而论述疾病、治疗的内容反而较少，体现了对"生生"观念的重视。《类经图翼》称："夫生者，天地之大德也。医者，赞天地之生者也……故造化者天地之道，而斡旋者圣人之能，消长者阴阳之机，而燮理者明哲之事，欲补天功，医其为最。"印证了作为"生生之具"的中医学超越了一般医疗技术范畴，对生命诸多问题进行伦理思考，明确地指出了中医以参赞天地化育万物、顺应生命变化规律为基本的生命伦理精神、规范。

---

①　黎靖德. 朱子语类［M］. 北京：中华书局，1986.

②　蒙培元. 生的哲学——中国哲学的基本特征［J］. 北京大学学报（哲学社会科学版），2010，47（6）：5—13.

③　郑林. 张志聪医学全书［M］. 北京：中国中医药出版社，1999.

三、循生生之德

中医学在秉承"生生"观念的同时，在对生命诸多问题的探讨中，遵循"生生之道"这一基本伦理准则、规范，发展出了具有自身鲜明特色的，系统解答生命本源、生命应然、生命价值的"生生之理""生生之德"的生命伦理体系，并成为应对生命诸多问题的基本规范。这一系列规范既是对文化传统的延续，又能指导解决现代技术发展所引发的生命伦理问题。

(一) 遵循"生生之理"，维系生命应然状态

遵循"生生之理"，能为恰当处理现代技术引发的新伦理问题提供理论基础。中医学借助古人对万物观察的总结，将世界看作一个"天人合一、道气浑成一体的'生'的世界"[①]。不论是《易传》中"易有太极，是生两仪，两仪生四象，四象生八卦"，还是《老子》中"道生一，一生二，二生三，三生万物"的论述，都是以"象""数"将世界的发生、发展高度抽象为一个不断生发的过程，从而表达出中国传统的"生成性"思维[②]，及以"生"为本的伦理精神[③]。易医同源、医道同源，中医学在解答生命本源的伦理问题时，延续了易、道的生成性思维，将"生成论"作为认识生命产生、化生的基础。

与思维模式相伴而生的是对生命本源的认知，即生命源于"气"。《易纬乾凿度》说："夫有形生于无形，则乾坤安从生？故曰：有太易，有太初，有太始，有太素。太易者，未见气也；太初者，气之始也；太始者，形之始也；太素者，质之始也。"这段话从逻辑、时间上论述了宇宙生成，认为有形万物化生的本源在于无形，有形世界不断化生的本源在于"气"，这一认知是对生成性思维的延续，也是对有形生命本源的认知。此外，《庄子·知北游》曰："人之生，气之聚也；聚则为生，散则为死。若死生为徒，吾又何患？故万物一也……故曰：'……通天下一气耳。'"《管子·内业》说："凡人之生也，天出其精，地出其形，合此以为人。"先秦思想家将人的生命本源归结于天下共有之"气"。中医学在理解生命本源时，吸纳了"通天下一气"的理念，如《素问·宝命全形论》称："夫人生于地，悬命于天，天地合气，命之曰人。"《素

[①] 王棋. 论《易传》"生"学说的伦理意蕴及现代意义 [J]. 理论月刊，2015 (11)：23-28.

[②] 张舜清. 论《周易》中的生命伦理意蕴 [J]. 孔子研究，2016 (3)：38-44.

[③] 张春香. 论《周易》的生成性思维结构 [J]. 哲学研究，2010 (2)：53-57.

问·生气通天论》又说："天地之间，六合之内，其气九州、九窍、五脏、十二节，皆通乎天气。"《素问·天元纪大论》说："太虚寥廓，肇基化元，万物资始，五运终天，布气真灵，总统坤元，九星悬朗，七曜周旋。曰阴曰阳，曰柔曰刚，幽显既位，寒暑弛张，生生化化，品物咸章"，即指元气为万物之始，布于天地，生化不断，从而万物得生，万物的化生则由"气"而始，成形、有质，不断生化，体现了天地属性及其本然表现就在于"生"，而天地"生生之理"的逻辑起点即在于"气"。

但生命的化生需要阴阳二气的和合、交变，这构成了生命化生的基本规律，也是应对生命诸多伦理问题的基本规范。《老子》说"万物负阴而抱阳，冲气以为和"。即是说明气分阴阳，阴阳二气的"冲和"，是万物无穷化生的路径。《类经附翼》也指出："天人一理也，一此阴阳也；医易同源者，同此变化也。"生命的衍化依靠阴阳的交互变化，由此，"阴阳"——传统哲学思想的核心范畴，被赋予了"生命"的意义①，其对生命的二分，可以看作生命的基本结构②，生命"生生不息"的过程，必须遵循阴阳法则。正如《素问·阴阳应象大论》所说："阴阳者，天地之道也，万物之纲纪，变化之父母，生杀之本始，神明之府也。"这段话将阴阳看作万物、生命变化、生杀最根本的法则。这一法则要求在推动生命不断化生的同时，保持生命结构内部、生命个体与世界的平衡关系，从而维系生命在动态平衡中不断"生生"的应然状态。

首先，阴阳平衡是生命的基本应然状态。《素问·生气通天论》说："阴平阳秘，精神乃治；阴阳离决，精气乃绝。"两者的平衡不离是生命得以维系的基本准则。《素问·至真要大论》指出"谨察阴阳所在而调之，以平为期"，对生命异常状态的调整，也需遵循阴阳平衡的准则。其次，阴阳平衡状态下的交变，推动了生命的不断生化。《素问·阴阳应象大论》说"阴阳者，万物之能始也"，说明阴阳变化化生万物。《医宗必读》说："天地造化之机，水火而已矣。宜平不宜偏，宜交不宜分……交则为既济，不交则为未济，交者生之象，不交者死之象也。"水火与阴阳所代指的均为天地万物属性相对的两方，使生命欲保持"生"象，需要阴阳水火的相交"既济"，从而使自然万物以及人身不断自我化生，推动生命的生生不息。

"生生之理"较为系统地表达了中医学对生命本源、应然的认知，讲述了

<hr />

① 蒙培元. 《周易》哲学的生命意义［J］. 周易研究，2014（4）：5-8.
② 黄玉顺. 生命结构与和合精神——周易哲学论［J］. 社会科学研究，1998（1）：91-93.

一个包容天、地、人的生命系统，这一体系提示我们在面对生命科技应用和卫生政策调整带来的新的生命伦理问题时，应将维护万物不断创生、化生看作根本规范，应始终将对这些问题的探讨置于"生"的基本精神和"生生"之理之下，秉持生命不断创生、化生的基本观念，顺应阴阳变化之道，维系人与自然、人体自身的平衡状态，不片面强调"阴阳"对立属性中的某一方，应拥有更为中正的立场和态度，避免生命的不平衡发展。

（二）遵循"生生之德"，尊生而守仁

中医学以生命为研究对象，在对生命诸多问题的探讨中，对生命价值也进行了相应的探讨。"生生之理"蕴含了对生命价值中"生生之德"的阐释。《易传》说"天地之大德曰生"，使"生"的内涵跨越了生命创造、化生的内涵，将"生"推演至"天地之大德"，也使价值创造的主体超越了人，而将天地作为价值创造的主体，而其价值的实现，则通过人的活动完成。[①]《易传》又说："一阴一阳之谓道，继之者善也，成之者性也……显诸仁，藏诸用。"对"仁"进行了伦理上的定义，形成了"生生曰仁"[②]的观念，中医学在生命伦理实践中，分别从看待自身生命价值、他者生命价值的不同视角论述生命价值。

看待自身生命价值，中医生命伦理要求医者仁义为先，甚至舍生取义，要求公众尊重生命、乐生恶死。首先，医者应以尊生守仁为自身生命价值目标，需要具备自觉探索"生生之理"，精修"生生之术"，以求他者之"生"，甚至以自我牺牲换取他者之"生"的伦理精神。如《淮南子·修务训》载神农尝百草"一日而遇七十毒"，《帝王世纪》载伏羲"尝味百药而制九针，以拯夭亡"，自觉探索"生生之理"，拯救生灵。其次，公众应明晰人命贵重，应当珍重生命、养护生命、乐生恶死，以实现自身的生命价值。正如《素问·宝命全形论》所指出的"天载地覆，万物悉备，莫贵于人"，《灵枢·师传》认为人"莫不恶死而乐生"，天地之间，虽有万物繁盛，但最贵重的为万物灵长的人类。这就要求公众应爱惜自身生命、乐生恶死，追求生命创生、化生、健康，是生命价值所在。

看待他者生命价值，中医生命伦理倡导尊生守仁，进而实现尊重生命的价

---

① 蒙培元. 生的哲学——中国哲学的基本特征［J］. 北京大学学报（哲学社会科学版），2010，47（6）：5-13.

② 魏冰娥. 戴震"仁"学考论［J］. 伦理学研究，2019（5）：61-67.

值理念。其一，医者对待患者要尊生守仁。《易传》称："天地之大德曰生，圣人之大宝曰位。何以守位？曰仁。"天地以"生"为至高道德，人应顺天地之道，以生生之"仁"守位，圣德之人方能守其位，天地人三者才能各守所司、各得其位，使万物有序。中国传统文化提倡的这种尊生守仁的伦理思想，指导了中医生命伦理观念的形成，并成为医者的共识，乃至成为一种基本的伦理规范。《医门法律·问病论》说："医，仁术也。仁人君子，必笃于情。"明确提出医是一种仁术，历代医家也大多认为医者应秉持"生生之德"，传习"生生之术"以养护生命、祛疾救苦，并以之为己任，践行生生之德。正如《大医精诚》所载："凡大医治病，必当安神定志，无欲无求，先发大慈恻隐之心，誓愿普救含灵之苦。若有疾厄来求救者，不得问其贵贱贫富，长幼妍媸，怨亲善友，华夷愚智，普同一等，皆如至亲之想。亦不得瞻前顾后，自虑吉凶，护惜身命。见彼苦恼，若己有之，深心凄怆。勿避险巇、昼夜、寒暑、饥渴、疲劳，一心赴救，无作功夫形迹之心。如此可为苍生大医，反此则是含灵巨贼。"要求医者在诊治患者时，应守"仁心"，对待患者秉持爱人之心，不畏困难，不分贵贱、亲疏，全心全意救治疾患苦难，这是医者对待患者时应遵循的基本伦理规范。其二，对待人类之外的其他生命时，同样应秉持尊生守仁的规范。《备急千金要方》提出"人命至重，有贵千金，一方济之，德逾于此"，说明了人命为天地间最贵者，但《备急千金要方》又说："自古名贤治病，多用生命以济危急，虽曰贱畜贵人，至于爱命，人畜一也，损彼益己，物情同患，况于人乎。夫杀生求生，去生更远。吾今此方，所以不用生命为药者，良由此也。其虻虫、水蛭之属，市有先死者，则市而用之，不在此例。只如鸡卵一物，以其混沌未分，必有大段要急之处，不得已隐忍而用之。能不用者，斯为大哲亦所不及也。"认为人命虽贵，但从"生命"的概念出发，人与动物则同为生命，人与动物本应共生共存，如果通过残害生命以救生命，则非"生生之道"的本意。因此，在维护人类生命时，不应以残害其他物种为代价。逼不得已时，也应尽量选用自然衰亡的动物入药救人。中医生命伦理认为人类对于生态圈中的其他物种同样应有尊生守仁的精神。

　　总之，中医生命伦理内蕴"生生"理念，将"生生之道"外延至解答生命诸多问题的过程中，遵循"生生"的基本规范，以维护生命的应然状态、彰显生命的应有价值。

第三节　顺道

"道"是中国传统哲学重要的范畴，也是基本的概念。从宇宙生成上讲，"道"是天地万物的本源，先天地而存在。"道"又是天地间万物变化的规律，人生行事的准则。其概念内涵贯穿于形而上、形而下的两个世界，与中国传统哲学思维模式的构建联系紧密。同时，"道"也是一个"价值根源"，是生命的价值追求、理想境界。中医学在对生命诸多问题的思考中，借鉴了中国传统哲学"道"的观念，使"顺天地之道""顺生命之道"成为中医学应对生命道德问题的基本规范和价值尺度。

一、"顺道"的涵义

"顺"，本意作"从"。《说文解字》说："顺，理也。"认为顺为理之义。段玉裁注："凡物治之方，皆谓之理。"是以治物有方，为理为顺。而对顺的本义，林义光、马叙伦诸先生则认为当作"从"解[1]，而《仪礼·特牲礼》注文称"顺犹从也"，《诗·泮水》称"顺彼长道"，顺即从义。《孟子》说"为不顺于父母"，顺亦为从义。故顺当为从义，亦沿、循、服从之义。

"道"，从字源学的角度看，由辵（辶）、首两部分构成，其本意为道路、"导人行"[2]。《说文解字》说"道，所行道也"，是人所行之道路义。《说文解字系传》："此道字，当作今导。"[3]《说文解字注》："经传多假'道'为'导'，义本通也。"《说文解字》："导，引也。"因此，"道"本义为道路，并由此义引申为"引导"。但在哲学中，"道"被赋予了更广阔、更深刻的意蕴，主要包含三个层面[4]。其一，从本体论上说，"道"是宇宙的本源，是宇宙混沌先天地的存在，如《老子·二十五章》："有物混成，先天地生。寂兮寥兮，独立而不改，周行而不殆，可以为天地母。吾未知其名，强字之曰'道'，强名之曰'大'"。其二，从认识论上看，"道"是宇宙万物存在变化的规律，如《老子·六十二章》："道者，万物之奥也。"其三，从人生价值上讲，"道"是一种信

① 李圃. 古文字诂林：第八册 [M]. 上海：上海教育出版社，2003.
② 方朝晖. "道"本义考 [J]. 孔子研究，2018（3）：82—86.
③ 徐锴. 说文解字系传 [M] 北京：中华书局，1987.
④ 袁占钊. 试析"道"的三层含义 [J] 延安大学学报（社会科学版），1995（2）：21—25.

仰、追求。如《老子·二十一章》所述"孔德之容，唯道是从"，说明道是实现大德的必要途径。

中医生命伦理中的"顺道"，正是从两字的本义以及从中国传统文化的角度对"道"进行深刻理解后发展起来的。简而言之，其涵义为顺应天地万物创生、化生之道。

二、"顺道"的思想渊源

"道"在中国传统文化中，占据着重要的地位。道反映了中国文化对世界本源、世界运行规律的基本认知，顺道而行是人与自然、人与社会、人与人及人自身和谐的法则和规范。中医生命伦理学中，同样以"顺道"作为处理关于生命诸多问题的基本法则和规范，其渊源正在于传统哲学，特别是先秦道家自然哲学的天道自然观。

天道自然观以"道"的哲学意蕴拓展为基础，将"顺道"定义为人最高的行为准则，重视其在世界应然状态中的规范性作用。在先秦时期，"道"从道路的本义延展至世界"道路"的哲学意涵，以老子、庄子为代表的道家，将"道"作为世界运行的基本规律，以"道法自然"为思想的起点和基础，在诸多问题的探讨中贯穿这一基本精神。就认知天地万物运行规律而言，《老子》说"人法地，地法天，天法道，道法自然"，将"道"作为维系至高无上的"自然"与天地万物，维系世界"有"与"无"的法则。而道家另一代表庄子，在《庄子》中反映出以"道"为基础、以顺"道"为主干、以"逍遥游"为指归的哲学旨趣①。虽与老子的理论有所差异，但庄子仍以"道"为理论体系基础，以"顺道"为理论主干。由此可知，以老子、庄子为代表的先秦诸子推崇"道"的至高作用，强调人类应效法自然以"顺道"，并不断推衍其理论内涵，以丰富、深邃的哲学精神作为人最高的行为准则，重视"顺道"在世界应然及维护应然秩序中的规范性作用。

以"顺道"为自然法则、规范认知世界的理念，影响了中医学对生命诸多问题的思考。中医学理论体系奠定之初，即援引、继承了先秦诸子的"顺道"理念，并将之在医学领域内加以丰富、深化，既有如《灵枢·师传》："夫治民与自治，治彼与治此，治小与治大，治国与治家，未有逆而能治之也，夫惟顺而已矣。"这样的对生命治理的宏观总括，也有著作借助"顺道"理念描述、

---

① 马颖. "顺物自然"——《庄子》哲学研究 [D]. 上海：复旦大学，2010.

揭示生命变化的具体过程和趋势的微观细化，如《素问·上古天真论》的"恬恢虚无，真气从之，精神内守，病安从来"，将"道常无为而无不为"的恬淡虚静之意应用于生命的养护。又有著作将顺道而为的自然法则贯穿于疾病治疗，提出"高者抑之，下者举之，有余折之，不足补之"（《素问·至真要大论》），以及"五行有序，四时有分，相顺则治，相逆则乱"（《灵枢·五乱》）的顺势治疗法。

总之，先秦诸子的"顺道"理念在中医学理论体系的构建中具有重要意义，影响了中医学认知生命的方式，使其将生命的化生置于天道之下，顺应天道，顺应生命、人体的常态、病态的变化之道，为构建中医生命伦理视角下处理生命诸多问题、维系生命应然的基本规范提供了基础。

三、顺天人之道

中医学将中国传统文化、传统哲学的"顺道"观念在医学领域进行了大量的实践，并形成了较为明确的规范，构建了相对完整的理论体系。具体而言，"顺道"在中医生命伦理学中，不仅仅着眼于人的生命，更为重要的是关注人赖以生存的天地之道、生命之道。

（一）顺应天地之道

顺应天地之道是中国早期哲学的共有认知，诸子多有发挥，并将之视为天人运转的基本规律，处理天、地、人关系的基本规范，人应自觉顺应这一规律。《论语·阳货》说："子曰：天何言哉？四时行焉，百物生焉，天何言哉？"《老子》说："人法地，地法天，天法道，道法自然。"《庄子·知北游》也说："天地有大美而不言，四时有明法而不议，万物有成理而不说。"孔子、老子、庄子虽分属儒、道，但在天地运行之道的认识上却高度相似，认为天地之道不断运转，推动四时变化、万物化生，虽不言说，但自有规律，人应效法天地之道，顺应天地变化，顺道而行，依四时之序，顺百物生化。

在中医学领域，这一观念得到了更为具体的论述。《灵枢·本神》说："天之在我者德也，地之在我者气也。德流气薄而生者也。"认为人与万物的生化，要合天地之气，上承天之德，下顺地之气。《素问·宝命全形论》说："人以天地之气生，四时之法成。"《灵枢·岁露》更明确地指出："人与天地相参也，与日月相应也。"说明人由天地化生而成，生命要参照天地之德，进而"法地""法天""法自然"，顺应天地"生生之道"，合于天地"生生之德"。

对待"天人"关系，应追求人与自然的和谐统一，顺天以应天时，顺地以应方宜，不刻意打破人与天地的平衡，从而达到人与天地合德的生命境界。正如《素问·四气调神大论》说："夫四时阴阳者，万物之根本也，所以圣人春夏养阳，秋冬养阴，以从其根，故与万物沉浮于生长之门。逆其根，则伐其本，坏其真矣。故阴阳四时者，万物之终始也，死生之本也，逆之则灾害生，从之则苛疾不起，是谓得道。"《素问·上古天真论》又说："上古之人，其知道者，法于阴阳，和于术数，食饮有节，起居有常，不妄作劳，故能形与神俱，而尽终其天年，度百岁乃去……夫上古圣人之教下也，皆谓之虚邪贼风，避之有时，恬惔虚无，真气从之，精神内守，病安从来。"人得天地之气生，生命的化生则需顺从四时所行，而与万物遵循于生长化收藏的基本规律。因此，要合德于道，顺应天地变化之道，与天地、日月变化相适，遵循阴阳变化、保生之大伦，效法天地清静化生万物，即可清净自守、形神俱佳而尽终天年，步入天人合德的生命境界。

（二）顺应生命之道

天地之道是实现人与自然、生态和谐一体的基本伦理规范，而作为独立个体的人，亦需顺应人类生命的化生之道，从而维系生命应然，实现生命价值，正如《类经》所说："顺之为用，最是医家肯綮。"

首先，应顺应生命化生常态下的脏腑、气血、经脉等的运行之道，保障生命的平衡状态。脏腑正常功能的维持，需要根据各个脏腑的苦欲、气机流转规律进行干预、辅助，不可违背其规律。《素问·脏气法时论》称"肝欲散，急食辛以散之""心欲软，急食咸以软之""脾欲缓，急食甘以缓之""肺欲收，急食酸以收之""肾欲坚，急食苦以坚之"，根据五脏所需所欲不同，调和相应性味的饮食、药物以辅助之，方能保持脏腑功能正常，保持人体健康。《素问·调经论》说："人之所有者，血与气耳。"在脏腑经络中不断流转的气血，是保持人体正常功能的基础所在。其运转失常，则会导致疾病出现，正如元代名医朱丹溪所说："气血冲和，万病不生，一有怫郁，诸病生焉。"（《丹溪心法·卷三》）

其次，要在疾病诊疗中顺应疾病发展的规律，顺势而为。如《灵枢·师传》说："未有逆而能治之也，夫惟顺而已矣。"强调治病顺势而为，一般情况下，病在阳，则当以阴济阳；病在阴，则应以阳济阴。如反其道而行，则往往造成重阴、重阳，不利于疾病的治疗。因此，需"顺道"而为。《素问·阴阳应象大论》说"其高者，因而越之；其下者，引而竭之；中满者，泻之于内。"疾病在上部，则应发越于上；在下部，则应顺导而下；在中部，则应泻下。又如《素问·至真要大论》说："治诸胜复，寒者热之，热者寒之，温者清之，清者温之……各安其气，必清必静，则病气衰去，归其所宗，此治之大体也。"因疾病性质不同而调平之。再如《灵枢·卫气行》说："谨候其时，病可与期；失时反候者，百病不治。"强调治疗疾病应明确时机，根据疾病发生发展的一般规律选择介入时间，不可过早、过度治疗，亦不可过晚、延误治疗。

再次，医者要顺应患者之所需，与之合作①，以养护患者性命、实现自身生命价值。《素问·汤液醪醴论》说："病为本，工为标。"即指出在医患之间，应以患者为主。因此，在医患关系之中，当将疾病看作"病的人"，而非将疾病单纯看作"人的病"，方能更全面地维系生命的顺逆之性，正如《灵枢·师传》说："未有逆而能治之也，夫惟顺而已矣。顺者，非独阴阳脉气之逆顺也，百姓人民，皆欲顺其志也。黄帝曰：顺之奈何？岐伯曰：入国问俗，入家问讳，上堂问礼。"即指明对生命、疾病的认知应从生理多个层面分析，不可将人视作机械，而忽视生命之道中心理、文化等因素。

总之，"道"是万物、生命演化本源，"顺道"即要求顺应天地之道（自然、社会的发展规律）、顺应生命之道（生命创生、化生的规律）。在应对当今生命科学技术发展带来的诸多问题时，应以此为基本规范之一。

第四节　执中

中华传统文化重视整体、重视全局，强调统筹、协调天地万物的关系，在此基础上，形成了一种不偏不倚、无过无不及的思想趋向。这一"执中"的智慧深刻地影响了中华文明的发展，影响了中国人的思维方式和社会意识。中医学在应对生命及其伦理诸多问题时，同样贯彻了这一规范，强调秉持中道，进而达到和天人、和阴阳、和形神的生命境界，"执中"成为中医学应对生命道德问题的一个标准和价值尺度。

---

① 欧阳波.《黄帝内经》道家"无为"思想研究［D］. 北京：北京中医药大学，2012.

一、"执中"的涵义

"执",具秉、持义。《说文解字》说:"执,捕辠人也。"段玉裁注曰:"捕者,取也。引申之为凡持守之称。"执,即为持守之意。"中"本为"内"义,引申为"性质或等级在两端之间的""中心""适于、合于""不偏不倚"义。"执中"可理解为持守于中、不偏不倚。

在"中心""适于"等文字意涵之外,"中"在中国传统哲学中,被赋予了更为深刻的涵义。从本体论角度看,"中"反映了人们对事物本质规律的认识;从方法论角度看,"中"则是认识事物的方法,也是衡量事物的基本准则。[①]《论语·雍也》说:"中庸之为德也,其至矣乎,民鲜久矣。"将"中庸"视为"至德","中"亦成为认识世界的重要观念。继孔子之后,儒家对"中"的哲学意涵进行了拓展,如《中庸》初步明确了"中"的本体论、方法论意义。董仲舒在《春秋繁露》中说"中者,天地之太极也",将"中"视为天地运行之道的体现。至宋明时期,理学家进一步阐发,如《二程集》说:"中即道也。"程颐阐释道:"不偏之谓中,不易之谓庸。中者,天下之正道;庸者,天下之定理。"王阳明在《传习录》中也说"中只是天理",将"中"的意涵从不偏不倚的字面意义,阐发为天下正道、事物运行的本质规律。

"中"或"执中"是中国传统文化应对诸多问题的重要方法和准则,这一方法贯穿了处世、为人的诸多方面。如《韩诗外传》说:"听狱执中者,皋陶也。"皋陶以典狱闻名,正是以"执中"——不偏不倚的做事风格得以闻名。《尚书·大禹谟》谈到:"人心惟危,道心惟微;惟精惟一,允执厥中。"不论世间人心、万事如何变幻,均应保持本心、道心,秉执中道。作为方法的"执中",其内涵并非仅仅是不偏不倚,而是讲求执中有"权"、执中有"时"。《孟子·尽心上》说:"子莫执中,执中为近之。执中无权,犹执一也。所恶执一者,为其贼道也,举一而废百也。"赵岐注:"执中和近圣人之道。"孟子认为如执中而不知变通,犹如执于一点,执一与执中为殊途,非执中之道。至宋明时期,朱熹在《四书章句集注》中说:"君子时中,则执中之谓也。"儒家更强调时时保持秉执中道。方法论层面的"执中"内涵被不断扩展,从不偏不倚,逐渐丰富成为执中道、执中有"权"、时时执中。

---

① 张舜清. 儒家生命伦理思想研究:以原始儒家为中心 [M]. 北京:人民出版社,2018.

二、"执中"的思想渊源

"中"字在甲骨文时代已频繁使用，其本义当为射中之"中"，以示"中正"之处，故其义为中心、中正，引申作适中、不偏倚等义。而"执中"思想的产生、发展与传统的"尚中"观念、"中和"观念密不可分。

"尚中"观念由来已久，其最早可追溯至先秦时期。"中"的概念源于古人对天地万物的观察，并逐渐成为对时空与社会存在秩序的基本认知，进而指导古人认识宇宙、政治、哲学、原始宗教等。这一时期，被初步抽象了的"中"已具有伦理范畴的特点。自尧、舜而禹，"尚中"观念成为执政者秉持的伦理规范，在方法论上则体现为"执中"。如《论语·尧曰》载："咨！尔舜！天之历数在尔躬，允执其中。四海困穷，天禄永终。舜亦以命禹。"自帝尧始，即教导统治者当"尚中"以"执中"。而《礼记·中庸》载舜"执其两端，用其中于民"。《孟子·离娄下》又载："禹恶旨酒而好善言。汤执中，立贤无方。"由此可知，三代以前，"尚中""执中"即为帝王所推崇。此后，夏商周三代延续了这一思想，如《尚书·酒诰》中周公告诫康叔"尔克用观省，作稽中德"。《尚书·吕刑》载："士制百姓于刑之中，以教祗德。"可见，"中"不仅是统治者约束自身的施政之德，也是体现了中刑弼教观念的施政之德。这一时期的"中"，或者说"尚中"观念，具有较强的政治伦理规范意蕴。

"尚中"作为一种哲学思想的高度凝练，则肇自易学。就卦象而言，中爻对卦义具有特殊意义，恰如《易传·系辞》所说："若夫杂物撰德，辨是与非，则非其中爻不备。"具体卦象中，同样以"中"为基本准则。如作为六十四卦首对卦象的乾与坤，具备阴、阳，奇、偶，天、地等对举含义，是代表万物变化的六十四卦的衍化基础；作为最后一对卦象的既济卦（坎上离下）、未济卦（离上坎下），则是在纯阴、纯阳的乾坤二卦的基础上逐渐使阴阳中和而成，并以象征水火、阴阳的坎离二卦的卦位变化体现阴阳既济，体现纯阴、纯阳卦围绕"中"的变化发展，以及万物趋于"中"、参于"和"的动态过程。

易学所秉的"中和"观念，是先秦"尚中""尚和"观念交融的体现。"和"的观念在这一时期也得到了发挥和广泛应用，《左传·昭公二十年》说："和如羹焉，水火醯醢盐梅以烹鱼肉，燀之以薪。宰夫和之，齐之以味，济其不及，以泄其过。君子食之，以平其心。"将"和"喻于烹调，宰夫通过调和五味，补其味之不足，泄其味之有余，终成佳肴，以此供君子食用，不偏不倚，可正君子之心。是以"和"而致"中"。此外，古人将这一理念高度理论化，并赋予了其一定的辩证思维。《国语》称："夫和实生物，同则不继，以他平他谓之和，故能丰长而物归之。若以同裨同，尽乃弃矣。"指出"以他平他"方能成为"和"而生化无穷，如"以同裨同"则难以化育万物。这不仅延续了"执其两端，用其中"的思维，也展现出强调在对立中统一、差异中求和致中的辩证思维，对后世"中和"思维及执中方法产生了深远影响。

孔子继承了殷商以来"尚中"的思想传统和"尚中致和"的伦理精神，进一步提出了"中庸"这一伦理、哲学范畴，并将其逐步发展成为儒、道两家均认可的思想，正如冯友兰在《中国哲学简史》中说："中庸之道儒家的人赞成，道家的人也一样赞成。'毋太过'历来是两家的格言。"孔子将周公所倡"中德"提升为"中庸"，在理论和实践中都描绘了原始儒家对"中庸"的基本认知。如《论语·雍也》说："中庸之为德也，其至矣乎？民鲜久矣。"认为"中庸"为至德，是道德的最高境界。就实践层面而言，孔子也做出了解说，《论语·先进》载："子贡问：'师与商也孰贤？'子曰：'师也过，商也不及。'曰：'然则师愈与？'子曰：'过犹不及。'"《论语·子路》又说："不得中行而与之，必也狂狷乎。"即指明"过"与"不及"均不可取，当遵循"中行"之道。中庸作为具体细化的最高准则的伦理规范，"合于中道"的"中行"是其基本要求，在方法论层面，"执两用中"的"执中"则是其基本规范和方法。

总之，"尚中""尚和"意识作为中国文化传统，具有悠久历史，历经发展，渐成体系。而"执其两端，用其中于民"，则是追求中和境界的方法论，其伴随中和、中庸观念的发展而不断发展和实践。

三、执中以致和

中医学以"生生"为任务和伦理规范，在具体实践中强调秉持平衡阴阳、不偏不倚的"中和"观念，并以"执中"作为基本的方法论和伦理规范。清代名医章楠在《医门棒喝》中谈及医学之道时，说："夫致中和天地位焉，万物育焉。天地之大德曰生者，得中和之道也。中和者，阴阳两平，不偏不倚。"中和之道即阴阳平衡之道。《灵枢·本脏》说："是故血和则经脉流行，营复阴阳，筋骨劲强，关节清利矣。卫气和则分肉解利，皮肤调柔，腠理致密矣。志意和则精神专直，魂魄不散，悔怒不起，五脏不受邪矣。寒温和则六腑化谷，风痹不作，经脉通利，肢节得安矣，此人之常平也。"这段话从气血、精神、脏腑等诸多维度说明了执中和合对于生命存在、化生的作用。从总体上讲，在处理关乎生命的基本的天人关系、精气关系、形神关系等关系中，中医学将

"执中致和"的方法和伦理规范贯穿于生命问题的思考之中。

（一）中和天人

"天人"是中医学乃至中国传统文化探讨生命的基本且宏观的认知范畴，因此，"天人"关系构建了中医学对生命基本的认知。中医生命伦理将之总结为"人与天地相参"（《素问·咳论》）。在天人关系的处理中，中医学既没有走向如《荀子·天论》所强调的"天行有常，不为尧存，不为桀亡。应之以治则吉，应之以乱则凶。强本而节用，则天不能贫；养备而动时，则天不能病；循道而不贰，则天不能祸。故水旱不能使之饥，寒暑不能使之疾，妖怪不能使之凶。本荒而用侈，则天不能使之富；养略而动罕，则天不能使之全；倍道而妄行，则天不能使之吉。故水旱未至而饥，寒暑未薄而疾，妖怪未至而凶。受时与治世同，而殃祸与治世异，不可以怨天，其道然也。故明于天人之分，则可谓至人矣"的天有其自然规律，与人事无关的"天人独立"之说，也未产生西方哲学以"主客相分"为思维内核的"天人相分"的观念，而是在中国传统哲学的影响下，强调调和"天人"关系，倾向于"天人合一"的观念，执"天""人"之两端，认为天人和合，提出了以生命认知、医学实践为基础的"人与天地相参"之说，将之作为看待天人关系的基本准则。

中医学认为"天人"本为一和谐统一的整体，在天人关系上秉持"中和"。除上文引述的《素问·咳论》之外，《灵枢·岁露》中也说"人与天地相参也，与日月相应也"，同样提出了"人与天地相参"的命题，《灵枢·邪客》中也指出"此人与天地相应者也"，虽相参、相应的表述略有差异，但基本理念是一致的。对于"天人"关系，中医学不仅在理念上指出"天人相参（应）"，在具体理论上也提出了生命构建、运转、变化的诸多模型、机制。如中医学中的"脏象理论"，即反映了天地、四时、五行、脏腑间具有的基本秩序和转化规则，这一理论认为人的构造与天地、四时相应。《素问·脏气法时论》认为"肝主春""心主夏""脾主长夏""肺主秋""肾主冬"，将五脏与天地间"五季"相对应，以说明两者具有相仿规律。《素问·阴阳应象大论》则说："东方生风，风生木，木生酸，酸生肝，肝生筋，筋生心，肝主目……在色为苍，在音为角，在声为呼，在变动为握，在窍为目，在味为酸，在志为怒。怒伤肝，悲胜怒；风伤筋，燥胜风；酸伤筋，辛胜酸。"取风、木、酸、肝、筋、目、苍、角、呼、握、怒间的联属关系，将其相对应，体现了天人间的和合相应。《素问·阴阳应象大论》又说："天有四时五行，以生长收藏，以生寒暑燥湿风。人有五脏化五气，以生喜怒忧悲恐。"不仅人体构成与天相应，在机体的运转上，人的五脏、五气、五志间的化生关系，与天地的四时、五行、五气间的化生关系同样相仿、相应。由此，中医学以"执中和合"的观念，将天人关系建成一种执天人之中的"和合"关系。

（二）中和精气

在中医学中，"精气"是构建人体、生命的基本物质，是一切生命活动存在及其表现的总称。正如《素问·上古天真论》所说："二八，肾气盛，天癸至，精气溢泻，阴阳和，故能有子。"男子十六岁起，肾气充盛，精气外泻，与阴合，则能生子。《灵枢·决气》又说："两神相搏，合而成形，常先身生，是谓精。"说明精气是生命成形所必备的基础和条件，父母精气相搏，才能生成人形。而生命的化生与死亡，与精气关系同样密切，如《素问·生气通天论》说："阴平阳秘，精神乃至，阴阳离决，精气乃绝。"《灵枢·根结》又说："调阴与阳，精气乃光。"阴阳二气和合，则精气不绝，生命不息。如阴阳二气离决，则精气枯竭，生命消亡。因此，精气是生命得以存在、化生的重要基础。

中医学强调生命应当"和精气"，《灵枢·决气》说："余闻人有精、气、津、液、血、脉，余意以为一气耳。"这里所归结的"一气"，当指精气言。具体而言，则体现于营卫和、脏腑和、气血和等诸多层面。就营卫而言，《灵枢·卫气》说："其浮气之不循经者为卫气，其精气之行于经者为营气，阴阳相随，外内相贯，如环之无端。"对营卫二气及其所行路径做了定义，并指出二者相随、相贯。《灵枢·天年》又说："营卫之行，不失其常，呼吸微徐，气以度行。"说明营卫二者不可有所偏废，营卫和合，方能循其道而不失其常，维系营卫二气在生命过程中的正常功能。就脏腑而言，《灵枢·脉度》说："五脏不和则七窍不通，六腑不合则留为痈。故邪在腑则阳脉不和，阳脉不和则气留之，气留之则阳气盛矣。阳气太盛则阴脉不和，阴脉不和则血留之，血留之则阴气盛矣。阴气太盛，则阳气不能荣也，故曰关。阳气太盛，则阴气弗能荣也，故曰格。"脏腑之中阴阳二气平衡，和合共处而无偏倚，则可保持五脏、六腑、七窍、气血均平而不致产生偏胜、偏衰，从而保持脏腑功能正常，维持生命正常运转。就气血津液而言，四者和畅，也是保持生命生化的基础。如《素问·六节藏象论》说："气和而成，津液相成，神乃自生。"精气和，则津液可化生，神方可化生。《灵枢·痈疽》又说："中焦出气如露，上注谿谷，而渗孙脉，津液和调，变化而赤为血。血和则孙脉先满溢，乃注于络脉，皆盈，乃注于经脉。阴阳已张，因息乃行。行有经纪，周有道理，与天合同，不得休止……从实去虚，补则有余，血气已调，形气乃持。"说明津液、气血间可以相互转化，通过补不足、除有余的"调平"过程，可使血气均平，形气行而有道，周流不息。因此，以脏腑、气血、营卫之和合为表现的"精气"和合，是执中、调平、致和之生命秩序的重要体现。

（三）中和形神

形神是中国传统生命观念中的一对重要概念。诸家所论有所差异：儒家基本认知为形神合一；佛、道往往认为形神分离；中医学则在执中致和思维的指导下，对形神关系做出了较为详细的论述，基本观点仍为"形神合一"，同时对神存在形式、化生关系及生命在形神关系中的地位都做出了相应的论述，这些论述大多以执中为原则，追求形神和合之境界。

《黄帝内经》也对"形神"做出了基本的定义。《素问·八正神明论》说："帝曰：妙乎哉论也……然夫子数言形与神，何谓形？何谓神？愿卒闻之。岐伯曰：请言形。形乎形，目冥冥，问其所病，索之于经，慧然在前，按之不得，不知其情，故曰形。帝曰：何谓神？岐伯曰：请言神。神乎神，耳不闻，目明心开而志先，慧然独悟，口弗能言，俱视独见，适若昏，昭然独明，若风吹云，故曰神。"将"形"定义为可以目见的肢体、血脉、皮毛、脏腑等物质形体，将"神"定义为不可目见的思维形态。两者是构成生命的两大基石，其间存在着和合统一的关系，任何一方消亡，生命将失去价值甚或无法存在。其一，形以神立，神寓于形。正如《灵枢·天年》所说："血气已和，荣卫已通，五脏已成，神气舍心，魂魄毕具，乃成为人。"气血、营卫、五脏和合以成形体，人（生命）仍需神气、魂魄备具方可最终化成。而《灵枢·平人绝谷》则从两者生成先后关系出发，认为："气得上下，五脏安定，血脉和利，精神乃居。"认为神以形为基础，寄于形体而存在。其二，形健神旺，神守形寿。生命的形成不仅与形神兼备有关，生命的运化、维系亦与形神和合的关系密切。如《素问·六节藏象论》说："气和而生，津液相成，神乃自生。"气血津液的化生健运，是神机生成的重要基础。《素问·上古天真论》又说："余闻上古有真人者，提挈天地，把握阴阳，呼吸精气，独立守神，肌肉若一，故能寿敝天地，无有终时，此其道生。"精神淡泊，内守而不乱，是形体保全于外，生命不断化生，以尽天年的重要保障。反之，若形神失和，则会导致生命消亡。或如《素问·汤液醪醴论》所说："帝曰：形弊血尽而功不立者何……精神不进，志意不治，故病不可愈。今精坏神去，荣卫不可复收。何者？嗜欲无穷，而忧患不止，精气弛坏，荣泣卫除，故神去之而病不愈也。"形弊血尽，则神失所寄而不用，形衰神去而病不治，甚或生命为之消亡。或如《灵枢·本神》所言："心怵惕思虑则伤神，神伤则恐惧自失。破䐃脱肉，毛悴色夭，死于冬。脾愁忧而不解则伤意，意伤则悗乱，四肢不举，毛悴色夭，死于春……肾盛怒而不止则伤志，志伤则喜忘其前言，腰脊不可以俛仰屈伸，毛悴色夭，死于季夏。"精神情志过极，可使所藏之脏伤，脏伤复使神无所居，最终导致神伤形败而夭亡。因此，执形、神之中而使二者和，是维系生命存在、变化的准则之一。

第四章

中医生命伦理范畴

中医生命伦理范畴是中医生命伦理理论体系的重要组成部分，也是构建中医生命伦理学的必要环节。其对于人们借助中医生命伦理理论正确认知生命起源、生命应然、生命价值、生命境界等诸多生命问题，调整面对自身、他者生命的行为，践行生命伦理原则，遵守生命伦理规范，均具有重要意义。

第一节　中医生命伦理范畴的一般性问题

范畴，本指人的思维对客观事物本质的概括，是反映客观事物普遍联系和发展规律的基本概念，也是人们认知、掌握客观世界发展规律的工具。一般来说，由于客观世界的本质及组成客观世界各要素间复杂、多样的关系，反映客观事物本质、普遍联系关系的范畴也是复杂多样的。因此，若从主体（人）与客体（自然世界）这对概念上划分，可将范畴大致归纳为三种类型。其一，是侧重于自然科学领域的、反映客体本身的范畴，侧重于阐述自然界自身特性及其与其他主客体间的相互关系。其二，是侧重于哲学领域的、反映主体与客体关系的范畴，即用于论证人与自然界关系的范畴。其三，是侧重反映主体本身及主体间关系的范畴，即人自身及人与人关系的范畴。本部分重点关注生命科学和卫生保健领域的中医生命伦理范畴，这个范畴主要涉及第二、第三类范畴，即主体与客体、主体本身及主体间关系的范畴。

作为生命伦理范畴，其应具备一定的基本要素。其一，其应反映人与自然、社会和人与人间最本质、最普遍的伦理关系。其二，其必须体现整体社会内人们的伦理要求。其三，其有必要成为或应为一种信念，存在于行为主体的思想中，并能够有效地指导、制约主体的行为。由此可见，道德范畴具有较为严格的规定，从伦理学理论、实践的应用、发展过程看，道德范畴基本包括善恶、义务、良心、荣誉、幸福等五个方面。[①]

因此，生命伦理范畴应是生命科学和卫生保健领域的人类道德现象的总结和概括。中医生命伦理范畴则指以中医伦理观念、理论应对生命科学、卫生保健领域道德现象的最本质、最普遍的伦理关系的反映和概括。中医生命伦理范

---

① 阎钢. 政治伦理学要论 [M]. 北京：中央文献出版社，2006.

畴有着较为明晰的边界，中医生命伦理范畴必然在结合中医学理论及其应对生命诸多问题的思考和实践经验的基础上，与具有一般性的善恶、义务、良心、荣誉、幸福等道德范畴息息相关，同时又是道德范畴在生命诸多问题的思考和实践中的具体化和升华。而中医生命伦理范畴大致可包含和合、尊生、仁义三个方面。首先，三者均涵盖了主客、主体自身及与其他主体这两类关系。其中，和合重点突出了"主客"关系，并涉及主体自身的问题；尊生、仁义则是主客、主体自身及与其他主体这两类关系兼而有之。其次，从一般性的道德范畴看，和合主要与义务、幸福范畴相关，尊生主要与义务、良心、幸福范畴相关，仁义则主要与义务、良心、荣誉、幸福范畴相关。三者均希望通过规范、改变应对生命诸多问题实践中的行为，达到"至善"状态。

第二节　和合

张岱年先生曾指出，"和"是中国传统文化的基本精神之一。"和合"的思想深刻地影响着中国人对宇宙、自然、社会、人类的认知，并渗透到中华文化的哲学、政治、宗教、文学、教育等多个层面。这使中华传统文化在看待、理解世间万物的过程中，往往在"和合"观念的指导下，注重联系、注重整体、注重协调、注重综合，这不仅有利于人们从宏观层面解决诸多关于自然、社会、政治、生命等的问题，也有利于化解当代社会中人与自然、社会及人与人人间的诸多现实问题。因此，"和合"不仅能够反映人与社会、自然基本的伦理关系，还能有效指导传统、现实中所存在的关于生命、医疗的诸多伦理实践。

一、和合的涵义

和，本为形声字，《说文解字》说："和，相应也。从口禾声。"本义为合唱、合奏。合，本为会意字，为上下二物相合之象，其本义具会合之义。《说文解字》段注："合……引申为凡会合之称。"《广韵》说："洽，和也，合也。"和合两字合用成词，则具有调和、汇合、和谐等义。

早在西周时期，"和"的概念即被提出，此后，"和"被赋予了"合"的含义，从而出现了完整的"和合"概念。"和合"二字联用并非现代人的发明，而是延续古籍之说。在先秦、秦汉的古籍之中，"和"与"合"联合使用的情形有三种，其一为"和""合"互文，其二为"合和"，其三为"和合"。"和"与"合"二字，自身都具有丰富而深刻的涵义，"和合"的组合应用，则为其涵义的不断丰富奠定了基础。自春秋时代起，"和"与"合"联用的例子已有很多。如《周易集解·乾文言》说："嘉会足以合礼，利物足以和义。"此处"合礼"与"和义"对举，"合""和"之意相仿，均表达了"合乎"之义。又如《国语·郑语》中载有"契能和合五教，以保于百姓者也"。契融合了五种不同的人伦之学，使百姓得以保身立命。此处"和合"表融合、融会之意。又如《管子·幼官》说："畜之以道，养之以德。畜之以道则民和，养之以德则民合。和合故能习，习故能偕。偕习以悉，莫之能伤也。"此处"合""和"同样表融合、协同，意指团结和谐的关系，人民团结和谐，外敌便不能伤害。把"和"与"合"并用成词，可作"合和"或"和合"，逐渐形成了"和合"范畴。

考据文字之义、古籍所载可知，在先秦时期，"和合"观念已产生，其义理也在逐渐发展。概而言之，所谓和合的和，可看作和谐、和平、祥和；合则可指代结合、融合协作。和合合用，即指承认不同事物、要素所存在的矛盾、差异，并将这些事物、要素统一成为一个新的集合体，强化其中联系，融合其间差异，从而促进新事物的产生、发展。

"和合"思想是中国传统文化中富有生命力的文化内核和因子。我国著名学者张立文提出和合学理论，认为和合是中华民族人文精神的核心理念和首要价值之一，是中华传统文化思想的精粹和生命智慧，是中华民族精神的精华和道德精髓。现代意义上的"和合"则延续了传统观念，并将之推衍至自然、社会、人、心灵、文明中诸多有形、无形的关系之中。在现实之中，"和合"不仅要求个体身心和谐、人际和谐、群体和谐与社会和谐，更要求人与自然和谐，这体现了"天人合一"的整体哲学精神。

总之，"和合"文化传统，衍生出"天人合一""尚中贵和""修身正心""协和万邦"等主张。简而言之，"和合"即追求人与自然、人与社会、人与人的和谐。"和"是异质因素的共处，"合"则是异质因素的融合，故"和合"的基本哲学内涵是事物是多元的，事物又是相互联系的，多元事物在普遍联系之中，可以类比、融合、化生。而不同事物有机地融合，必自有序。守其序才能协调，新质事物方能产生。在生命伦理的视域之内，"和合"则是要使生命与关系生命的天地及构成生命本身的诸多要素互生共存、相互依赖，进而达到和谐统一的状态。从时序上看，"和合"则是一不断变化的动态过程。从状态来看，"和合"则要求事物及其各要素都保持"中"的适度状态，无太过，无不及。

二、和合的生命伦理意义

和合观念有效地指导了中医学对生命认知的理论及其实践的形成。先秦时期的"天人合一""道法自然""通天下一气"等观念对医学产生了重要的影响。以《黄帝内经》为代表的中医学理论将天人关系明确而系统地表述为"天人相应""人与天地相参"等，如《灵枢·岁露》说："人与天地相参也，与日月相应也。"《灵枢·刺节真邪》说："与天地相应，与四时相副，人参天地。"在此基础上，中医药的学术思想讲究道法自然，强调中庸、和合，因而形成了独特的对生命和疾病的认知方法。基于中国文化内在的特点，中医学延续古代宇宙观、自然观、世界观的思想，引入天文、历法、物候、术数等方面的知识，结合对人体生命活动长期的实践观察，形成了"五运六气""子午流注"等学说。这些学说不单纯是医学思想，而有着深厚的哲学思想背景。中国古代思想家的宇宙观、自然观、整体观、恒动观、辩证观，使得中医学对主体、客体间的关系的理解，得到进一步的发展。[①]

中医学天人观的基础是"气一元论"的宇宙本体论和"取象比类"的思维方法。气既存在于宇宙天地，也存在于人体；气既是构成宇宙万物和人体的物质基础，也是宇宙运动变化和人体生理活动的动力来源，是天人的共同之源。天与人发生联系的途径是"气化"或"气交"。人之产生源于天气，人之生存赖于天气。如《素问·宝命全形论》说："夫人生于地，悬命于天，天地合气，命之曰人。""人以天地之气生，四时之法成。"这段话将人定义于人与天地的关系之中。《灵枢·本神》说："天之在我者德也，地之在我者气也，德流气薄而生者也。"认为人禀天地之气而生，人的生命是由于天地间的正常变化而产生的，自然界是人类生命的源泉。《素问·六节藏象论》说："天食人以五气，地食人以五味。五气入鼻，藏于心肺，上使五色修明，音声能彰。五味入口，藏于肠胃，味有所藏，以养五气，气和而生，津液相成，神乃自生。"认为人的形体得以完备、精神得以产生，依赖于自然界提供的五气、五味化生成为人体的气血津液，从而体现人与天地在"同源"层面的和合。[②]

人与天地万物不仅有着皆由元气所生的同源关系，在生理结构上也与天地万物有着同构关系，即人与天地在"构造"上的相应、和合。从义理上看，因

---

① 周志彬. 关于中医药与非物质文化遗产若干问题的探讨 [D]. 成都：成都中医药大学，2008.
② 邢玉瑞. 论天人合一观与《内经》理论的建构 [J]. 陕西中医学院学报，2003，26（5）：1-6.

为天地大宇宙、人身小宇宙、人身与天地是和合相处、和合相生的关系，天地与人之间发生联系依靠了"象"与"数"。如《素问·生气通天论》说："生之本，本于阴阳。天地之间，六合之内，其气九州、九窍、五脏、十二节，皆通乎天气。其生五，其气三，数犯此者，则邪气伤人，此寿命之本也。"又如《灵枢·邪客》说："天圆地方，人头圆足方以应之；天有日月，人有两目；地有九州，人有九窍；天有风雨，人有喜怒；天有雷电，人有音声；天有四时，人有四肢；天有五音，人有五脏；天有六律，人有六腑；天有冬夏，人有寒热；天有十日，人有手十指；辰有十二，人有足十指、茎、垂以应之，女子不足二节，以抱人形；天有阴阳，人有夫妻；岁有三百六十五日，人有三百六十五节；地有高山，人有肩膝；地有深谷，人有腋腘；地有十二经水，人有十二经脉；地有泉脉，人有卫气；地有草蓂，人有毫毛；天有昼夜，人有卧起；天有列星，人有牙齿；地有小山，人有小节；地有山石，人有高骨；地有林木，人有募筋；地有聚邑，人有腘肉；岁有十二月，人有十二节；地有四时不生草，人有无子。此人与天地相应者也。"古人"近取诸身，远取诸物"，对自然地理与身体构造带着"和合""和同"的眼光去看待。《灵枢·经水》将人体的十二经脉与天地间的十二条河流相对应，将地的九州与人的九窍相对应、天的四时与人的四肢相对应、天的十日与人的十指相对应，是合其"数"。将循行于经脉中的血与河流中的水相类比，将天的风雨与人的喜怒相类比，将地的高山与人的肩膝相类比，是合其"象"。此为宇宙、人身象数之和合。推而广之，可以解答人身与宇宙间的诸多联系。如《黄帝内经》确立的藏象系统，以五脏为核心，以五行为纽带，在内联系六腑、十二经脉、五体、五华、五窍、五志等，在外联系四时、五方、五色、五味、五畜、五音、六气等。《灵枢·经别》说："余闻人之合于天道也，内有五脏，以应五音、五色、五时、五味、五位也；外有六腑，以应六律，六律建阴阳诸经而合之十二月、十二辰、十二节、十二经水、十二时、十二经脉者，此五脏六腑之所以应天道。"又如，腧穴的命名也有不少依据天人和合关系确立。人身十四正经、腧穴遍布头身四肢，而腧穴的命名在一定程度上反映了中医学在天人和合理念下所形成的理论体系。《素问·阴阳应象大论》说："论理人形，列别脏腑，端络经脉，会通六合，各从其经，气穴所发，各有处名"，说明人体脏腑、经络所发之穴与"六合"相通。《千金翼方》也说："凡诸孔穴，名不徒设，皆有深意。"说明腧穴的名称都有特定的意义，腧穴命名往往与天地万物间的天文、地理、人体、动植物等有关。如涉及天文的有日月、上星、璇玑、华盖、太乙、太白、天枢等；涉及地理的有承山、大陵、梁丘、后溪、合谷、水沟、四渎、少海、曲泽、阳池、经渠、太渊等；涉及人体精神的有神堂、魂门、魄户、意舍、志室等。由此，在和合观念之下，宇宙万物与人体相应、相和，形成了天人结构关系上的和合。

《黄帝内经》又将生命过程及其运动方式同自然规律进行类比，认为天人在时序层面同样具有和合、相应的关系。人的生、长、壮、老的整个生命活动过程都与天地自然密切相关，天地自然的一切变化都可以影响人体并使之相适应。如《素问·阴阳应象大论》说："故天有精，地有形，天有八纪，地有五里，故能为万物之父母。清阳上天，浊阴归地，是故天地之动静，神明为之纲纪。故能以生长收藏，终而复始。惟贤人上配天以养头，下象地以养足，中傍人事以养五脏。天气通于肺，地气通于嗌，风气通于肝，雷气通于心，谷气通于脾，雨气通于肾。六经为川，肠胃为海，九窍为水注之气。以天地为之阴阳，阳之汗，以天地之雨名之；阳之气，以天地之疾风名之。暴气象雷，逆气象阳。故治不法天之纪，不用地之理，则灾害至矣。"《素问·四时刺逆从论》说："春气在经脉，夏气在孙络，长夏气在肌肉，秋气在皮肤，冬气在骨髓中。"认为人的形体、脏腑的化生与天地化生的规律相合。《灵枢·海论》说："黄帝问于岐伯曰：'余闻刺法于夫子，夫子之所言，不离于营卫血气。夫十二经脉者，内属于脏腑，外络于肢节，夫子乃合之于四海乎？'岐伯答曰：'人亦有四海、十二经水。经水者，皆注于海。海有东西南北，命曰四海。'黄帝曰：'以人应之，奈何？'岐伯曰：'人有髓海，有血海，有气海，有水谷之海，凡此四者，以应四海也。'"认为自然界具有河流汇于大海的基本规律，人身同样如是，行于十二经脉的气血精津液皆可汇于人身之海，诸如髓海、血海、气海等。由此，在和合观念之下，人身与天地、人身与自身的化生、变化规律相和合。

不仅人在生理上与自然规律相合，疾病的发生、发展也与自然相和合。如《素问·六节藏象论》说："夫自古通天者，生之本，本于阴阳。其气九州九窍，皆通乎天气。故其生五，其气三，三而成天，三而成地，三而成人，三而三之，合则为九，九分为九野，九野为九脏，故形脏四，神脏五，合为九脏以应之也。"指出人体的九州、九窍、五脏、十二节之气皆与天气相通，所以必须与天地变化相合，并顺应之。其中所谓"其生五，其气三"是指就节气而言，表明自然中的时序是与人发生联系的重要因素。在天地正常变化规律的支配下，人应当顺应自然的规律而完成其生命活动过程。《灵枢·五癃津液别》说："天暑衣厚则腠理开，故汗出；寒留于分肉之间，聚沫则为痛；天寒则腠理闭，气湿不行，水下留于膀胱，则为溺与气。"《素问·阴阳应象大论》说：

"冬伤于寒，春必温病；春伤于风，夏生飧泄；夏伤于暑，秋必痎疟；秋伤于湿，冬生咳嗽。"疾病的发生与天地四时的运行变化相和合，天地四时成为影响疾病发生、变化的重要因素。如经常违背天气的变化规律，就容易导致邪气侵犯人体。

中医学依据天人同源、天人同构、天人同律等思想，明确提出了天人合一的生命和合境界。《素问·上古天真论》中提出了"真人""至人""圣人""贤人"四个层次，并分别予以阐述："上古有真人者，提挈天地，把握阴阳，呼吸精气，独立守神，肌肉若一，故能寿敝天地，无有终时，此其道生。中古之时，有至人者，淳德全道，和于阴阳，调于四时，去世离俗，积精全神，游行天地之间，视听八达之外，此盖益其寿命而强者也，亦归于真人。其次有圣人者，处天地之和，从八风之理，适嗜欲于世俗之间，无恚嗔之心，行不欲离于世，被服章，举不欲观于俗，外不劳形于事，内无思想之患，以恬愉为务，以自得为功，形体不敝，精神不散，亦可以百数。其次有贤人者，法则天地，象似日月，辩列星辰，逆从阴阳，分别四时，将从上古合同于道，亦可使益寿而有极时。"认为人应与天地相和合，从而顺应天地之道，以达到"合同于道"的生命境界，从而尽天年。

总之，在天人和合观念的基础上，中医学针对生命的起源、成形、化生形成了较为完整的理论体系，包括以阴阳五行学说、藏象经络学说为核心的病理观、辨证观以及防治原则、养生思想等。天人和合则能维系两者的动态平衡，从而达到人体健康之常态，天人不和，则二者失衡，方成病态。

第三节　尊生

虽然儒、佛、道诸家关于对待生命的态度的表述各有侧重，但"尊生"始终是中华文化对待生命的主流观点和基本道德要求。而在中医学领域，尊生代表着一种对生命保持尊重、敬重、爱护的态度。在其实践方式上，中医学深究生命起源、构成、演化、消亡的规律，指导人们对待生命的诸多行为，使人们能够树立对待生命的正确态度，维系生命之应然，日渐趋近于生生不息的生命境界。

一、尊生的涵义

尊，本义为"敬也""重也""贵也"。《说文解字》说："尊，酒器也。从酉卄，手奉之。"段注："凡酒必实于尊以待酌者。郑注《礼》曰：'置酒曰尊。'凡酌者必资于尊，故引申以为尊卑字，犹贵贱本谓货物而引申之也。"又说："卄者，竦手也，奉尊者必竦手以承之。"由此可知，"尊"字本指酒器。尊为会意字，如以手奉酒樽之形，因此，引申为尊贵、尊敬之义，与卑相对。又《广雅》说尊为"敬业"。《孟子·尽心》说"尊德乐义"，尊为尊贵义。《庄子·让王》说："夫大王亶父，可谓能尊生矣。"此处提出了尊生的概念，其尊义为"重也"。

尊生，则可释为尊重生命、宝重生命之义。《庄子·让王》说："能尊生者，虽贵富不以养伤身，虽贫贱不以利累形。今世之人居高官尊爵者，皆重失之，见利轻亡其身，岂不惑哉！"这段话说的是在地位、利益之前，人仍当保持尊重、保养生命的态度，轻视名利。《吕氏春秋·贵生》载有："子华子曰：'全生为上，亏生次之，死次之，迫生为下。'故所谓尊生者，全生之谓。所谓全生者，六欲皆得其宜也……尊生者，非迫生之谓也。"认为尊生是"全生"之境界，亦为养生、贵生的最高境界。

就伦理范畴而言，"尊生"则具广义与狭义之分。广义的"尊生"，是对天地间万物的尊重。天人本为一体，万物互联互生，宇宙万物皆有其价值，都是宝贵的存在。故孙思邈在《备急千金要方·大医精诚》说："自古名贤治病，多用生命以济危急，虽曰贱畜贵人，至于爱命，人畜一也，损彼益己，物情同患，况于人乎。夫杀生求生，去生更远。吾今此方，所以不用生命为药者，良由此也。其虻虫、水蛭之属，市有先死者，则市而用之，不在此例。只如鸡卵一物，以其混沌未分，必有大段要急之处，不得已隐忍而用之。能不用者，斯为大哲亦所不及也。"这段话谈及古代明贤之士治病，尊生爱命，认为"人畜一也"，损畜而益人，杀生求生，并非上策。因此，非不得已，不得以具生命之物入药。如不得已，则当选"先死"（自然死亡）之品，而非杀生求生。此即为广义的"尊生"范畴，即对世间生命的尊重与关爱，对生态的尊重与关爱。如此，对人、对己、对万物等一切有生者均有尊爱，方是真正的"尊生"。

狭义的尊生，则是尊生贵人，即天下万物以人为最贵，尊重人的生命和价值。如《素问·宝命全形论》说："天覆地载，万物悉备，莫贵于人。"《备急千金要方》说："人命至重，有贵千金。"均是将人命看作天地间万物中之最贵重者。张仲景也在《伤寒杂病论·序》中说："赍百年之寿命，持至贵之重器……""趋世之士，驰竞浮华，不固根本，忘躯徇物，危若冰谷……"将生命、形体看作至贵之"重器"，并批判了追求权势名利、孜孜以求身外之物、唯名利是从而不"尊生"之人。因此，狭义的尊生突出了人在万物中的独特地位，要求人们尊重、爱惜自身的生命、形体，正确看待生命、认知生命，关注形、神的和谐健康，积极诊疗疾病，养护生命，使人生可"尽终其天年"，而不夭亡。

总之，尊生就是指从生命本真的意义上尊重生命、珍视生命。人应当效法天地生生之德，尊重和关爱每一个生命体，在人与天地、万物的关系中，实现主体、客体双方的和合，顺应生命起源、发生、变化、消亡的自然之道，以达到天地万物生生不息的生命境界。因此，在中医生命伦理的范畴中，尊生既要求人需尊重和珍视自身生命，反躬自省，不为名利、外物所羁绊，勇于追求并实现生命本身的价值，又要求人对他人乃至万物的生命赋予关爱，以超越自身，顺从天道的生生之德，激发他者的生机，助其护生、养生，达到其生命本然之状态，实现生命的崇高价值。

二、尊生的生命伦理意义

中医学对生命价值的认识深受儒家思想的影响，认为人的生命极为宝贵，追求生存、健康乃是人的天性。如《灵枢·师传》说："人之情，莫不恶死而乐生。"在中医学起源时期，中医学的先行者们为了救人性命、保民健康，不惜自我牺牲，如《淮南子·修务训》说："神农……尝百草之滋味，水泉之甘苦，令民之所避，一日而遇七十毒。"《帝王世纪》说："伏羲画八卦……百病之理得以类推，乃尝味百药而制九针，以拯夭亡。"这些医学实践具有崇高而非凡的意义。《备急千金要方》说："人命至重，有贵千金，一方济之，德逾于此。"表达出对人的生命、价值的尊重和肯定。

医学自诞生之日起，便承担起疗疾救厄、拯救苍生的重担，数千年来直面人的生老病死，对人类的生存、繁衍起到巨大的作用。而这一切的基础离不开医家对人体，包括解剖结构、生理功能以及病理变化的认识。中医学对生命和疾病的认知，早期源于对人体和一些疾病症状的观察。据考证，殷墟出土的甲骨约16万余片，与疾病相关的有323片、415辞，内容涉及人体部位、病症名称、孕育等。《说文解字》共收录汉字9353个，其中涉及医药、卫生、保健的汉字就达1124个，其中植物名称用字613个、动物名称用字310个、矿物名称用字 5 个，共 928 个；人体骨骼、脏腑、组织器官名称用字 98 个，病理表现用字 20 个，疾病名称用字 78 个。文字是古人通过"仰观象于天，俯观法于地，远取诸物，近取诸身"创造的，反映了早期人类的生活和生产实践。这些与医学相关的文字表明了我们的祖先在医学实践过程中对生命的重视，及对生命抽象思考的总结，这是文化层面的"尊生"。①

先秦秦汉时期是中医学理论体系的奠基和形成时期。中医学"尊生"的理念与先秦诸子尊重生命的观念密不可分。中医学借鉴了先秦诸子的理论成果，即古人对宇宙、自然和社会的观察以及通过思考所形成的哲学思想。于是大量的关于生命的理论、概念被引入中医学，诸如精气、阴阳、五行、形神、脏腑、经络、六淫、七情、君臣佐使、四气五味等，这些理论、概念逐渐构建了中医药理论体系的概念、范畴和思维模式。其中，"精气"的概念，出自与道家有深厚渊源的《管子》。《管子·内业》说："凡物之精，此则为生。下生五谷，上为列星。流于天地之间，谓之鬼神。藏于胸中，谓之圣人。""精也者，气之精者也。""凡人之生也，天出其精，地出其形，合此以为人。和乃生，不合不生。"指出精气是一切有形物体以及精神智慧的本源。《黄帝内经》受此影响，将精气作为构成人体的最精微物质，天地之气的运动形成"气交"，人与万物则生于天地气交之中。《素问·宝命全形论》说："夫人生于地，悬命于天，天地合气，命之曰人。"《素问·六微旨大论》说："言天者求之本，言地者求之位，言人者求之气交。帝曰：'何谓气交?'岐伯曰：'上下之位，气交之中，人之居也。故曰：天枢之上，天气主之；天枢之下，地气主之；气交之分，人气从之，万物由之。'"在此基础上形成了后来的"元气"学说。元气不仅是人生之本，也是人的最终归宿。《论衡·论死》说："人未生，在元气之中，既死，复归元气。"人身由天地阴阳交合之大气所生，由先天之精气所化生的元气与后天之水谷精微所化生的营气、卫气结合，又是人体生命活动的原动力。《黄帝内经》全书以"气"为总纲，命名了 80 余种气，深入论述了"气"在人体生理活动、病理变化、诊断治疗中的作用，从而说明"气"是生命的根源。气血理论认为气、血相关，气为血之帅，血为气之母，气行血亦行，气虚血亦虚，气滞血亦滞。气血运行通畅，则百病不生。气血运行的通道是经脉系统，包括十二正经和奇经八脉，每一条经脉各有起止和循行路线，经脉内联脏腑，外络肢节，形成复杂的气血网络，将人体上下内外连结为一个整体。人身有肝、心、脾、肺、肾五脏，胆、小肠、胃、大肠、膀胱、上中下三

---

① 周志彬. 中医药的文化渊源与文化表现形式［J］. 社会科学前沿, 2017, 6 (7)：874−885.

焦，即六腑，组成藏象系统。每一脏腑都各有功用，遵循阴阳的消长平衡和五行的生克制化关系，通过气血的运行分工合作，共同维护人体的健康，即"阴平阳秘，精神乃治"①。"阴阳"本是古人对太阳光照射自然界的物体所形成的光与影的认识，逐渐演变为古人解释宇宙自然的起源、构成和运动规律的哲学概念，先秦时代的儒家、道家、法家等哲学流派以及农学、兵学、天文、气象等学科都把它作为说理工具。中医学理论将其借用过来，用于解释人体的组织、结构、生理、病理的变化，并指导疾病的诊断、治疗，成为"八纲辨证"之总纲。"五行"本是对组成自然界各种事物的五种基本物质的特性的概括，也被用来归纳人体的五脏、五体、五官、五液、五志等；五行之间的生克制化关系，则被用来分析五脏系统之间，甚至整个人体的调控机制。这就是将生命与天地间万物相联，将尊天地与尊重生命相联。

　　人的生命由形神构建，形神自然也成为医学的重要理论范畴。《黄帝内经》的形神思想主要借鉴于荀子，但又更为深入具体。"形"即肉体，是生命的物质基础；"神"指精神。形神通过气的运行结合为有机整体，生命的构成是"神、气、形"的统一。《灵枢·天年》说："血气已和，荣卫已通，五脏已成，神气舍心，魂魄毕具，乃成为人。"以气的盛衰为核心，结合形、神的变化。《灵枢·天年》详细描述了人从出生到死亡的整个过程："黄帝曰：'其气之盛衰，以至其死，可得闻乎？'岐伯曰：'人生十岁，五脏始定，血气已通，其气在下，故好走。二十岁，血气始盛，肌肉方长，故好趋。三十岁，五脏大定，肌肉坚固，血脉盛满，故好步。四十岁，五脏六腑、十二经脉皆大盛以平定，腠理始疏，荣华颓落，发颁斑白，平盛不摇，故好坐。五十岁，肝气始衰，肝叶始薄，胆汁始减，目始不明。六十岁，心气始衰，苦忧悲，血气懈惰，故好卧。七十岁，脾气虚，皮肤枯。八十岁，肺气衰，魄离，故言善误。九十岁，肾气焦，四脏经脉空虚。百岁，五脏皆虚，神气皆去，形骸独居而终矣。'""形与神俱"是生命的必要条件，二者缺一不可。形指躯体、身体，神指思想、思维。形是神的物质基础，神是形的主宰，两者既对立又统一。所谓"形神合一"是强调形与神的密切联系。只有当人的身体与精神紧密地结合在一起，才能保持与促进健康。《素问·上古天真论》说："上古之人，其知道者，法于阴阳，和于术数，食饮有节，起居有常，不妄作劳，故能形与神俱，而尽终其天年，度百岁乃去。"相对而言，中医学更重视"神"对"形"的统摄作用，如精神意识活动正常，则代表着形体功能也处于正常有序的状态，人即能保持健

<hr>

① 褚德萤. 谈中医和生命科学 [J]. 首都师范大学学报（社会科学版），2008 (S1)：41-48.

康；反之，则会造成形体功能的紊乱，导致人的虚弱甚至死亡。如《素问·移精变气论》说："得神者昌，失神者亡。"同样，人体的衰老也是形与神离的结果，如《灵枢·天年》说："百岁，五脏皆虚，神气皆去，形骸独居而终矣。"总之，中医生命伦理认为形神之间的关系应是形具神生、形死神灭，精神不可以脱离人体独立存在。尊生不仅要求人保养肉体之形，更强调需对无形之神有所关切。

健康是中医学所关注的主要内容之一，尊生首先要保持形神的健康状态。从病因、病机到诊法、辨证，再到养生、防治等诸多医疗实践，都建立在对健康的认识和理解基础之上。《黄帝内经》将健康之人称为"平人"。《素问·调经论》说："阴阳匀平，以充其形，九候若一，命曰平人。"《灵枢·始终》说："形肉血气必相称也，是谓平人。"所谓"平人"，是指人的身心健康与四时、环境、社会等各方面的协调平衡。理想的"平人"状态即如《灵枢·本脏》所说："人之血气精神者，所以奉生而周于性命者也……是故血和则经脉流行，营复阴阳，筋骨劲强，关节清利矣。卫气和则分肉解利，皮肤调柔，腠理致密矣。志意和则精神专直，魂魄不散，悔怒不起，五脏不受邪矣。寒温和则六腑化谷，风痹不作，经脉通利，肢体得安矣。此人之常平也。"《素问·上古天真论》说："恬惔虚无，真气从之，精神内守，病安从来。是以志闲而少欲，心安而不惧，形劳而不倦……美其食，任其服，乐其俗，高下不相慕……嗜欲不能劳其目，淫邪不能惑其心……不惧于物，故合于道。"其中"阴平阳秘"是人体最佳生命活动状态的高度概括。[①]

健康虽是相对于疾病状态而言，但中医学也希望通过未病之时保养生命、关切生命，从而防患于未然，保持健康，以实现尊生的目标。中医学通过采用饮食起居、导引吐纳等各种养生方法预防疾病，通过采用丸散膏丹、针灸按摩等各种治疗方法治疗疾病，其目的都是让人们远离疾病、保持健康。但是人生于天地之间，不免有各种致病因素的侵袭干扰，因而强调人的自身因素，调整人的形体、精神、气血、阴阳，使人体的脏腑功能、气血运行保持正常的功能状态，成为中医学维护健康的基本原则。为此，《黄帝内经》提出了"以平为期"的根本方法，《素问·三部九候论》说："必先度其形之肥瘦，以调其气之虚实，实则泻之，虚则补之。必先去其血脉而后调之，无问其病，以平为期。"就主体与客体间的关系而言，中医学主张天人当合一。人体的生命活动规律与

① 于迎，杜渐，薛崇成，等. 基于《内经》的中医健康观 [J]. 中国中医基础医学杂志，2011，17（2）：147－148.

自然界具有相通相应的关系，地理环境、昼夜晨昏、季节变化对人体的生理、病理都有重要影响，因此人们只有掌握和了解四时气候变化规律和不同自然环境的特点，顺应自然，保持人体与自然环境的协调统一，才能养生防病、保障健康。《素问·刺法论》说："正气存内，邪不可干。"《素问·上古天真论》说："皆谓之虚邪贼风，避之有时，恬惔虚无，真气从之，精神内守，病安从来。"自然界存在着的各种病邪对人体的健康形成威胁，因而中医学主张"正气为本"。正气充足则人体阴阳协调、气血充盈、脏腑功能正常，能抵抗外邪，免于生病。正气不足，邪气容易损害人体，使机体功能失调，产生疾病。当邪气侵袭时，若邪气不足以与人体正气相抗衡，则邪气被正气驱逐、消灭或暂时潜伏在体内，均不会发病。只有当邪气较重且能同正气抗争以引起较强的反应时，人体才出现各种疾病症候。又如《素问·四气调神大论》说："夫四时阴阳者，万物之根本也。所以圣人春夏养阳，秋冬养阴，以从其根，故与万物沉浮于生长之门。逆其根，则伐其本，坏其真矣。"认为人体是一个处于动态平衡状态的有机整体，表现在阴阳方面是互根互化、消长平衡，表现在脏腑方面是相生相克、相互制约，表现在人与外界的关系方面则是天人相应。在人与自然环境相适应的过程中，虽然在不同的时间与环境下，人体的生命现象与生命活动可能会表现出生、长、壮、老、已等变化，但只要机体保持内部气血阴阳以及内外环境的相对平衡与协调，机体就能够达到应有的生命应然状态，即"阴平阳秘，精神乃治"。①

　　中医学在尊生理念的影响下，对疾病采取了积极应对的态度，并建立了在"天人相应""阴阳五行"的整体观基础上的疾病、病因理论。对于疾病，中医学自萌芽时期，即对其展开探索，其意在祛除疾病，维护生生之道。殷商时期，古人就已关注疾病及其病因。殷墟出土的甲骨文记载了20余种疾病的名称，如疾首、疾目、疾耳、疾腹、疾子、疾盲等。有些疾病还根据其病证特征被命名，如疟、疥、蛊、龋等。另外，甲骨文中还有"疾年"的记载，即指疾病的多发之年，相当于流行病。在《山海经》等古典著作中出现了瘕疾、瘿、痔、疽、疥、痹、风、疟、狂、疫等疾病的名称和嗌、呕、聋、痛等症状的记载。随着农业、天文、历法的发展，古时人们已观察到天象、季节、气候及某些地区的特殊自然条件与人体的健康及疾病的发生有一定的关系。《左传》记载秦国名医医和在为晋侯诊病时指出："六气曰：阴、阳、风、雨、晦、明也。

---

　　① 张宇鹏. 藏象学与中医健康观念［J］. 中国中医基础医学杂志，2014，20（9）：1177－1179，1183.

分为四时，序为五节，过则为灾。阴淫寒疾，阳淫热疾，风淫末疾，雨淫腹疾，晦淫惑疾，明淫心疾。"这一论述为六淫致病和劳伤思虑致病的病因理论奠定了基础。该理论客观地从人与自然界对立统一关系的角度出发来分析疾病，认识到自然气候的反常变化，是导致疾病发生的重要原因，如《素问·至真要大论》说："夫百病之生也，皆生于风寒暑湿燥火，以之化之变也。"《灵枢·百病始生》："夫百病之始生也，皆生于风雨寒暑……"中医学又在形神统一的理论基础上，从患者本身找原因，指出了情志变动可成为疾病发生的重要因素，如《素问·阴阳应象大论》说："喜怒伤气。""暴怒伤阴，暴喜伤阳。"《素问·五运行大论》说："怒伤肝……喜伤心……思伤脾……忧伤肺……恐伤肾。"《黄帝内经》还提出了饮食劳逸致病的理论，如《素问·生气通天论》说："因而饱食，筋脉横解，肠澼为痔；因而大饮，则气逆；因而强力，肾气乃伤，高骨乃坏。"《素问·宣明五气》说："五劳所伤：久视伤血，久卧伤气，久坐伤肉，久立伤骨，久行伤筋，是谓五劳所伤。"《灵枢·百病始生》说："起居不节、用力过度，则络脉伤。"《灵枢·邪气脏腑病形》说："若入房过度，则伤肾。"《灵枢·顺气一日分为四时》说："夫百病之所始生者，必起于燥湿寒暑风雨，阴阳喜怒，饮食居处。"这些认识成为后世六淫外感和七情内伤等病因学形成的基础。而人体正气亏虚是疾病产生的内在条件，如《素问·刺法论》说："正气存内，邪不可干。"《素问·评热病论》说："邪之所凑，其气必虚。"如果正气不虚，邪气是难以侵害人体而导致发病的，如《灵枢·百病始生》说："风雨寒热不得虚，邪不能独伤人……此必因虚邪之风，与其身形，两虚相得，乃客其形。"在病因学中，内因是更为重要的因素。张仲景在《金匮要略·脏腑经络先后病脉证》中指出："千般疢难，不越三条：一者，经络受邪，入脏腑，为内所因也；二者，四肢九窍，血脉相传，壅塞不通，为外皮肤所中也；三者，房室、金刃、虫兽所伤。以此详之，病由都尽。"认为病因以客气、邪风为主，以经络脏腑分内外，由经络入脏腑者为深为内，由皮毛入血脉者为浅为外，至于房室、金刃、虫兽所伤等，既非客气邪风之类，又非脏腑经络之属，故列为不内外因。《三因极一病证方论》指出："六淫者，寒暑燥湿风热是；七情者，喜怒忧思悲恐惊是……六淫天之常气，冒之则先自经络流入，内合于脏腑，为外所因；七情人之常性，动之则先自脏腑郁发，外形于肢体，为内所因；其如饮食饥饱，叫呼伤气……金疮踒折，疰忤附着，畏压溺等，有背常理，为不内外因。""所谓中伤寒暑风湿，瘟疫时气，皆外所因。"以天人表里立论，将六淫之邪、瘟疫时气归为外因，七情所伤归为内因，非六淫七情致病原因则归为不内外因。各种病因在致病过程中影响脏腑经络的正常生理功能而形成的一些病理性产物，如痰饮、瘀血等，也被认为是病因之一。三因既可单独致病，也可杂至为病。陈无择创立的三因学说得到广泛认可，为中医学的发展做出了重要的贡献。病因作用于人体则会产生疾病，疾病的发生和发展则必然以证候的形式表现出来，如《灵枢·本脏》："视其外应，以知其内脏，则知所病矣。"《灵枢·外揣》："故远者司外揣内，近者司内揣外。"《丹溪心法·能合脉色可以万全》："有诸内者，必形诸外。"《黄帝内经》从阴阳五行、脏象经络、病因病机、症状证候、诊法治则、针灸按摩、养生保健等方面进行全面阐释，其关于病因病机的论述成为后世研究疾病发生的原因、病理变化及防治最主要的理论根据。

在探究疾病及其病因的同时，中医学还注重从天人之道、和合之道，从天人、人身自身这两大整体出发探讨病机，即疾病发生、发展和变化的基本规律。《素问·至真要大论》说"审察病机，无失气宜""谨守病机，各司其属"，指出了诊疗疾病需以病机为核心，并提出病机十九条，奠定了中医病机学的基础。"诸风掉眩，皆属于肝。诸寒收引，皆属于肾。诸气膹郁，皆属于肺。诸湿肿满，皆属于脾。诸热瞀瘛，皆属于火。诸痛痒疮，皆属于心。诸厥固泄，皆属于下。诸痿喘呕，皆属于上。诸禁鼓慄，如丧神守，皆属于火。诸痉项强，皆属于湿。诸逆冲上，皆属于火。诸胀腹大，皆属于热。诸躁狂越，皆属于火。诸暴强直，皆属于风。诸病有声，鼓之如鼓，皆属于热。诸病胕肿，疼酸惊骇，皆属于火。诸转反戾，水液浑浊，皆属于热。诸病水液，澄澈清冷，皆属于寒。诸呕吐酸，暴注下迫，皆属于热。"病机十九条将天地自然的风、火、湿、热等与人身生理特性、病理特点相联系，确立了以天人关系、脏腑整体关系为基础的病机学说。后世医家在此基础之上，结合临床实践，对病机学有不同程度的发展。如张仲景以《素问·热论》的"三阴三阳"为纲，创立了伤寒六经辨证学说，系统阐述了外感热病各阶段的顺逆变化及证治规范。《备急千金要方》根据"四时"节令所致的四时疫病特点，总结了脏腑寒热虚实病机。《小儿药证直诀》从生命产生、变化、消亡的总过程着眼，总结出小儿为纯阳之体，"成而未全，全而未壮""脏腑柔弱，易虚易实，易寒易热"的病机特点，以五脏为纲、寒热虚实为目，确立了小儿脏腑辨证体系。此后，历代医家从各自的临床经验出发，论述病因病机在六气、六经、脏腑、经络、精神、气血、津液、痰饮以及温病卫气营血、三焦等，各有偏重，但基本病机，不外邪正盛衰、阴阳失调、气血失调及津液代谢失常等几个方面。邪正盛衰和阴阳失调是病机的纲领，具有高度的概括性。邪正盛衰是机体正气与致病邪气的相互作用、相互斗争所产生的消长盛衰变化，如《素问·通评虚实论》说："邪气盛则实，精气夺则虚。"邪盛正衰、正胜邪退则决定了疾病的进退和转归。

祛除疾病是医学的基本宗旨。然而，在尊生理念之下，中医学对生命的探究未止步于此，中医学同样重视被称为"摄生""卫生""道生""养性"的养生，通过养生，以期实现生命生生不息的运化。《中国大百科全书》说："养生，就是以调阴阳、和气血、保精神为原则，运用调神、导引、吐纳、四时调摄、食养、节欲、辟谷等手段，以期达到健康长寿的目的。"也就是说，通过各种方法，调动人体自身的调节能力，顺应自然界环境的变化，适寒暑、顺天时、避邪气，保护身体不受致病因素的侵害和干扰，使人与自然和社会环境和谐统一，使身体保持健康的状态，从而达到强身健体、防病治病、益寿延年的目的。

早在《黄帝内经》中，即有《上古天真论》《阴阳应象大论》《四气调神大论》《生气通天论》《天年》《决气》等篇章专门叙述养生理论，这些篇章既提到衰老的变化过程，又讨论了衰老的原因与延缓衰老的措施。《素问·上古天真论》："女子七岁，肾气盛，齿更发长。二七而天癸至，任脉通，太冲脉盛，月事以时下，故有子。三七，肾气平均，故真牙生而长极。四七，筋骨坚，发长极，身体盛壮。五七，阳明脉衰，面始焦，发始堕。六七，三阳脉衰于上，面皆焦，发始白。七七，任脉虚，太冲脉衰少，天癸竭，地道不通，故形坏而无子也。丈夫八岁，肾气实，发长齿更。二八，肾气盛，天癸至，精气溢泻，阴阳和，故能有子。三八，肾气平均，筋骨劲强，故真牙生而长极。四八，筋骨隆盛，肌肉满壮。五八，肾气衰，发堕齿槁。六八，阳气衰竭于上，面焦，发鬓颁白。七八，肝气衰，筋不能动，天癸竭，精少，肾脏衰，形体皆极。八八，则齿发去。肾者主水，受五脏六腑之精而藏之，故五脏盛乃能泻。今五脏皆衰，筋骨解堕，天癸尽矣，故发鬓白。身体重，行步不正，而无子耳。"《素问》充分认识到生长、衰老、疾病、死亡是人体生理变化的普遍规律，人们因具有不同的生活习惯和规律，衰老可以提前或延缓。如《素问·上古天真论》说："上古之人，其知道者，法于阴阳，和于术数，食饮有节，起居有常，不妄作劳，故能形与神俱，而尽终其天年，度百岁乃去。今时之人不然也，以酒为浆，以妄为常，醉以入房，以欲竭其精，以耗散其真，不知持满，不时御神，务快其心，逆于生乐，起居无节，故半百而衰也。"《素问·上古天真论》又说："夫上古圣人之教下也，皆谓之虚邪贼风，避之有时，恬惔虚无，真气从之，精神内守，病安从来。"《素问》高度概括了中医学养生的思想，是养生保健的总纲领。古人还认识到，四时的阴阳交替，春生、夏长、秋收、冬藏是自然界的规律，人的生、长、壮、老、已也是自然规律，而人的生理变化与周围环境密切相关，如果人能适应自然条件的变化，就可以享其天年。如《素问·四气调神大论》详细阐述了如何根据一年四季不同的气候变化调节作息："春三月，此谓发陈，天地俱生，万物以荣，夜卧早起，广步于庭，被发缓形，以使志生，生而勿杀，予而勿夺，赏而勿罚，此春气之应，养生之道也。逆之则伤肝，夏为寒变，奉长者少。夏三月，此谓蕃秀，天地气交，万物华实，夜卧早起，无厌于日，使志无怒，使华英成秀，使气得泄，若所爱在外，此夏气之应，养长之道也。逆之则伤心，秋为痎疟，奉收者少，冬至重病。秋三月，此谓容平，天气以急，地气以明，早卧早起，与鸡俱兴，使志安宁，以缓秋刑，收敛神气，使秋气平，无外其志，使肺气清，此秋气之应，养收之道也。逆之则伤肺，冬为飧泄，奉藏者少。冬三月，此谓闭藏，水冰地坼，无扰乎阳，早卧晚起，必待日光，使志若伏若匿，若有私意，若已有得，去寒就温，无泄皮肤，使气亟夺，此冬气之应，养藏之道也。逆之则伤肾，春为痿厥，奉生者少。"并提出了"春夏养阳，秋冬养阴"的四季养生总则："夫四时阴阳者，万物之根本也。所以圣人春夏养阳，秋冬养阴，以从其根，故与万物沉浮于生长之门。逆其根，则伐其本，坏其真矣。"

中医学养生领域还提出了"治未病"思想，即指采取一定的预防或治疗措施，以防止疾病的发生和发展，未病先防、有病早治。《素问·四气调神大论》："是故圣人不治已病治未病，不治已乱治未乱，此之谓也。夫病已成而后药之，乱已成而后治之，譬犹渴而穿井，斗而铸锥，不亦晚乎！"指出较之治疗，预防具有更为重要的意义。《素问·刺热》："肝热病者，左颊先赤……病虽未发，见赤色者刺之，名曰治未病。"《灵枢·逆顺》："上工刺其未生也，其次，刺其未盛也……上工治未病，不治已病，此之谓也。"此外，《素问·八正神明论》所说"上工救其萌芽"，《素问·阴阳应象大论》所说"善治者治皮毛"，都是对治未病思想的理解。后世医家继承、发挥了《黄帝内经》的理论，对治未病思想又有所阐发，如《难经》："所谓治未病者，见肝之病，则知肝当传之与脾，故先实其脾气，无令得受肝之邪，故曰治未病焉。"张仲景将《素问》《难经》中的"治未病"思想融合，并在临床实践中予以发挥。《备急千金要方》说："是以圣人消未起之患，治未病之病，医于无事之前，不迫于即逝之后。""善养性者，则治未病之病，是其意也。"他还提出"上医医未病之病，中医医欲病之病，下医医已病之病"的思想。《丹溪心法》说："与其救疗于有疾之后，不若摄养于无疾之先。盖疾成而后药者，徒劳而已。是故已病而后治，所以为医家之法；未病而先治，所以明养之理。夫如是则思患而预防之者，何患之有哉？"治未病理念不仅重视养生保健，主张"未病先防"，而且包括"既病防变"和"瘥后防复"的思想，贯穿了预防医学、临床医学和康复医学，至今仍然发挥着重要的作用。医家以中医理论为指导，与道家、道教一脉相承，又结合了儒家和佛家等各家的一些养生观念和方法，形成了系统完整的养生理论体系。

汉代以后，诸多医家秉持"尊生"理念，从多方面系统论述、发展了养生的理念和方法。相关著作有《抱朴子》《养性延命录》《诸病源候论》《备急千金要方》《千金翼方》《外台秘要》《养老奉亲书》《遵生八笺》《老老恒言》等，内容涉及起居有常、节制性欲、保养精神、注意饮食（饮食的时间、数量、宜忌等）、养生方药、适当劳动、气功导引、按摩针灸等，注重对生命，包括肉体、精神在内的养护。

但与西方生命理念不同，中医学所阐发的"尊生"，并不强调对生命的无限加强，而是强调顺应生命本然、应然，实现"终其天年"的目标。中医学认为人的生命是有限的，养生所能起到的作用也是相对的。如《素问·上古天真论》说："上古之人……尽终其天年，度百岁乃去。"所谓天年，指天赋的年寿，即人的自然寿命。生命的时间长度是有极限的，身体受到各种因素的侵害，可能不善养生，导致夭折；通过各种养生手段，则可以"终其天年"，但是也不可能无限地延长。因而医家并不赞同过分夸大养生的作用，如《本草衍义》："丹砂但宜生服，若炼服，少有不作废者。""水银入药虽各有法，极须审谨，有毒故也。"明代李时珍在《本草纲目》中对炼丹术用于追求长生不老的虚幻目标提出了严厉的批评："别录、陈藏器亦言久服神仙。其说盖自秦皇、汉武时方士传流而来。岂知血肉之躯，水谷为赖，可能堪比金石重坠之物久在肠胃乎？求生而丧生，可谓愚也矣。""抱朴子言银化水银，可成地仙者，亦方士谬言也，不足信。"并列举了因服用丹药致死的案例，痛斥炼丹家倡服金石、水银之谬论。

总之，在尊生理念的影响下，中医学注重对生命的尊重、爱护，将人的生命归于天地万物之间，从人与天地、人体自身的整体角度思考生命，并在其所构建的生命、健康、疾病等诸多理论中加以反复实践、提高，以期生命依照应然状态，实现价值。

第四节　仁义

冯友兰先生曾在《中国哲学简史》一书中指出："对于个人的品德，孔子强调仁和义，尤其是仁。义者宜也，即一个事物应有的样子。它是一种绝对的道德律。"① 仁义作为儒家乃至传统哲学所含的道德范畴，对中华文化有着深远的影响。《论语·颜渊》说："樊迟问仁。子曰：'爱人。'"《论语·里仁》说："君子喻于义，小人喻于利。"这些论述代表了早期儒家对仁、义的基本看法，在此基础上，后来儒家进一步对其进行拓展，成为中华文化特别是儒家道德学说中的重要思想。中医学根植于传统文化之中，作为道德范畴的"仁义"同样对中医生命伦理产生了深远影响。

一、仁义的涵义

仁，本指亲善、博爱。《说文解字》说："仁，亲也。从人二。"仁，从人、二，是为会意字。由二、人组成，说明应将自身、他者看作一体，强调了仁者非独善其身，而是对自身、他者都应存有仁爱之情。② 推而广之，则如孔子所说，仁者"爱人"，仁者对自身、他者都应保持仁爱、同情。由此，仁成为传统文化特别是儒家的一种含义深刻且广博的道德范畴。其范畴在《论语》中已有所反映，如颜渊问仁，子曰"克己复礼曰仁"；仲弓问仁，子曰"己所不欲，勿施于人"；樊迟问仁，子曰"居处恭，执事敬，与人忠"；子张问仁，子曰"恭、宽、信、敏、惠"。可见，其范畴涵盖礼、所不欲、恭、敬、忠、宽、信、敏、惠等，十分广博。孔子也曾对仁给予了较为凝练的说法，其一是"爱人"，其二是"己欲立而立人，己欲达而达人""修己以安人"③。两种都属"人其人"，与其本义相符，即对自身、他者都应保持仁爱、同情。

义（義），当指公正合宜的言行或道理。《说文解字》说："義，己之威仪也。从我从羊。"义从我，《说文解字》说："我。施身自谓也。或说我，顷顿也。从戈从乎。乎，或说古垂字。一曰古杀字。凡我之属皆从我。""我"，古"杀"字。羊、我为义，即表示宰羊以祭祀，合于礼法。《释名》又说："义，宜也。"即"义"指合于礼法之言行，推而广之，则指伦理、法则等。同时，义所具"宜"义，即是说明人应如何做，于人具有礼仪、法则的约束力，属道德自律，要求人根据伦理纲常祛除内心之"恶"，自我约束，约束他人，以达于"善"；唯有约束自身、遵循法则、公正合宜者方具威仪。义与外界之礼的

---

① 冯友兰. 中国哲学简史［M］. 赵复三，译. 长沙：岳麓书社，2018.
② 李土生. 土生说字：修身之道［M］. 北京：中央文献出版社，2015.
③ 李零. 丧家狗——我读《论语》（修订版）［M］. 太原：山西人民出版社，2007.

差异也在于其"自律性",即礼是外部之约束,义是内心之坚守。孔子在《论语》中阐发了"义"的内涵。如《论语·里仁》说:"君子之于天下也,无适也,无莫也,义之与比。""君子喻于义,小人喻于利。"《论语·卫灵公》说:"君子义以为质。"《论语·述而》说:"不义而富且贵,于我如浮云。"《论语·宪问》说:"见利思义。"将"义"作为君子之德,与小人对举,形成了"义利之辨"。孔子指出君子应以义为行为之准则,不取不义之物,见利思义;而小人则与之相反,唯利是图,见利忘义。由此,"义"以其深厚的内涵,成为中国古代哲学的重要范畴。

仁与义,作为中国古代哲学的两个重要范畴,在中医学看待生命诸多问题时,也成为其重要的伦理范畴。首先,医乃仁术,医学本为生生,合天地之德,顺天地之道,使生命得以尊重、养护,并尽其天年,自然要求医者秉持"仁"的精神,以"爱人"。这一方面要求医者爱惜自身,注重养生。另一方面,更要求医者关爱患者,关爱自身以外的他者,推己及人,保持仁爱、同情,护生爱生,扶危济困。重义,则要求医者不问贵贱贫富、长幼妍媸,摒弃怨恨、偏见,而对他者一视同仁,不为利所动,坚守君子之道,而为苍生大医。

二、仁义的生命伦理意义

仁义是中医生命伦理中处理医者与患者关系的重要思想。中医学在仁爱救人、平等待人、医术精湛、学术严谨、推己及人、重义轻利、扶危济困、尊重同道、尊重女性等各方面提出了全面而具体的道德要求。以"仁义"为核心的医德思想是中医生命伦理中的重要方面。

中医学所倡导的"仁义",与儒家"仁者爱人"的伦理思想、佛家"慈悲为怀"的博爱思想、医学临床实践相结合,产生了以"医乃仁术"为核心理念的医德思想。虽然在相当长的历史时期,医生的社会地位并不高,《礼记·王制》将医等同祝史射御百工,"出乡不与士齿",但是强烈的社会责任感和自觉的敬业精神,仍然促使大批优秀的知识分子投身医学事业,为黎民百姓的医疗、保健做出了卓越的贡献。《新唐书·列传第一百二十九·方技》说:"凡推步、卜、相、医、巧,皆技也。能以技自显地一世,亦悟之天,非积习致然。然士君子能之,则不迁,不泥,不矜,不神;小人能之,则迁而入诸拘碍,泥而弗通大方,矜以夸众,神以诬人,故前圣不以为教,盖吝之也。"《备急千金要方·大医习业》也说:"不读五经,不知有仁义之道;不读三史,不知有古今之事；不读诸子，睹事则不能默而识之；不读内经，则不知有慈悲喜舍之德；不读庄老，不能任真体运，则吉凶拘忌，触涂而生。至于五行休王、七曜天文，并须探赜，若能具而学之，则于医道无所滞碍，尽善尽美矣。"孙思邈要求医者应当学习儒、道、佛三家的经典著作，全面提升道德修养，从医学修习的实践层面体现了中国传统的伦理道德观念，不仅被后世的医家奉为圭臬，而且得到了社会各界的广泛认可。医虽巧技，而唯有坚持君子仁义之德的人，才能理性掌握医学技术。

　　孙思邈在《备急千金要方·大医精诚》一文中的论述可谓集中体现了"医乃仁术"的医德思想："凡大医治病，必当安神定志，无欲无求，先发大慈恻隐之心，誓愿普救含灵之苦。若有疾厄来求救者，不得问其贵贱贫富，长幼妍媸，怨亲善友，华夷愚智，普同一等，皆如至亲之想。亦不得瞻前顾后，自虑吉凶，护惜身命。见彼苦恼，若己有之，深心凄怆。勿避险巇、昼夜、寒暑、饥渴、疲劳，一心赴救，无作功夫形迹之心。如此可为苍生大医，反此则是含灵巨贼……夫大医之体，欲得澄神内视，望之俨然。宽裕汪汪，不皎不昧。省病诊疾，至意深心。详察形候，纤毫勿失。处判针药，无得参差。"宋代以后，又有名医相继制订医生职业规范，如林逋的《省心录·论医》、陈自明的《外科精要·论医者更易良方》、无名氏的《小儿卫生方总微论方·医工论》、曾世荣的《活幼心书》、陈实功的《外科正宗·医家五戒十要》、龚廷贤的《万病回春》、李梴的《医学入门·习医规格》、喻昌的《医门法律》、徐大椿的《医学源流论》等，对医者提出了更加明确具体的医德要求，但基本上不出孙思邈《备急千金要方·大医精诚》和《备急千金要方·大医习业》的范围。在现代社会，仁义对加强医务人员医德修养、提升职业理想、坚持廉洁行医、改善医患关系等，也有着重要的现实意义和参考价值。此外，历代医家所津津乐道的"青囊遗风""杏林春暖""橘井泉香""悬壶济世"等典故，都代表着古代医家"医乃仁术"的精神追求，也反映出传统医学界对以"仁义"为核心的道德理想的高度重视。

　　"仁义"是中医伦理不可分割的一部分，其约束医者行为，提升医者的道德自觉，辅助医学最大程度地发挥功能。在儒家强调的以"仁""礼"为核心的道德思想长期居于主流地位的历史背景下，行医治病、救死扶伤成为实现"泛爱众"社会理想、兼济天下的人生价值的途径之一。如《备急千金要方·诊候》："上医医国，中医医人，下医医病。"认为医者的作用超越了医疗的本身，更具有"经世济民"的崇高意义。范仲淹云："不为良相，愿为良医。"朱丹溪云："士苟精一艺，以推及物之仁，虽不仕于时，犹仕也。"古代儒生与医生都有"惠民济世"的思想，认为以仁爱之心治理朝政，可平天下；以仁爱之心救助患者，则可将爱心传播到天下的百姓中，使家庭和睦、人伦有序，从而达到国家、社会的长治久安。这种对人的生存处境和幸福的关怀以及对人类理想社会的追求，在古代医家的观念中占据着重要的地位，治病、救人、济世三位一体，不可分割。《类经图翼》说："夫生者，天地之大德也；医者，赞天地之生者也。"将医者的道德境界与天地宇宙之"大德"相提并论。《本草纲目·序》说："夫医之为道，君子用之以卫生，而推之以济世，故称仁术。"《医灯续焰》说："医以活人为心。故曰：医乃仁术。"《言医选评》说："医何以仁术称？仁即天之理，生之原，通物我与无间。"从医学帮助人解除疾病痛苦、延长生命的实践出发，提出了医学包括"仁"与"术"两个最基本方面，将人本道德与职业道德有机地结合起来，体现了医学价值观和人生价值观的统一。一方面，"仁"是"术"的目标和宗旨。医家之仁，指医生必须对患者怀有慈悲恻隐之心，以"疗君亲之疾，救贫贱之厄"为行医的目标，同时医者还要兼具羞耻之心、恭敬之心、是非之心以及高度的自律性。另一方面，"术"是"仁"的基础和载体。《回春录》："医者，生人之术也，医而无术，则不足生人。"医者如果缺乏足够的技术经验，即使有仁爱之心也没有用处。因此古人提出为医者必须博极医源、精勤不倦、勤求古训、博采众方，不断提高诊疗技术，积累临床经验。由此，作为道德的"仁义"，为中医学所首重，甚至将医生的道德作为行医的首要条件。

第五章

中医生命伦理学原则

一般意义上，原则是指对事物的是非做出比较公认的评判，或者确定一定的行为规范的标准与法则。原则是认识问题、观察问题、处理问题的基本依据。在生命伦理学的范畴，生命伦理学原则是认识与调整生命问题的种种道德关系的基本出发点与指导性规则，是关于生命价值的善与恶评价及生命价值的体现，是生命价值选择与实现的一般性、规范性约定，其指向生命、爱、人的尊严、自由与正义等，具有道德的训令和"善"的品质。

第一节　生命伦理学原则的基本问题

生命问题中的善恶评价以及爱与尊重的情感，体现的是关于"生命"与"人"问题的道德意义、道德价值与道德义务。为了表达与界定上述问题，需要探讨和研究生命伦理的"是"，以及"应该"与"不应该"的问题。休谟在《道德原则的研究》中提出，推理的唯一目标是发现这两方面中为这些品质所共通的因素，观察一方面那些受尊敬的品质一致具有的特定因素、另一方面那些遭谴责的品质一致具有的特定因素，进而由此达到伦理学的基础，找出一切责难或赞许最终由之而发源的那些普遍的原则。①

生命伦理学原则的研究与确立，是生命伦理学体系的重要组成部分。生命伦理学原则决定着生命价值衡量、生命价值评判与生命价值标准，从而影响着生命伦理学体系。生命伦理学原则是生命伦理规范体系的最根本的行为准则。生命伦理学原则可以是一个按照价值级别分层的体系，最普遍、核心与根基的原则为一级原则，即主体原则（母原则），其他原则服从于主体原则，在主体原则的精神指引下予以细分及运行。二级原则通常指一般性的指导原则，为基本原则，是评价人类生命问题、生命健康及医疗行为善、恶的基本标准与尺度。此外，伴随现代生命科学和医学技术的发展，新的生命伦理学的具体问题层出不穷，亟待研究。在这一过程中揭示和形成的子原则或规则，被定位为解决生命伦理问题的具体原则或规则。此章，我们主要讨论生命伦理原则体系中具有普遍性、根基性的主体原则与基本原则。

---

① ［英］休谟. 道德原则的研究［M］. 曾晓平，译. 北京：商务印书馆，2001.

一、西方生命伦理学的主体原则

以西方哲学为基础的生命伦理学，采用的方法多是"原则论指导下的以问题为核心的研究"[①]。所以，原则论可以说是目前研究生命伦理学的主流方法论。当代生命伦理学的原则体系主要有两个，一个是美国生命伦理学家比彻姆（T. L. Beauchamp）和查瑞斯（J. F. Childress）在《生物医学伦理学原则》（*Principles of Biomedical Ethics*）一书中提出的"四原则"，即自主原则、不伤害原则、有利原则、公正原则。另一个是恩格尔哈特（H. Tristram Engelhardt, Jr.）所提出的"二原则"，即允许原则和行善原则。"四原则"是国际比较公认的西方生命伦理学的基本原则，"四原则"主要包括：

自主原则，是生命伦理学的第一原则[②]，其要求个人可以不受他人限制而自主选择，亦即由个人自主地做出思想和行动上的选择，其核心是对人权的尊重。其具体内容，则可进一步划分为思想自主（autonomy of thought）、意愿自主（autonomy of will）、行动自主（autonomy of action）。在生命伦理学的具体实践中，则主要体现为尊重（如患者或受试者所拥有的生命权、健康权等）、知情同意（如患者或受试者所拥有的疾病、实验认知权，了解疾病、参与实验的知情同意权等）、保密和隐私权几个方面[③]。

不伤害原则，是指不使患者（受试者）受到身体、心理上不应有的伤害。但限于医疗科技的发展程度，医疗伤害往往伴随医学实践而来，带有一定的必然性。所以，不伤害原则需要医疗、科研人员正确把握"利害关系"，根据实际情况，做好利益与危险、利益与伤害的分析，权衡利害，两害相权取其轻[④]。在此基础上，也要求医疗人员树立对患者负责，以维护患者生命健康为己任的生命伦理理念，在实践中尽可能地避免、杜绝医疗的过失性伤害，防范可预知的伤害，控制不可预知的伤害。在科学研究中，审慎地设计人、动物参与的试验，避免对人以及动物造成不必要的伤害。

---

① 刘剑. 生命伦理学原则的冲突及其原因分析 [J]. 医学与哲学（人文社会医学版），2008（2）：15-18.

② 李建会. 生命伦理学的难题及其解决的基本原则 [J]. 医学与哲学（人文社会医学版），2010，31（11）：5-8.

③ 张广森. 论生命伦理学的自主性原则 [J]. 医学与哲学（人文社会医学版），2010，31（7）：18-19.

④ 高志炎，陈仁彪. 生命伦理学及其四大基本原则 [J]. 科学，2002，54（2）：37-39，2.

有利原则，又被译作"行善"原则，典型的有利他、仁爱和人性①。本原则要求直接或间接实行仁慈、善良或对生命有利的德性，强调为人类造福、阻止伤害。从事帮助他人，促进他人重要的、合法的利益，解除患者疾苦或有益他人、社会的人体研究，以期延长公众寿命、缩短患者病程，减轻、消除痛苦，降低医疗费用等，即为有利原则中的确有助益原则，直接为他人提供利益。同时，有利原则中尚包括另一种原则，即效用原则。即在具体的应用过程中，协调各种具体矛盾，平衡利益与损害之间、个人与社会之间的利益关系，如患者（受试者）本人的利益与相关者利益的矛盾，患者（受试者）的利益与社会公益的矛盾，受试者利益与研究利益的冲突等情况。

公正原则，也被译作"正义""平等"原则。其基本含义是生物科技和医疗中的各种收益与风险，权利和责任应得到公正的分配。它要求依照公平机会规则对收益、风险、权利、责任进行社会分配，要求对"人"相同对待，而不因其种族、性别、智力及社会地位有所差别②。在比彻姆的理论体系中，主要依据个人需要、个人权利、个人成果、个人对社会的贡献、个人劳绩等方面制定公正原则。在目前的生命伦理学实践中，则主要体现为平等的生命权与健康权，急症、重症优先、实际需要等具体原则。

比彻姆和查瑞斯所提出的四原则，是依据"共同道德"建立的，也是超越特定群族风俗的，"包括了对所有人有约束力的道德规范"③，是普遍存在于全人类的道德。它不仅希望将不同道德风俗加以系统化，也希望能对不符合"共同道德"的风俗加以评价。正因为原则主义依"共同道德"而建立，所以，原则主义更容易得到族群限制而具有普遍性，更容易切合道德经验而免受不必要的批评。同时，原则主义所提出的原则内涵相对宽泛，为不同道德经验在具体实践中做出判断提供了方向。

在"四原则"或"二原则"的基础上，可以推导出一系列具体的用于指导人们有关生命领域行为的道德规则。当然，在复杂的社会和医疗实践中，"四原则"也面临着一些困境，如自主原则在面对自主性受限的未成年人、精神病患者、吸毒者等时失效，则面临自主的转移和限制问题。当代生命科学技术的飞速发展和推广，让医学发展到一定的程度，使延长寿命并非从前那般遥不可及。而延长寿命和保持健康手段的多样化，也给人们带来了选择的多样化，诸

① 李航. 浅析生命伦理学"四原则"[J]. 科协论坛（下半月），2009（4）：80-81.
② 高志炎，陈仁彪. 生命伦理学及其四大基本原则[J]. 科学，2002，54（2）：37-39，2.
③ 李元，沈铭贤. 生命伦理学基本原则讨论[J]. 生命科学，2012，24（11）：1232-1236，1224.

如安乐死、生物克隆、基因诊断、试管婴儿、人脑芯片的开发等。以上措施不仅延长了人类的寿命，改变了人们的生活方式和生存质量，也带来了诸多的伦理学问题，这些都是当代的生命伦理学必须面对的。

二、中医生命伦理学的主体原则

中国生命伦理学，已经过数十年的发展。若是对根植于西方社会和现代科学基础之上的现当代生命伦理学的"引进"或"照搬"，那么建立在西方主流世俗文化下的西方生命伦理学原则是否能完全适应中国的生命伦理学实践，成为中国生命伦理学建设的一个重要问题。实现生命伦理学的中国化，或曰生命伦理学中国本土化，仍然有很长的路要走。中国生命伦理学家邱仁宗在西方生命伦理学原则的基础上，结合中国的生命伦理实践，提出了具有中国特色的伦理学原则：尊重、不伤害/有益和公正"三原则"，其中尊重包括自主性、知情同意、保密、隐私、家长主义，公正包括卫生资源的宏观分配与微观分配。

立足本土文化，关于生命伦理学的原则，恩格尔哈特认为儒家思想根植于中国传统道德哲学，具有广泛的道德考量，故而中国生命伦理学的发展需对西方生命伦理学"四原则"的中国化重新考虑[①]。同时，也有学者认为，生命伦理学作为解决生物学与医学发展所带来的现实伦理问题的程序与方法，需要形成具有"普遍主义"的评判准则，避免在处理具体伦理问题时产生混乱，不断丰富、修正的"原则主义"仍不失为一种较好的解决方案。

中医生命伦理学属于中国哲学的分支，集古代诸子伦理思想之大成，其对于人、生命、生命状态、疾病现象及其伦理问题的阐述，蕴含着丰富的生命伦理思想。中医生命伦理学源于中医学，中医学在数千年的医疗实践中应对着层出不穷的伦理问题，形成了颇具特色的医学实践和生命伦理学应用实践。其在职业道德、医疗原则、医患关系等方面形成了较为系统的思想，长期为医学从业者提供医疗行为伦理学基础。中医典籍中既有大量的医疗活动、治未病实践的记载，又传承了中国传统道德哲学和中华文化的精髓。中医学是将医学与哲学、科学与人文学完美融合的学科，在此基础上建构的生命伦理学，对于中国医疗以及生命相关领域，将具有更为普遍的道德价值及现实行为指导意义。

对在中国传统思想文化的语境下构建具有中国特色的生命伦理学体系，学

---

① 恩格尔哈特，张颖. 中国生命伦理学应立足本土文化 [J]. 中国医学伦理学，2013，26（4）：420−425.

者们已提出了多种原则方案。中医药文化"仁、和、精、诚"思想价值体系①最能体现中医生命伦理学"善"与"爱"的精神指引，以"仁、和、精、诚"为核心建构中医生命伦理学的原则框架，不仅体现了善、爱和正义的伦理精神，也是众多原则中处理生命道德关系的一个相对完整的原则体系。按照原则价值的普遍性、核心性与根基性进行分类及分层，仁的原则、和的原则、精的原则、诚的原则为主体原则，而各主体原则下一级的原则为基本原则，即行善、公平、无害，天道、中和、调和，精勤、研精、律己，自主、知情、守信。

第二节　仁的原则

仁，是以儒家为主体的中国哲学和传统文化中极为重要的伦理观念、道德标准、人格境界和哲学概念。在《论语》中，孔子用了大量篇幅阐释仁的内涵，如仁者爱人、仁者爱民的政治伦理思想等，并把"仁"作为一种人性的基本特质和人格修养的终极目标。仁的理念对中医生命伦理思想产生了极为重要的影响。在生命伦理学范畴，仁的道德意蕴在于"爱"，这里的"爱"不只是情感的"爱"，也是生活的一个原则。仁的道德核心在于尊重生命，敬畏生命。历代医家秉持医者仁心、医乃仁术的伦理精神，参四时阴阳，穷理法方药，担负起救死扶伤、促进健康的重任。由此，中医生命伦理学将仁作为主体原则的首要原则。仁的原则包括行善、公平、无害三个基本原则。

一、行善原则

善即善良，行善即助人、利人。善与恶相对，是人性论的一个概念。中国古代关于人性的认识有无善无恶、有善有恶、人性本善、人性本恶四种观点，以孟子为代表的儒家主张人性本善的观点。《孟子·公孙丑》说："人皆有不忍人之心……所以谓人皆有不忍人之心者，今人乍见孺子将入于井，皆有怵惕恻隐之心。""恻隐之心，仁之端也；羞恶之心，义之端也；辞让之心，礼之端也；是非之心，智之端也。人之有是四端也，犹其有四体也。"其中的"不忍

---

① 张其成. 中医药文化核心价值"仁、和、精、诚"四字的内涵［J］. 中医杂志，2018，59（22）：1895−1900.

人之心"，就是孟子的仁爱之心。在他看来，这种仁心、善心是与生俱来的，人人都具备的，是人作为社会人所必需具备的最基本的属性，是一种精神的道德法则。当然，人性的善只是一种禀赋或能力，在社会实践中还必须通过对仁、义、礼、智各方面进行学习并提高修养，才能真正做到行善。

生命伦理是人类生命活动的产物，是随着对生命的认识与医学发展形成的一种关于生命的思想意识。中医哲学的产生根源于中国传统哲学理论，用哲学的基本思想来阐释人的生命、未病、已病等状态，逐渐形成了自然哲学与医学相融合的理论体系，从而把过去对神的崇拜转变成对人、对生命的尊重。《素问·宝命全形论》说："天覆地载，万物悉备，莫贵于人。"《备急千金要方》说："人命至重，有贵千金，一方济之，德逾于此。"对人的生命、价值、权利进行了充分的尊重和肯定。可见，生命是人的根本，尊重、敬畏、爱护人的生命，是人类一切活动的起点。以生命为核心的行善原则是中医生命伦理学的精神旨趣与基本指引。

生命是宝贵与至高无上的，生命的善是一个绝对的目标。维护生命、争取生命的延续及自由只有在"行善"的基本原则下，才可能真正实现。作为医学与行医道，从道德意志的选择上，其本质是行善，救死扶伤，促进健康。无论是延长人的寿命，还是改善人的生存质量，行善、为善都是生命伦理学的基本原则，也是为医者的底线。

中医学的重要理念是医者仁心、医为仁术。仁心，强调医生的生命道德情感与基本的医德，在医德的诸要素中，具备善良的人格品质居于首要地位。仁术，界定的是医疗行为的意义。中医学是富有生命哲学精神的学科，医学与医家的仁心、仁术，不局限于救治疾病本身，更在于通过拯救一个个患者，最终实现经世济民的伟大理想。如"上医治国，中医治人，下医治病"，又如"凡大医治病，必当安神定志，无欲无求，先发大慈恻隐之心，誓愿普救含灵之苦"。(《备急千金要方·大医精诚》)无论是"上医治国"，还是"大慈恻隐之心"，体现的均是医家的"善"之精神。

行善原则要求医者始终恪守行善这一道德律令，担当解除患者病痛的责任，具备诊治患者病痛的能力，熟知并力求无伤害地使用医学的技术等。特别是在以下特殊的情形给予患者最大的帮助：如给患有疑难重症、不治之症或严重慢性病的患者以重点的治疗并给予悉心的照护；给有心理疾患、自残自伤倾向的患者以及时的帮助与治疗；给身心有损伤的人以医学关怀及医疗支持；给成瘾症、艾滋病、性病等患者以无差别的关心与积极治疗；给年长者、妇幼患者以最细致的关心；给天灾人祸、灾难造成的受难者、伤痛者、被传染者以快速有效的紧急救护；给需要医疗支持但有经济等困难者以尽可能的医学帮助等。事实上，医者若怀揣"大慈恻隐之心"，就必然会自觉自发地遵循中医生命伦理学的所有原则。

无论是"人命至重，有贵千金，一方济之，德逾于此"，还是"生命是神圣的"，其中蕴含的道德意蕴，都决定着医者尊重生命、守护生命、捍卫生命的使命与选择。反之，将生命看作工具，或者将医疗看作敛财的职业则是恶的意识及行为。行善原则必然对医学、医德及其应然与实然产生根本的影响，对医者的思想意识、价值取向、道德情感及道德选择起到引导、规范与制约的作用。落实到现实的医学实践中，医者需要以行善原则为基本律令，在医学价值体系内，以患者的利益为上，采取有利有效的医学手段解除患者的痛苦和伤病，帮助他们早日恢复身心健康。

二、公平原则

正义观念起源于原始人的平等观，在普遍的政治、法律和道德观念下，公平即是正义。在不公平的情形之下，保护弱势群体的利益，维护公平的原则，也是正义。由于社会分工的不同，人们会从事农业、工业、服务业以及管理业等领域工作，不同职业的具体要求会导致收入、社会地位等方面的差异，一般以高收入、高知识水平、高级别管理者为精英群体，以低收入、低知识水平、被管理者为弱势群体。人们在不同的生命阶段表现出不同健康和疾病状态，一般会有健康、疾病、亚健康等不同身体状态，相对而言，身患疾病等患者为弱势群体。另外，所有不能参与社会生产者，如老年人、儿童、残疾人等，也属于弱势群体。在医疗健康事业中，对弱势群体予以更多的关注，并且保障他们在生命健康方面享有同等的权利，是公平原则所要求的。

公平是现代公民社会的重要理念，溯其本源，诸子典籍中早有反映。与公平有关的记载如《礼记·大同》："大道之行也，天下为公，选贤与能，讲信修睦。"《孔子家语·论礼》："子夏曰：'何谓三无私？'子曰：'天无私覆，地无私载，日月无私照。'"《吕氏春秋·贵公》："昔先圣王之治天下也，必先公。公则天下平矣。平得于公。""天下非一人之天下也，天下之天下也。"平等观念则多见于佛家教义，如《长阿含经》："尔时无有男女、尊卑、上下，亦无异名，众共生世故名众生。"平等至少有两个层面的意思，一是人与人的平等，二是人与自然的平等。人与人的平等包括性别平等、种族平等、信仰平等、阶级平等，当然也包括医患平等。

一般而言，公平多指一对多的关系，而平等常常涉及一对一的关系。描述一对多关系时用"公平"表述，描述一对一关系时用"平等"表述。在医疗活动与生命伦理领域，"公平"并不能简单地与"平等"划等号，因为医疗活动具有特殊性，"无论按什么样的比例来分配保健费用，都是一种不平等的分配标准"①。例如，患者购买的医疗保险险种不同，具体的治疗方案有差异；患者病情的轻重缓急，直接影响医生实施救治的先后顺序。类似以上的问题都不应包括在生命伦理公平原则的语境之下。

公平、平等在中医生命伦理思想中早有体现，比较突出的是医患平等的观念。医患平等，是指医者应当具有同理心，即儒家所谓推己及人，视患若己，如孙思邈所言"见彼苦恼，若己有之"，对待患者"皆如至亲之想"。《医门法律》指出："医，仁术也……视人犹己，问其所苦，自无不到之处。"《医粹精言》则认为医者要"以局外之身，引而进之局内，而痛痒相关矣"。

中医生命伦理学范畴的平等观念，主要指对生命的存在、发展、自由、健康与幸福等持一视同仁的态度。不论男女或者其他各种差异，患者在医疗保障面前应当具有平等的权利。这种平等，可能不是结果上的平等，而是机会面前的平等。机会的平等又可以让我们向着结果的平等靠近。正如《备急千金要方·大医精诚》所说："若有疾厄来求救者，不得问其贵贱贫富，长幼妍媸，怨亲善友，华夷愚智，普同一等，皆如至亲之想。"明代医家陈实功立"医家五戒"，第一戒便是"凡病家大小贫富人等，请视者便可往之，勿得延迟厌弃，欲往而不往，不为平易"。在医疗实践中，医者需维护公平，克己无私，不得因他人身份、外貌、贫富、亲疏而差别对待。这些理念与论述，系统与深刻地体现出中医生命伦理思想在人类社会早期便散发出人性光芒。

医学的对象，包括社会上的所有自然人，不论其出身、性别、年龄、职业、等级，都享有平等的生命权、健康权、医疗救助权。就男女的平等而言，落实到医学、卫生的具体问题，可能存在着很多差异，例如女子有经、带、胎、产等特殊生理病理现象，所以有专门的妇产科去面对和解决这样特殊的问题，相应的男性也有男性特有的问题，所以也有男科存在的意义。

平等的另一个层面，指包括人类在内的所有生物的生命一律平等。基于这一层面的考虑，孙思邈在《备急千金要方·大医精诚》中指出："自古名贤治病，多用生命以济危急，虽曰贱畜贵人，至于爱命，人畜一也，损彼益己，物

---

① 彼彻姆. 哲学的伦理学［M］. 雷克勤，郭夏娟，李兰芬，译. 北京：中国社会科学出版社，1990.

情同患，况于人乎。夫杀生求生，去生更远。吾今此方，所以不用生命为药者，良由此也。其虻虫、水蛭之属，市有先死者，则市而用之，不在此例。只如鸡卵一物，以其混沌未分，必有大段要急之处，不得已隐忍而用之。能不用者，斯为大哲亦所不及也。"主张尽量不使用动物药。据《中国动物药资源》统计，药用动物高达两千余种，其中 170 种左右种是濒临灭绝的国家重点保护野生动物。药用植物虽然种类繁多，其中也有 170 种左右种处于濒危状态。对这些濒危的植物和动物采取相应的保护措施，已经是迫在眉睫的重要课题。

此外，中医生命伦理学的公平原则还含有"义"的意蕴与要求。医家为了患者的利益，必须有且能够奉献专业知识、技术、经验以及工作时间，保证遵守以医德为主体内容的职业道德。如《备急千金要方·大医精诚》中记载："若有疾厄来求救者……不得瞻前顾后，自虑吉凶，护惜身命。见彼苦恼，若己有之，深心凄怆，勿避险巇、昼夜寒暑，饥渴疲劳，一心赴救，无作功夫形迹之心。如此可为苍生大医，反此则是含灵巨贼。"他要求医者尽心竭力完成医疗事宜，无私奉献，不得因路途、时间、气候等客观因素而畏缩。这即是要讲求道义，已超越了西方生命伦理学的"公平"，赋予了医者中国道德哲学中的"仁义"思想。

公平是中医生命伦理学的重要伦理原则。公平原则的体现是生命权的要求，是在分配社会医疗资源和处理生命问题中的权利和义务时，必须遵循的原则，是调节医疗服务及相互关系的伦理准则。在医学实践中，需要特别注意，坚持公平原则应从全社会的整体性去把握，既要保障每个人最基本的医疗权利，尽可能做到医疗机会的平等，也要将人们对社会具体的贡献体现于相应的分配之中，从社会的整体利益、稳定与发展的角度进行医疗资源的统筹调剂与分配，以适应经济社会的发展，实现相对稳定的医疗提供与持续支持，同时通过医疗卫生水平的不断提高，体现生命伦理的公平原则。

具体在现实的运行及操作中，因为每个人的特征与需求不同，在公平原则下，需要选择医疗权利使用的优先次序。围绕生命伦理学中对生命的尊重及其价值的实现，第一是保障人的基本医疗权利，第二是保障人们医疗机会平等，第三是体现事实上存在的贡献分配，第四是围绕大多数人原则实施社会调剂分配等。

三、无害原则

无害①原则又称为不伤害原则，是传统生命伦理学的基本原则之一，事实上这一原则更应被定义为有利原则或最小伤害原则。无害原则或最小伤害原则，是指避免或尽量不使患者受到身体和（或）精神上的伤害和经济上的伤害。在对患者进行医学诊断、手术或试验过程中，医护人员应当从动机和结果上避免对患者和试验对象造成实际的或潜在的身体、心理或经济等方面的伤害。

儒家提出的"己所不欲，勿施于人"，可谓是中医生命伦理中无害原则的思想辉映，类似于"道德金规则"所表述的"你要别人怎样对待你，你就怎样对待别人"。无害原则与行善原则紧密联系，行善是无害的内在，无害是行善的底线。《史记·孔子世家》："君子讳伤其类也，夫鸟兽之于不义也尚知辟之，而况乎丘哉？"在《医学伦理学辞典》中，无害原则被定义为临床诊治过程中不使患者受到不应有的伤害的伦理原则，是一系列临床伦理原则中的底线原则。希波克拉底的医学道德理念充分体现了这一原则。《希波克拉底誓言》对无害原则做出了这样的诠释："我愿尽余之力和判断力所及，遵守为病家谋福利的信条，并检束一切堕落及害人的行为。"意思是，"我"将竭尽全力用医术帮助患者，即使所做不能使别人得到益处或福利，但至少我们不应该去做伤害他们的事情。

无害原则至少包括以下内容：①医生必须有足够的临床知识与技术；②不得给患者过度或不足的治疗；③治疗过程中不增加对患者的伤害。然而在生物、医学领域，由于技术的局限，往往容易造成各种伤害，比如药物的不良反应，外科手术中的意外事件，动物实验及人体试验可能带来的伤害等。如果伤害是无可避免的，合伦理的行为必须是"两利相权取其重，两害相衡择其轻"。因此由无害原则又可衍生出双重效应原则。当妊娠危及孕妇的生命，在孕妇和未出世的胎儿之间进行选择，人们往往会选择尊重孕妇的生命，允许流产或引产。无害原则衍生出的双重效应原则，即医疗行为应该造福患者，其所带来的伤害不应大于其所带来的好处。

使用双重效应原则须满足以下四个条件：①行为的向善性；②行为不以出现"恶"的结果为目的，且动机与结果均应该避免"恶"的伤害；③行为目的

---

① 本节"无害"意同"毋害"。

是得到"善"的结果，且不是通过"恶"的途径来实现；④"善"的效果必须优先于"恶"的结果。因此，医者在考虑诊治方案时，始终应以是否对患者有利作为标准，务必要将伤害降到最低限度。比如，要谨慎分析患者的病情轻重缓急、身体的基本情况、本人及亲属的意见及其经济条件、文化背景等，充分考虑医疗现状、技术水平、药物及医疗诊治设备的条件等，从而得出最小伤害的治疗方案。另外还要考量手术、诊断时的辅助检查等的不慎造成的技术性损害，医者出言不逊、态度不善对患者造成的精神性伤害，以及"过度医疗"给患者带来的经济损害等。

无害原则的使用不局限于人类，还包括其他生命。《备急千金要方·大医精诚》指出，"夫杀生求生，去生更远。吾今此方，所以不用生命为药者，良由此也。其虻虫、水蛭之属，市有先死者，则市而用之，不在此例。只如鸡卵一物，以其混沌未分，必有大段要急之处，不得已隐忍而用之。能不用者，斯为大哲亦所不及也。"可见，中医生命伦理学认为，以谋害别的生命来换取人类的健康、挽救人类生命，是不符合伦理的。如不得已而必须以其他生命拯救人类，则尽可使用自然衰亡的生命，而不主动伤害，这体现出了更为广博的仁爱精神与无害原则。

当代，技术、竞争和利益受到普遍重视，坚持无害原则，对避免种种道德恶行具有重要的规范意义。中医生命伦理学所蕴含的厚植于中华优秀文化的无害思想是社会中的正能量。对无害原则的坚守，是中医生命伦理学的底线，更是医学、生命伦理学的价值所在。其对人类世界的共同和平和发展，也具有极其重要的意义。

第三节　和的原则

和，即和谐。和本指"相应也"，引申出协调、和谐、和合、适中等含义，使和的内涵上升到物理、人事、社会、思想的层面。和的理念在中医学中有着极为重要的地位，是中医基础理论和技术方法的重要思想基础。在和的理念上形成的和的原则，是中医生命伦理学非常重要的原则之一，包括天道、中和、调和。

一、天道原则

天道，即自然界万事万物的本源及其运动变化规律。天道观念起源于原始社会人们在对自然现象直观认识的基础上所产生的超自然神秘主义观念，即认为世间存在着"帝"。西周以后，以儒、道、墨为代表的诸子百家对天道观分别进行了阐述和探索，奠定了天道观作为中国古代自然哲学核心理念的基础。儒家学说以"仁""礼"为核心，道家学说以"道"为核心，墨家则以"法"为核心，各自构建了一套天道观学说。儒家在阐述"天命""天道""天理"的基础上强调人的重要性，提出"天人合一"的思想。道家也讲"天人合一"，但是更加偏重于天，即宇宙自然。二者有一定共性，道家认为道是宇宙的本源，儒家认为天道是生命的本源。儒、道关于天道的思想分别由孟子和庄子所继承和发展。管子、荀子、韩非子也分别对天命、天道思想进行了发挥和改造。墨家则更为强调自然规律和法则，以天道为自然法则，以人道为社会法则，并在自然法则的基础上产生了平等、兼爱、义利等观念①。

天道原则是中医生命伦理基本原则"和"的具体原则和主要内容。其核心是尊重生命，尊重自然规律，尊重天地间各种动物、植物的生命与化生规律。中医生命伦理学吸收了中国传统哲学天道观的精华，认为生命是天地赋予的，应遵循天地的规律，顺其自然，接受自然，追求天人和谐。天道原则强调天地资生万物，天人合一，所谓"万物并育而不相害，道并行而不相悖，小德川流，大德敦化，此天地之所以为大也"。所以"参赞天地之化育"是人的最高道德境界，与天地同心同德而臻于道。

中医学是道术合一的科学与人文相合的学科。中医之术被称为"生生"之术，而欲求"生生"，则需遵循天地规律，与天地同德、同道。中国古代哲学认为，天地万物由气所生。人的身体存在于天地之间，天地万物在若有若无之间化而成气，气而成形，生命由此形成。气的学说是中医生命伦理学天道原则的思想根源，由于气的存在，生命与精神成为可能，气与物是统一体，并以不断运动变化的形式存在与发展。中医生命伦理学强调人身、万物需与天地相参，才能化生生命、维系生命。如《黄帝内经》认为"与天地相应，与四时相副，人参天地，故可为解"，认为天地四时为"万物之根本也。所以圣人春夏

① 赵月刚. 在时代的转折点上——墨家天道观的构建及其思想意义 [J]. 自然辩证法研究，2019，35（12）：89—96.

养阳，秋冬养阴，以从其根，故与万物沉浮于生长之门"。所以对性命的摄护、对疾病的治疗、对生命的认知、对宇宙的探求都需遵循天道，亦即自然之道，生生之道。

天道原则贯穿中医学理论的始终，是中医学在生命伦理领域分析生命问题、对待生命问题的基础性原则。遵循天道，体现的是中医学中人与自然和谐相处的基本精神。生命来自自然，生命活动应当尊重自然，遵循自然规律，以天为道，自然宽容，同时遵循自然，并非消极被动接受。坚持天道原则，核心是"天人相应"，坚持以生命与健康为善的价值与目的，乐观善意地看待生命与天地的关系，积极维持与完善人与自然的关系，从而要求无论医家、患者，还是卫生政策的制定者、卫生资源的分配者，在处理生命、健康、医疗及相关问题时，应以人的生命、健康、价值和尊严为中心，在道德情感与行为选择上，尊重生命，维护生命，保护生命的"向善""趋善"与"至善"。

天道原则是生命"善"在自然观上的重要体现，但不仅限于自然观的意义。人居于天地社会之间，是自然人，也是社会人，赋以天人合一、天人和谐十分丰富的内涵，包含着人与自然、人与社会、人的身心等诸多方面的"和"。生命伦理意境下的"和"，不仅仅指生命的"生生不息"，更是超越了个人，达到人生、社会、民族、国家、人类的"和"的最高境界。

二、中和原则

中和包括中与和两方面的内涵，二者结合在一起，表达天地人和谐稳定运动的规律。《礼记·中庸》："喜怒哀乐之未发，谓之中；发而皆中节，谓之和。中也者，天下之大本也；和也者，天下之达道也。致中和，天地位焉，万物育焉。"喜怒哀乐作为人的情感，当其未发之时，是禀性中的天性与天道，并没有任何偏倚，这种潜在的情感状态叫作"中"；当这种潜藏的情感状态流露于外的时候，能够使情感与行为无所乖戾，即情感能适度表现，又能够做到适度控制，这就是"和"。从宇宙天地的建构来看，"中和"指自然界万物间的和谐统一关系；从人格的建构来讲，"中和"指性情适中，不偏不倚。

中医生命伦理学的中和原则体现为旨在"和"与"善"的"动态平衡，以平为期"的疾病观和健康观。人体内部阴阳二气以及人体与外部环境之间处于协调、中和而相对平衡状态时，就能维持正常的生理活动，保持身体的健康。如《素问·调经论》："阴阳匀平，以充其形，九候若一，命曰平人。"如果人体内部阴阳不平衡，"中和之气"受到破坏，就有可能引起疾病。《素问·生气通天论》："阴不胜其阳，则脉流薄疾，并乃狂；阳不胜其阴，则五脏气争，九窍不通。"

"中和"是中医生命伦理学中的一个基本原则，意为调和内外，维系平衡，预防疾病，保护生命。这一原则的本身即是对生命与健康的善的追求。"中医"一词的语义也蕴含着中和的理念。最早出现"中医"一词的《汉书·艺文志》说："经方者，本草石之寒温，量疾病之浅深，假药味之滋，因气感之宜，辨五苦六辛，致水火之齐，以通闭解结，反之于平。及失其宜者，以热益热，以寒增寒，精气内伤，不见于外，是所独失也，故谚曰：'有病不治，常得中医'。"阐述临床治疗应当根据药物的性味、功能，针对疾病的病位、病情来进行医治，以达到"反之于平"的目的。如果辨证失误，用药不当，将会导致阴阳失去中和平衡的状态。其中所谓中医，就是经过方药治病所应当达到的中和平衡的状态。显然，"中医"一词的意思是以"中和之气"医治百病。《汉书·艺文志》又说："医经者，原人血脉、经络、骨髓、阴阳、表里，以起百病之本，死生之分，而用度箴石汤火所施，调百药齐和之所宜。"即以针刺、砭石、艾灸、汤药等使人体内部阴阳二气恢复中和之常态，从而达到健康之目的。

坚持中和原则，维系身心之平，应当从整体、辩证的角度对宇宙自然和人体健康、疾病进行认识和处理。具体而言，"和"是人体正常和谐状态的反映，代表着健康。阴阳气血诸要素的"不和"即是病态。如《素问·上古天真论》言"上古之人，其知道者，法于阴阳，和于术数，食饮有节，起居有常，不妄作劳，故能形与神俱，而尽终其天年，度百岁乃去……有至人者，淳德全道，和于阴阳，调于四时……有圣人者，处天地之和，从八风之理"，《素问·生气通天论》言"如是则内外调和，邪不能害，耳目聪明，气立如故"，《素问·痹论》言"荣者，水谷之精气也，和调于五藏，洒陈于六府，乃能入于脉也"。《素问·逆调论》云"胃不和则卧不安"，《素问·调经论》言"血气不和，百病乃变化而生"。人体气血阴阳处于协调、平和的状态，才能使机体保持健康。而临床诊断和治疗过程就是通过四诊合参、综合考察以"察其不和"而进行"调和"，使机体由"不和"的状态恢复到"和"的状态。正如《素问·三部九候论》说："必先度其形之肥瘦，以调其气之虚实，实则泻之，虚则补之。必先去其血脉，而后调之，无问其病，以平为期。"《灵枢·通天》也说："盛则泻之，虚则补之，不盛不虚，以经取之，此所以调阴阳、别五态之人者也。"

三、调和原则

调和，意为折中，中和，如《荀子·修身》说"治气养心之术，血气刚强，则务之以调和"；又为调理使和顺，如《醒世恒言·吴衙内邻舟赴约》说"待学生先以煎剂治其虚热，调和脏腑，即进饮食"；还指和顺，如《壶天录·卷上》说"一中年妇人，按脉调和，乃云无病可医"。中医学认为，人的健康状态为"平"，"阴阳和平之人"才是健康人。相反，身心的动态平衡被打破，人就会生病，所以中医将"阴阳失和"概括为病机的总纲。"调和"即是通过各种治疗方法，调和阴阳，把"不和""失和"转为"和平"，实现不同要素的协调、融洽，达到身体心理的阴阳动态平衡。

调和原则源于"和合"思想。和合是宇宙、自然、生命发生、发展遵循的根本规律之一，以阴阳为基本作用机制。《周易》《老子》等经典阐述阴阳的运动变化，揭示天道"保和大合"的内在本质属性及规律，并且将天地人联系起来，共同构成自然和社会。合是共存，和是统一，合是前提，和是结果。《国语·郑语》指出："和生实物，同则不继。"认为和的前提是事物的多样化。孔子提出："君子和而不同，小人同而不和。"不同的、多样化的事物共存，就是合，为和的前提；共存而能达到和谐、和平、统一，这是合的结果。中医学对调和的解释集中体现在阴阳、五行学说中，阴、阳两类在性质上相互对立的事物通过一系列的消长转换、相反相成的运动，构成和合、和谐的生命与健康的统一体；五行则通过相生相克的制化关系达成和合的关系。

《素问·上古天真论》指出："其知道者，法于阴阳，和于术数。"《素问·宝命全形论》中有"人以天地之气生，四时之法成""夫人生于地，悬命于天；天地合气，命之曰人。人能应四时者，天地为之父母；知万物者，谓之天子"，都指出人居天地之间，天地人只有得其"和"，才能风雨有节，寒暑适时；天地和而气和，气和而心和，心和而形和，人才得以长生久视。《灵枢·胀论》有"脉循分肉，行有逆顺，阴阳相随，乃得天和，五脏更始，四时循序，五谷乃化"，《素问·五常政大论》有"必先岁气，无伐天和"，均指出"和"是保持健康的前提，一旦被破坏，就会导致疾病的发生。

在"法于阴阳，和于术数"的中医思想下，调和原则更为强调"形神合一"的心身一体观，要求医家在临床上追求"上工守神"，善于使用情绪疗法、心理疗法治疗情志病。这些从精神层面尊重生命的生命伦理思想，早在中国古代就以系统思维、辩证思维、象形思维和整体动态等方式进行了探讨与实践。

调和，具体包括协调阴阳、通调经络、调畅气血、调整脏腑、扶正祛邪、改善体质等。以中药汤剂为代表的治疗方法分为温、清、消、补、汗、吐、下、和，其根本作用皆在于调理、调节，其中的和法具有调和表里、上下、气血、三焦、脏腑等多病位和阴阳、寒热、虚实等多病性的作用，在临床实践中得到广泛的应用，是极具代表性的中医治法，也是一切治法的总纲。

调和的另一层面是治未病。所谓病，是疾病；未病，是无病或病而未发；治，是治理、医治。治未病，是指采取一定的预防或治疗措施，防止疾病的发生和发展。早在《黄帝内经》中就提出了"治未病"的思想。如《素问·四气调神大论》："圣人不治已病治未病，不治已乱治未乱。"指出较之治疗，预防具有更为重要的意义。《灵枢·逆顺》："上工刺其未生者也，其次，刺其未盛也……上工治未病，不治已病，此之谓也。"《难经·七十七难》："所谓治未病者，见肝之病，则知肝当传之与脾，故先实其脾气，无令得受肝之邪，故曰治未病焉。"张仲景将《黄帝内经》《难经》中的"治未病"思想融合，并在临床实践中予以发挥，使之成为仲景学说的精髓，贯穿于《伤寒杂病论》中。孙思邈在《备急千金要方》中提出："上医医未病之病，中医医欲病之病，下医医已病之病。"

中医将疾病分为"未病""欲病""已病"三个层次，现代学者将治未病理论概括为未病先防、既病防变、瘥后防复三个层次，可以说覆盖了预防医学、临床医学、康复医学的全过程。未病先防是指人们在没有患病的时候，要积极预防疾病的发生。既病防变是指在患病以后，要尽早治疗、积极治疗，以防病情加重或转移。瘥后防复是指在疾病痊愈之后，要采取适当的措施，预防病情复发。治未病的方法体系，包括精神调摄、四时起居、饮食调养、房事宜忌、饮食药膳、形体锻炼、气功导引、针灸按摩、个人及环境卫生等，通过综合的调摄、调养、调理，可以保全生命，维护健康。

调和原则，对于消除当下出现的一些紧张的医患关系或者与医患问题相关的不正常的社会浮躁与戾气，也非常重要。"和"要求医者对待患者无论贫贱亲疏，均要一视同仁、言语温和、诚信笃实、有礼有节；对待同行，应礼让谦和、互相尊重、交流互鉴、消弭门户之见。正如孔子所说："君子和而不同。"每一个人都有其独立的人格、精神、思想，人与人之间是不可能没有任何差别的。在处理人与人之间的关系时，应该对人的独立性保持尊重，如此才能做到长久的和谐相处。

广义的生命伦理学体系包括生物多样性、生态系统等学说。澳大利亚哲学家辛格在其著作《动物解放》中认为，人与动物是平等的，都有感受痛苦和享受愉快的能力，都渴求幸福、承受痛苦和畏惧死亡，所以善待动物和善待人类是绝对相通的伦理要求。不仅如此，更有生物学家论证，一种植物的灭绝将通过食物链发生一系列恶性循环，至少影响到 20 种昆虫的生存。如果植物生物量不超过动物生物量的 100 倍以上，动物和人类的生存就会受到严重威胁。因此，尊重包括动植物在内的一切生命形态，保护生物多样性，其实质是人与自然的调和。

当然，研究生命领域的问题离不开生命所依存的社会，包括国家关系、族群关系、阶级关系、信仰关系等。但是随着世界经济的快速发展，人口的增多，自然界的资源不断被掠夺，粮食安全、科技竞争、能源危机、环境污染等问题，都严重危及人类的生存。因而，在对人类爱与健康的道德意蕴下，调和原则对于处理人与自然、国与国、族群与族群等诸多关系，具有重要意义。敬重和，遵循和，社会才可以和谐安宁，世界才能实现永久和平，人类才会有生命安全与自由发展。

第四节　精的原则

精，意为精专、精通、精致、精湛。在生命伦理学的范畴，尊重生命、保护生命是善，健康是善的目的，医者必须为了这个善的目的而去努力。生命是复杂而脆弱的，为了维护好善，必须要有善的术。中医学是人文科学与自然科学的完美结合体，既蕴含着尊重生命、认识生命的道，又包括了守护生命治疗疾病的术。孙思邈把"精"与"诚"同作为"苍生大医"的重要标准与基本评价，可见，"精"的原则与要求在中医生命伦理学基本原则体系中的重要性。精的原则，是指医者应该将医学技艺的"精"作为职业责任及伦理自觉，熟悉与掌握医学以及相关生命科学的知识、技能，勤学笃行，趋于完善，最大可能地维护人们的生命权与健康权。精的原则包括精勤、研精、律己。

一、精勤原则

在孙思邈《备急千金要方·大医精诚》中，"精"作为一个重要的关键词反复出现，"张湛曰：夫经方之难精，由来尚矣……唯用心精微者，始可与言于兹矣。今以至精至微之事，求之于至粗至浅之思，其不殆哉！"其反复强调精勤对于医者的重要性。程钟龄在其所著《医学心悟》中讲："知浅而不知其深，犹未知也。知其偏而不知其全，犹未知也。以卑鄙管窥之见，而自称神良，其差误殆有甚焉。"也是在告诫从医者，如果只知道表象而不知道内在深刻的道理，就相当于不知道；只知道片面而不能全面掌握，也相当于不知道。

精勤，意为专心勤勉，是指医药相关学科的从业者，特别是学医者，必须经过长期深入的医药类知识的系统学习，掌握专业的理论知识和技术。就中医学而言，其知识体系包括理、法、方、药四大部分，即基础理论、诊法和治法、方剂、中药等，并且涉及临床各科。传统的中医教育包括官办教育、家族教育和师承教育三种模式。当代中医学教育结合了传统教育模式的优点，以学校教育为主导，以师承教育为补充。由于中医学知识博大精深，内容繁杂，尤其临床各科的诊疗实践需要大量的经验积累，学习难度很大，所以中医从业者的成才周期一般比较长，并且医学的特殊性要求学者需要终身学习。因此，在完成医学的院校教育以后，学者还必须在长期的工作实践中保持继续学习的意识和习惯，在临床工作中，跟随名医名师进一步学习。

除了医药类专业知识，中医学还具有显著的人文学科的属性和特征，中医学是人文科学与自然科学的完美结合体[①]。中医学起源于两千多年前，其理论和思维方法是中国古代自然哲学思想与临床医疗实践相结合的产物。当时人类科技普遍处于蒙昧状态，中医学运用古代哲学思辨方法，引入了大量哲学范畴的概念，如阴阳、五行、元气、神形等，以代替实体性概念，对人体的结构、功能、生理、病理做出合理的描述与说明，并且通过直觉理性、司外揣内、取类比象等方式，发挥人的主观思辨和智慧，吸收古代天文、地理、气象和术数等自然科学成果。因此，中医学不仅具有鲜明的自然科学色彩，同时也被赋予了浓厚的人文精神。中医药由于其历史形成和发展过程的独特性，而具备了独具特色的表现形式和文化特征。

中医药根植于中国传统文化深厚的土壤，中国传统文化具有相互浸润、相互融合的特点，在这样的历史背景下，中医药与中国传统的天文、地理、哲学、宗教、历史、教育、文学、艺术以及音律、象数等诸多学科的知识相互交叉、相互融合，形成了对人类生命、健康及疾病防治的独特认识与思维方式。《素问·著至教论》说："上知天文，下知地理，中知人事，可以长久，以教众庶，亦不疑殆，医道论篇，可传后世，可以为宝。"《备急千金要方·大医习业》说："凡欲为大医，必须谙《素问》《甲乙》《黄帝针经》……又须妙解阴

---

① 何泽民. 论中医学是人文科学与自然科学的完美统一［J］. 中医杂志，2013，54（23）：1981－1985.

阳禄命、诸家相法及灼龟五兆、《周易》六壬，并须精熟，如此乃得为大医。"指出优秀的医者必须具备广博的自然科学和人文科学知识，才能够得到长远的发展。因此，始终保持谦虚谨慎的学习态度，是中医从业者必不可少的条件之一。

精勤，既要勤奋与用功，更要专心致志。《尚书·大禹谟》说："人心惟危，道心惟微。惟精惟一，允执厥中。"惟精惟一，就是要用功精深，用心专一。王阳明解释："惟一是惟精主意，惟精是惟一功夫，非惟精之外复有惟一也。"允执厥中，主要指持守中道，同时"中"也可指"心"，即要守持精深、专一的心。《备急千金要方·大医精诚》说："学者必须博极医源，精勤不倦，不得道听途说。而言医道已了，深自误哉。"意为学医者、从医者必须要广泛深入地穷尽医学的本源，专心勤奋，毫不懈怠，只凭看到的、听到的，自己不去学习实践与求证，就认为已经全部掌握医学知识，不用再继续学习的人，可就大错特错了。

精勤原则还要求一个关键而重要的方面，实践。这里的实践，是指临床实践，是学习、掌握、运用中医学知识、技术，以达成治病救人、经世济民理想的重要过程。换言之，合格的医者，除了掌握必须的中医基础理论，还必须用大量的时间和精力进行临床实践。医界俗语谓："熟读王叔和，不如临证多。"意即医学理论知识学得再多，也没有临床经验重要。特别是中医学理论思辨性较强，在临床实践中需要有一个思维过程，同时要结合若干实践经验。由此，坚持精勤原则，加强临床实践尤其重要。

临床实践是一个持续学习、持续教育、终身求学的过程，这一过程延续终身，是医者成长、成熟必不可少的重要经历，也是医者经验积累和精进医术的重要来源，更是医者守护生命道德承诺的基本遵从。医者古为"工"之一种，《说文解字》说："医，治病工也。"《周礼·天官》根据医者维护生命、保护生命的职责，将其分为上工、中工、下工三个不同级别。坚持精勤原则，具体于诊疗的过程，四诊合参、辨证论治、处方用药等，均需要精深的理论基础，需要精细的思维辨证，也需要精到的手法技术。因此，孙思邈说医道是"至精至微之事"，而精雕细琢、精益求精，努力成为医中之"上工"，也就成为医者共同的目标及价值追求。

二、研精原则

研精，又为精研。研，即研究，精，指细密。研精意为尽心、专心地探究精义，意在尽心、专心以穷究精义，如《后汉书·吴延史卢赵列传》："少与郑玄俱事马融，能通古今学，好研精而不守章句"；《东方朔画赞》："乃研精而究其理，不习而尽其功"；《励志》："末伎之妙，动物应心。研精躭道，安有幽深"。探索精微、钻研精义，如《后汉书·张曹郑列传》："（褒）常感朝廷制度未备，慕叔孙通汉礼仪，昼夜研精，沉吟专思，寝则怀抱笔札，行则诵习文书，当其念至，忘所之适。"《文心雕龙·论说》："论也者，弥纶群言而研精一理者也。"强调的也是专心、专注去研究探讨一个问题。《尚书孔氏序》："承诏为五十九篇作传，于是遂研精覃思，博考经籍，采摭群言，以立训传。""研精覃思"也是精心研究，深入思考之意。

医术，关乎人的生命，必须精益求精，"惟精惟一，精思妙悟"。人的生命活动非常复杂，包含着丰富的人体生命活动信息，人体自身及周围的生物、心理、自然与社会的影响与作用，生、长、壮、老、已整个生命周期的功能状态及生命活动的发展及变化规律。人与外部的自然、社会环境等多种因素相互影响，能够达成人的内在机体与外部环境的动态平衡的"和"的状态，即是健康。医者在诊治患者与指导其进行健康管理时，要做到对人体的多环节、多层次、多靶点的整体调和，及时纠正人在生理病理、精神心理等方面的失衡，需要医学之研精。

医学、医道、行医及其传承、实践与发展，本身即是一个"精益求精，臻于至善"的过程。在经典传承、理论总结及长期的医疗实践过程中，中医学建立了完整的科学理论体系，除了病因、病理、诊断、防治等方面，还涵盖了治未病、养生、康复以及针灸等理论、技术。在医学理论体系中，中医学具有很多原创的疗效明确的医学发现和医学发明。如何因人、因时、因地地辨证论治与给予个性化诊疗，如何应用复方多种有效成分治疗，如何适应人们青睐自然安全防治疾病的愿望等，都是医者应当追求的层次与境界。

专心医道，需要从医者寻思妙理，审问慎思，明辨笃行。需要深入中医学的理论中，去认识里面相当部分现代科学或现代医学暂时无法解释的"事实"。对这些领域与问题的精研极有可能极大地丰富现代生命科学与现代医学，甚而可能推动现代科学理论与现代医学实现重要突破。

尊重生命、维护生命依赖于对健康、疾病与疾病相关问题的精研，临床研究是医学研究的重要组成部分，临床研究最终将以人为受试者。人类对生命健康愈加重视，就赋予了医学研究在生命伦理意义上的更高价值追求。医者不只是临床医生，具有医生和研究者的双重角色。以中医学为例，中医学在诊治常见病、多发病、重大疑难病症，或突发疫病、新发疾病的实践与研究中，有着良好的前景。在医学界已得到公认的具有重大突破性意义的研究很多，如治疗白血病药物亚砷酸注射液源于剧毒中药砒霜的研究，抗疟疾药物青蒿素来自中药鲜药治疗的经验。在现代中医药研究领域，需要进一步挖掘中医药优势，同时，中医药研究还面临着高质量的临床医学证据亟待丰富的问题，用药的安全性、有效性标准的问题、内涵和基础夯实的问题等。

三、律己原则

律己，又为"克己""自律""利他""自主"等，本意为克制自己、把握自己。对于律己一词，中国古代有较为丰富的记载，如《愧郯录·京师木工》："先朝官吏，律己之廉，持论之厚，又于此乎见之"；《谢曾察院启》："严于律己，出而见之事功；心乎爱民，动必关夫治道"；《官箴下》"待人以宽，律己以勤"；《小窗幽记》："轻财足以聚人，律己足以服人，量宽足以得人，身先足以率人"等，主要围绕为官与做人对"律己"进行阐释。

律己是人类道德和理性的表现之一，是一种自我反省的表现，约束人们自觉地"限制"自己的行为，也要求人们认识和尊重他人或生命所具有的权利。律己原则的内涵更多是从自我约束、自我节制、自我控制出发，是一种自我律令。伦理学语境下的"自律"，揭示的是"人类精神的自律"，表现于人在道德上的主观能动性，区别于法律或宗教的他律性质，体现为道德修为的主动选择与主动行为。律己不仅强调尊重他人的选择，更为重要的是将行动者作为道德主体，以约束自己的行为为首要任务。

中医生命伦理律己原则的产生，离不开儒家道德哲学中的"克己"思想。正如《论语》中所谈到的："子曰：克己复礼为仁。一日克己复礼，天下归仁焉。为仁由己，而由人乎哉？颜渊曰：请问其目。子曰：非礼勿视，非礼勿听，非礼勿言，非礼勿动。"孔子认为，通过克己复礼，方能达到中国道德观念中的最高境界——"仁"，并对具体行为要求做出了规范性的列举，涉及道德主体自身的要求。此外，《论语》还指出"己所不欲，勿施于人"，认为要尊重他人的选择，不能将主观意志强加于他人，这是"克己"在道德主体与他人关系中的延伸。

"律己"原则，聚焦于传统医疗伦理之中，强调医患双方均需"律己"。首先是医者的律己，唐代医家孙思邈在《备急千金要方·大医精诚》中即已谈到"大医之体，欲得澄神内视，望之俨然，宽裕汪汪，不皎不昧，省病诊疾，至意深心，详察形候，纤毫勿失，处判针药，无得参差"，又称"夫为医之法，不得多语调笑，谈谑喧哗，道说是非，议论人物，炫耀声名，訾毁诸医，自矜己德。偶然治瘥一病，则昂头戴面，而有自许之貌，谓天下无双，此医人之膏肓也……所以医人不得恃己所长，专心经略财物，但作救苦之心，于冥运道中，自感多福者耳。又不得以彼富贵，处以珍贵之药，令彼难求，自炫功能，谅非忠恕之道。"认为在医疗活动中，医者要悉心诊疗、潜心安神，不得搬弄是非、自诩名节、玩笑嬉戏、贪恋钱财等，从诊疗态度、同行关系、医患关系多个角度对医者的"律己"提出了要求。

在中医药的药事活动中，也有相应的"律己"规范。如北京同仁堂《乐氏世代祖传丸散膏丹下料配方》明确提出"炮制虽繁必不敢省人工，品味虽贵必不敢省物力"的训条，以及"修合无人见，存心有天知"的理念，意谓药物的炮制加工过程虽无人监督，但仍需严于律己，不得偷工减料。

中医生命伦理学不仅强调医者需尊重患者主体性，建立良好的医患关系，也倡导患者养成良好生活习惯的自我律令，从伦理与治疗的视角，引导与规范患者的"律己"。《史记·扁鹊仓公列传》中已经有"六不治"的论述："骄恣不论于理，一不治也；轻身重财，二不治也；衣食不能适，三不治也；阴阳并，藏气不定，四不治也；形羸不能服药，五不治也；信巫不信医，六不治也。"《删补颐生微论》中曾说明疾病有"十不治"，指出："操欲惕淫，不自珍重，一也；窘苦拘囚，无潇洒趣，二也；怨天尤人，广生懊恼，三也；今日欲愁明日，一年常计百年，四也；室人聒噪，动成荆棘，五也；听信祷赛，广行杀戮，六也；寝兴不适，饮食无度，七也；讳疾忌医，攻补妄投，八也；多服汤药，荡涤肠胃，九也；以死为苦，难割难舍，十也。"认为有以上行为的患者，治之无效。作为医者，有责任告诫患者要对自己的心理和行为进行自我约束与规范。

第五节　诚的原则

"精"和"诚"是"大医"价值和行动规则，也是生命伦理学的应用原则。"精"指医术要求，"诚"指医德规范。诚有诚信、诚实、真诚、诚敬等含义。"诚"作为中国传统伦理的重要范畴，让医者重视内心的修养与自觉意识，而并非局限于行为规范。《孟子·离娄上》云："诚者，天之道也；思诚者，人之道也。"儒家修养包含格物、致知、诚意、正心等要求。天道是世界万物的本质原则，人道是一切社会行为的基本规范。诚既是人生来就有的本能，也是为人最基本的原则。只有做到了诚，才能达到"天人合一"的境界。诚的原则主要包括自主、知情、守信。

一、自主原则

尊重是人之为人的基本需要，自主是建立在尊重的基础之上的。自主原则意指尊重一个有自主能力的个体所做的选择，也就是承认该个体拥有的基于个人价值信念的看法做出选择并采取行动的权利，体现为人的自主判断、自主选择的自由，反映在医学活动中，体现为原本处于被动位置的患者需得到比正常人更多的尊重，为使这种尊重真实地得到实现，医患关系中具有行为能力的患者应当成为医疗的主体。具体而言，患者有权自由决定所受健康照护的方式，同时医护人员应当尊重和维护患者的自主决策和自主选择，不得自行给予患者其不想接受的医疗措施，并应促进患者对自身生命的充分了解及掌握。任何医疗行为都必须尊重当事人或其家属理性的和合乎其自身价值观的自主性，所以医疗活动必须以患者的"知情同意"为基础。假如患者在与医生充分沟通且深思熟虑的基础上，对医生关于诊疗措施的某一决定表示拒绝，则医生不能强制患者同意。

中医学蕴含着深厚的"仁""爱"观念，爱人、行善是医者对患者的基本道德情感与行为规范。如何以最少的伤害、最小的代价去获得最佳的治疗效果，使患者能够获得最长期的效益，是医者必须首要考虑的原则问题。在诊治过程中，患者时常处于弱势或从属地位，这就更需要医者站在患者的角度，耐心细致地与患者沟通治疗方案的利弊，推荐最合适的治疗手段。在这一过程中，尊重患者在知情的基础上进行的自主选择、自主决定，是尊重患者生命权利的具体体现。

中医学里有不少朴素的思想体现了自主原则，其首先体现在生命关系与治疗关系中，比如《黄帝内经》对疾病起时的描述，认为"正气存内，邪不可干"，意指人体具有自我恢复的能量及潜力，如果体内正气充足，身体就会有很强的自我修复力，相反"邪之所凑，其气必虚"，如果人体内正气不足，遇到致病的外在因素，人就会失去抵抗力，病邪就会有机可乘。在这一关系中，中医生命伦理学特别注重患者的主体性，强调自身生命的健康在大部分时间里通过本人不断自我完善来实现，强调医生应当让患者了解自身生命的内在潜能，并从情志、身体、人文、治疗多个维度去调动患者的自身调节能力和意志，在面对一些疑难重症时，常可产生不同于西医的治疗效果。

中医生命伦理范畴下的自主性还包含着"儒者兼医"的理念。源自儒家思想最核心的"五常"之道，被尊为人与人、人与社会之间最基本的道德规范，其中有关生命健康维护的思想体现在其对"仁""义""智"的论述上，比较有代表性的是《原机启微》中的一段话："父母至亲有疾者，而委之他人。俾他人之无亲者，乃操父母之死生。一误谬则终身不复。平日以仁推于人者，独不能以仁推于父母也，故于仁缺……夫五常之中，三者云缺而不备，故为儒者不可不兼夫医也。故曰：医为儒者之一事。"意为"医乃仁道"（《万病回春》），进而又有"医出于儒"（《医学入门》）。可见，医、儒同道，医者治病救人与儒者的仁爱之心正好契合，有仁义的儒者，应当也要学会治病救人，这在宋明以后的儒林中成为风尚。

随着社会的进步发展，医生与患者的治疗关系正从传统意义的家长式转变为患者为主体的民主式。在这一关系中，如何平衡医生在治疗方面的专业权威和患者的自主权，是生命伦理学需要解决的一个重要问题。中医生命伦理学内蕴的儒家思想为这种平衡提供了思路与路径。

首先是"正名"，需要由患者自主启动一段医患关系，赋予医生"名分"，然后医生才成为该患者的事实医生。事实上，这段关系通过"正名"，在明确医疗关系及行为的同时，也启动了生命伦理中的医患道德共同体。医生专业权威地行使其职责，既要受医学相关法律法规的约束，也要遵循生命道德规范。在其职责范围内，用其专业性，进行对该患者的事实义务，即"定分""知止"①。这段互动关系中，医生和患者的行为都是有边界的。

其次，在增强患者的自主权意识的同时，需要建构双方的互信关系。医患关系是一种特殊的社会关系，双方原本互不相识，是由患者的选择建构起的托付及被托付的关系。建设民主式医患关系首先应保障患者自主权。民主式医患关系应当是一种良性互动的关系，一方面，医生尊重患者的自主选择权，充分告知患者相关的医疗信息，供患者理解、判断与决定。另一方面，患者要对医生信任，无隐瞒地告知其身体病症，可能影响病情治疗的心理甚至家庭状况，帮助医生全面了解相关情况，以有利于医生应用专业知识进行治疗。

在这个特殊的道德共同体中，自主原则对医患双方都约定了规范与义务。医生有义务了解患者的具体情况，但每个人所处的背景不同，甚至求生意志的强弱和对待疾病的态度也不同。患者有责任向医生说明自己的身体病症和治疗

---

① 杨国利. 简论儒家生命医学伦理学"四原则"［J］. 中国医学伦理学，2017，30（2）：178-183.

期望，这样才可能有好的医患沟通及治疗效果。就像《素问·五藏别论》里说的，"病不许治者，病必不治，治之无功矣"，对于不肯主动配合，或是求生意志薄弱的患者，再高明的治疗手段也难以奏效。

二、知情原则

知情原则是实现自主原则的前提和基础，医生应让患者了解并获得足够的医疗信息，理解疾病治疗的情况及风险。即首先要保证患者的知情权，然后才是自主选择权与自主决定权。知情原则主要针对患者的知情权而言，即患者对自己疾病的病因、诊断方法、治疗原则以及可能的预后等有知情的权利。具体言之，医务人员在从事医疗活动时，必须向患者提供其病情、诊疗方案、药物或手术的使用、预后以及可能出现的危害等信息，患者可依据此信息对医务人员将要采取的诊疗措施作出同意与否的决定。在知情与自主的沟通过程中，以患者"最大利益""不伤害"或"最小伤害"为原则，追求善的生命伦理情感及伦理关系，消除患者的焦虑、不安与紧张。

生命的不可逆转、生物科技和临床技术的复杂性，决定了医疗活动及医患关系的特殊性。一方面，诊疗过程可能对患者的身体、组织、器官以及精神、心理产生极大影响。同时，由于患者病情急难险重且变化迅速，医生承担的风险与压力也特别大。另一方面，患者通常对医学知识了解不多或不深，尽管赋予了其自主权，但在具体的诊疗活动中，患者常常也处于不敢质疑和被动接受的境遇。生命伦理学意义上的知情原则首先是从哲学与认识层面，去思考与探究上述问题。中医生命伦理学建构在人们对生命的尊重和对生命的重视之上，医患双方从认识与理论上，形成"生生""尊生"，维护生命权利的"重叠共识"或"共认意识"后，知情同意与自主方可成为现实，进而，从认识和理论层面，运用于临床和诊疗场景。知情同意对于患者是权利，对医生则是必须遵守的法定义务。

对于患者的知情权利与医生的告知义务，明代医学家李梴在《医学入门》中有如下论述："先单看，以知名经隐曲，次总看，以决虚实死生。既诊后，对病家言必以实，或虚或实可治、易治、难治，说出几分证候，以验自己精神。如有察未及者，须令说明，不可牵强文饰，务宜从容拟议，不可急迫激切，以至恐吓""及其论病，须明白开论辩析，断其为内伤外感，或属杂病，或属阴虚，或内伤而兼外感几分，或外感而兼内伤几分。论方据脉，指下所定，不可少有隐秘""诊脉而不以实告者，欺也；论方用药，潦草而不精详者，欺也"。告诫医者如果诊了脉却不将病情如实告知患者，是"欺"，不做深思熟虑就随意开出药方，也是"欺"。

知情同意是生命伦理学给予人们在医疗活动的行为互动中的一种道德律令，不只是传统意义上单方面的对医生的义务和美德的规范，而是现代意义上契约－合作型医患关系的具体体现。理想的知情同意，需要注意满足和具备以下的几个条件：

第一是信息的告知质量。医生应充分全面地告知患者其所患疾病的相关信息，包括疾病的情况、病情、治疗、预后及有效性、成功率、并发症等，以及出现医疗差错的伤害程度及补救措施，如涉及研究与试验性治疗，必须按照相关规定告知信息及程序、目的、可供选择的诊治方案、可能的好处和可能的危险等。

第二是要促进患者对信息的真正理解。医生在告知患者信息的时候，要尽可能采用患者能够理解的语言及交流方式，在告知患者相关信息以后还需以测试等办法来判断其是否对信息全面理解，以避免患者因情绪或精神状况、教育水平或文化差异等导致认识偏差。

第三是患者自愿的同意。源于传统医患双方长期存在的"家长主义"，患者可能在做出同意选择时，并非出于内心的自愿。这种同意可能是部分知情或形式性的知情，或条件性知情、服从性知情，或情感性知情等，是患者在理性与事实上并不愿意做出的选择，实质是无效知情。

第四是患者必须具有同意的能力。同意的能力指能够理性地分析、权衡利弊及判断后果的能力，这是实现知情同意的前提条件。对同意的能力的界定，意在避免某些患者或受试者因疾病不具备信息理解和自主同意的能力，或受其他人的暗示、误导或强迫而做出同意的决定。

三、守信原则

守信即信守承诺，是诚的重要内涵，二者往往并称。《说文解字》以二字互训："诚，即信也。""信，即诚也。"中国传统道德思想中，早有对"信""诚信"的诠释与强调，"信"始终是中国传统道德文化中最普遍，也是最基础的伦理规范。孔子将"信"与"文、行、忠"并列为"四教之一"。"信""守信"对于做人是最基本的要求。①《论语·卫灵公》云，君子行为规范应做到"义以为质，礼以行之，孙以出之，信以成之。"把诚信作为君子的重要标准之一。汉代以后儒家所规定的"五常"把"仁、义、礼、智、信"作为最基本的人伦道德规范，确立"守信"为中国传统伦理体系中的具体原则。

《老子·二十一章》在论述"道"时，认为"道之为物，惟恍惟惚。惚兮恍兮，其中有象。恍兮惚兮，其中有物。窈兮冥兮，其中有精；其精甚真，其中有信"。"道"与"德"是《老子》中最基本和最重要的概念，并相互联系。大德，因有道而定。"其中有象""其中有物""其中有精"，从"象"到"物"，从"物"到"精"，"其精甚真"，因而"其中有信"，从而推演出存在、永恒、真实、准确，所以道是可以信服、可以依赖的，而有德之人，做人做事须顺道、合道，"有信"。

《素问·征四失论》云："帝曰：子年少，智未及邪，将言以杂合耶。夫经脉十二、络脉三百六十五，此皆人之所明知，工之所循用也。所以不十全者。精神不专，志意不理，外内相失，故时疑殆。"这部分内容想强调的是，医者治疗疾病时之所以没有达到"十全"的效果，原因在于诊治时精神不能专一，志意不够条理，所以不能做到将外在的脉证与内在的病情进行综合论治。为医者若"精神不专，志意不理"，显然也难以得到患者信任与托付，疑惑和危殆也就不可避免了。

医者的守信，除了诚信、信守承诺，有"德"、顺"道"，精神专注，还须熟悉药理，敬畏生命，诚意恭敬。如《外科正宗》所载，"二要：选买药品，必遵雷公炮炙，药有依方修合者，又有因病随时加减者；汤散宜近备，丸丹须预制，膏药愈久愈灵，线药越陈越异；药不吝珍，终久必济""十要：凡奉官衙所请，必要速去，毋得怠缓。要诚意恭敬，告明病源，开具方药；病愈之后，不得图求匾礼，亦不得言说民情，至生罪戾。闲不近公，自当守法"。

医疗职业的特性决定了医者在执业过程中常常主动或被动了解与掌握着患者的大量信息。这些信息可能是患者从来没有与其他人谈过的，或者在身体、心理、家庭、社会中从未暴露出的状况与问题。这些信息涉及患者的个人隐私，如果不慎被泄露出去，会给患者带来伤害。因此，医者应坚持守信，对患者诚信，尊重患者的隐私权，为患者保密。

守信原则对于医患关系有着特别重要的意义。现代守信原则更多地体现为

---

① 杨静，程林顺. 政府公信力的政治道德实践问题探讨［J］. 南昌大学学报（人文社会科学版），2013，44（2）：40—44.

契约诚信，契约规定了责任和义务，守信即遵守契约履行责任和义务。守信原则保证了人与人、人与社会交往过程中的种种利益关系的公正性，而不守信则是对社会契约的违背和对社会公平正义的损害。现代医患关系，不仅是一种社会契约关系，同时也是一种充满伦理意蕴的救助关系。契约关系首先承认了订立契约双方的平等性，其次规定了双方必须履行的责任和义务。以守信原则对医患关系进行规范，既要求医患双方履行各自的责任和义务，同时还需要以"善"进行价值及行为的判断。如施佩曼在《道德的基本概念》中的论述，按照马克斯·韦伯的思想，"医生的责任伦理是，当一个患者害怕承受自己的真实病情时就告诉他非真实的。"① 医患关系中基于善意的"合理谎话"，看似没有做到"诚实""诚信"地与患者交流，但实质是为了有益于患者的生命与健康利益而做出的一种"保护性医疗"。

保密是守信原则在医疗实践中的具体体现，即医者应尊重患者的隐私，不得随意泄露。患者的隐私在医学伦理学中又称为"医密"，即医务人员在临床诊疗过程中所获得的患者的医疗秘密。隐私是一个人不容许他人随意侵犯的领域。由于每个人对这个领域的认识和敏感程度不同，其领域的范围可能因人而异。人们比较一致的认识是"医密"应该包括某些特殊疾病、某些特殊病史、某些独特的体征或生理缺陷、个人生活、夫妻生活及其家庭隐私、私人嗜好、子女血缘、财产收入甚至是宗教信仰及患者不愿让别人知晓的病情（不良诊断和预后等）。

无论东西方，尊重患者的信任，保守患者的秘密，都是非常重要的伦理要求。为患者保密最早由《希波克拉底誓言》提出："不管与我的职业有无关系，凡是我所耳闻目睹的关于人们的私生活，我决不到处宣扬，我决不泄露作为应该守密的一切细节。"1994 年《国际医学伦理准则》提出，"由于患者的信任，一个医生必须绝对保守患者的隐私。"《日内瓦宣言》《患者权利法案》《护士伦理学国际法》等也都将保密作为医学伦理或生命伦理的重要道德要求和原则。执业医师法也有明确规定：对患者生理的、心理的及其他隐私，有权要求保密。病历及各项检查报告、资料不经本人同意不能随意公开。

保密的前提是对患者的尊重，尊重患者独特的身体、心灵、疾病史以及各种与疾病有关的隐私。对患者隐私的尊重反过来也可以赢得患者对医务人员的尊重，从而建立起良好的医患关系。因而，保密的意义，一方面是对患者的尊重，一方面也为临床医疗活动能取得最大限度的效果而服务。如果患者的隐私

---

① 罗伯特·施佩曼. 道德的基本概念 [M]. 沈国琴，译. 上海：上海译文出版社，2007.

被泄露，则可能导致患者对医生不信任，继而导致医患沟通的障碍。

守信与保密在临床实践中经常面临一些矛盾，使医者处于进退两难的尴尬境地，比如某些患者的隐私可能会危及其自身或他人的健康和利益，甚至可能对社会的公共利益造成损害，则此类隐私不再具有秘密性，不属于守密义务的范畴。医者可以免除守密义务，而将这些信息提供给合法、适当人员。而法律、法规则应当为此类隐私的内容和处理办法做出明确的规定，以规范保密要求的执行。因此，保密并非绝对的。当保密的义务与其他义务发生冲突时，有时保密义务就要让位给其他义务，如不伤害别人的义务。当为患者保守秘密会给患者带来不利或者危害时（如患者要自杀），或会给他人或社会带来不利或危害时，医务人员可以不保守秘密。

遵循守信及保密，还应当注意不与所在国家的法律法规相冲突。许多国家已经针对医疗守信、医疗保密的范围以及例外制定了相关的法律法规。比如有些西方的法律规定：医生有责任向军队报告士兵的枪伤和刺戮伤；医生有责任向官方报告虐待儿童的案例；医生有责任向有关部门报告性传播疾病的病例；医生有责任保护可能受危害的第三者。我国法律中也有涉及保密内容的，即发现性病、艾滋病病毒感染者必须向有关部门报告，但不得将其姓名、住址等有关情况公布或传播等。

总体而言，"仁、和、精、诚"四大主体原则，以及其所衍生出的二级原则或称基本原则，即"仁"的原则下的"行善、无害、公平"三原则，"和"的原则下的"天道、中和、调和"三原则，"精"的原则下的"精勤、研精、律己"三原则，"诚"的原则下的"自主、知情、守信"三原则，共同构成了中医生命伦理学相对完整的原则体系。

"仁""和"作为主体原则，和"善"与"爱"并行，更多是趋于以善、恶进行医疗价值的判断与伦理的选择，是理想，是目标，也是对医者及其行为，医患关系是与非、好与坏的基本分析及基本评价。在医学实践的整个过程中，"仁""和"是医学行为在道德上的基本指引。"精""诚"则更多是具象、实现与效果的主体原则，是"爱""尊重"与"生命"实现的行动规则的一般的、普遍的指导原则。

生命伦理原则并非抽象、模糊的概念，在"仁、和、精、诚"主体原则下，各基本原则在不同医疗境遇下所处的主次顺序不同，其意义和作用也不尽相同。一般而言，在基本原则中，行善原则、天道原则、中和原则是首先要予以考虑的，然后是自主原则、公平原则、无害原则（最小伤害原则）、知情原则、守信原则等，而调和原则、精勤原则、研精原则、律己原则更多是对医者提出的行动规则与实现规则。

通常情况下，生命伦理原则的主次顺序比较稳定，当在特定的医疗环境下，伦理原则发生冲突时，优先需要考虑的是较高层级的原则。而在具体的运用中，也可根据临床中对具体问题的处理，而改变原则的主次顺序。比如，知情原则决定了患者对病情等具有知情权，但如果医生在满足患者知情权的同时可能导致患者受伤害（患者不能承受病情的严重或预后的不良）时，即知情原则与无害原则（最小伤害原则）相冲突时，应优先考虑无害原则（最小伤害原则）。需要指出，由于医学的挑战性、个体诉求的复杂性和社会各种因素的影响，加上各原则之间的相互独立，在具体应用中可能会出现冲突，甚至导致判定结果的不确定①。遵循生命伦理原则，需要不断回望与回归对生命善的坚守、仁心、仁术与爱的精神，自然之道、生生之道与人的生命的尊重、维护与捍卫，并结合医者在疾病诊治与健康服务中具体的认识、经验、判断、感悟和事实本身，才可以道与术结合，善与行并行，回答和解决现实医学活动中有关行动与选择的疑惑。

---

① 肖健. 彼彻姆和查瑞斯的生命伦理原则主义进路评析［J］. 道德与文明，2009（1）：43－46.

第六章

中医生命伦理与临床问题

中医生命伦理学的理论核心是生命价值论，其关注焦点是人的身体与精神，其发展理路是以"生生"为逻辑起点，从生生之道出发，探究生生之术，回归于生生之德。在这个意义上，中医生命伦理学首先是一门关于生命问题的理论学科，是中华传统文化在医学实践中对道德关系、道德意识、道德行为的概括和说明，内含丰富的中华优秀文化及生生、顺道、执中的伦理规范。同时，根据伦理学的实践属性要求，中医生命伦理学架构起"仁、和、精、诚"四大主体原则，并衍生、派生出其下的基本原则体系，即"行善、无害、公平""天道、中和、调和""精勤、研精、律己""自主、知情、守信"，用于指导解决临床医学与生命问题。

与中医学既是哲学又是医学科学的特性一致，中医生命伦理学搭起了生命哲学理论与生命医学实践之间的桥梁，从而注定了其在关注生命价值的同时，需要探究临床乃至公共卫生领域生命伦理问题的实践路径、分析方法与解决规范。如此，中医生命伦理学不仅具有生命哲学的意蕴，更通过理论、原则、规范的指引、分析、评判及选择，凸显了伦理学与临床医疗、生物医学研究、高新技术与公共卫生等领域结合的魅力；既立足人类长远利益推动生命科学技术的发展，又维护了患者（受试者）以及利益相关者的生命与健康权利。

第一节　中医生命伦理与临床医疗

生命伦理学作为尊重生命、捍卫生命，对医疗行为及生物医学研究等进行道德评价，提升相关人员道德选择能力的学科，不仅需要提出现代生命科学、生物技术推进人类生命发展的伦理行为准则，还应当结合医学临床活动充分地发挥生命伦理在哲学理论、规范伦理学层面对医者和生物医学研究者的动机及行为的道德"应当"及律令作用。生命伦理学需要解决种种具体的临床伦理问题，需要研究与探讨具体而有效的规范手段。但无论研究何种问题，都离不开对医疗实践问题投射在生命伦理层面的规范及其价值的深入研究，都需要研究者探究将生命伦理原则、伦理规范更好地转化为临床实践的有效行为准则。

一、临床医疗中的伦理实践

临床伦理实践是对临床实践中产生的与诊疗相关的行为和关系进行伦理思辨、论证和价值判断的一系列研究，是生命伦理学中重要但容易被忽略的部分。临床伦理委员会通过识别和辨析临床实践中产生的与诊疗相关的伦理问题，根据生命伦理原则及已有的具体的临床伦理规则，开展临床医疗行为中的伦理咨询、决策和教育。如何界定临床伦理问题？美国生物伦理与人文学会在题为《卫生保健伦理咨询的核心能力》的报告中认为，临床伦理问题即"在患者疗护中产生的关乎价值的不确定性问题或道德冲突难题"[①]。我国临床伦理学界讨论的内容包括"患者参与"临床决策[②]、医患关系[③]、临床抉择难题/临床伦理决策[④]、知情同意的挑战、临终关怀、器官移植等。

无论是为临床诊疗提供伦理咨询、决策，还是核查临床研究是否合乎道德规范，为了保证患者（受试者）的安全、健康和权益，伦理委员会和伦理审查制度的设置都是必要的。在英国、瑞典和美国等一些国家，根据临床实践主要伦理工作内容的不同，发展出了不同类型的伦理委员会。比如，英国的临床伦理委员会（CECs）以及研究伦理委员会（RECs），分别承担临床诊疗护理实践中的伦理咨询、决策和临床研究中的伦理审查。在我国，为适应药物临床试验的蓬勃发展，许多医疗机构已经建立起自己的临床伦理委员会，由其履行伦理委员会的工作职责，核查临床试验方案及附件是否符合伦理要求，并为之提供证明，确保受试者的安全、健康和权益受到保护。医疗机构建立的这些伦理委员会，主要承担临床试验的伦理审查工作，也根据需要提供医疗机构内医疗新技术的伦理审查和临床诊断护理中的伦理问题咨询。

国外建立 CECs，多数是因为临床医生对一些棘手的案例感到忧虑，觉得有必要获得这方面的支持。当然，也有部分新建的 CECs 是由医院信托机构创

---

① American Society for Bioethics and Humanities, Core Competencies for Health Care Ethics Consultation：The Report of the American Society for Bioethics and Humanities［M］//Mark P Aulisio, Robert M Arnold，Stuart J Youngner. Ethics Consultation：From Teory to Practice. Baltimore：Johns Hopkins University Press，2003.

② 赵燕，张倩，梁立智. "患者参与"临床决策的理论与实践问题研究［J］. 中国医学伦理学，2018，31（6）：799−803.

③ 梁立智. 临床伦理咨询对医患关系的调节作用［J］. 中国医学伦理学，2017，3（11）：1343−1346.

④ 郝文君. 实质性善理论：临床伦理决策的基础［J］. 伦理学研究，2012（62）：69−74.

立的，作为"临床管制"的一个组成部分。以英国为例，CECs 是基于英国国家保健信托体系（NHS Trust）而组建的多学科专家组，负责向医疗行业专业人士和信托管理人员提供伦理学方面的建议。CECs 的平均成员数为 13 人，多数成员具有医疗或护理专业背景，但也有相当一部分非医学专业的法律界或宗教界人士，约每月召集一次会议。CECs 通过以下几种途径向临床医生提供伦理学支持：①回顾性案例讨论，帮助临床医生发现伦理学问题及解决方案；②有些 CECs 可借助能为紧急案例提供咨询的设施，讨论当前正在发生的案例，帮助医疗小组提出最佳诊疗方案并解决冲突；③把国家级政策转化为适合本地实际情况的准则并提供应用实例，协助制定地方性政策；④提供或协助医疗专业人士进行伦理学方面（例如知情同意和隐私等）的教育和培训。

种种复杂且令人感到困扰的临床伦理问题，包括而不限于：临床诊断中的首诊负责、诊断告知、诊断信息保密、诊断自主性及其限制等伦理问题；临床治疗中的诊疗方案选择及做好医患共同决策的问题；帮助和支持患者自主做出符合自身最佳利益的选择的问题；医患之间交流临床中的不确定性信息，用药伦理，手术伦理等问题；在需要根据生命价值、医疗资源稀缺性、道义与效用做出综合的伦理判断时，医患双方如何做抉择的问题；医疗干预权及其伦理规范、舒缓医疗与死亡尊严等问题。

这些需要医生做出道德判断与行为选择的伦理议题，常常是棘手的。伦理难题的解决不可能都有现存的、一一对应的方案，但破解临床中随时会出现的上述问题，要借助的还是生命伦理的主体原则、基本原则和基于这些原则而提出的具体规则，以及生命伦理学在和合、尊生、仁义、顺道、执中、效用等方面的相关理论。临床医疗中的伦理实践要在"善"的指引、"和"的引导下，发挥患者的自主性，促使医患进行充分的信息沟通，帮助患者知情同意和参与医疗决策等，进而摆脱临床实践中道德的困境。

二、中医生命伦理与临床医疗实践

中医生命伦理源于得天独厚的自然哲学理论与丰富的医学人文思想，根植于中国传统哲学的沃土，具有独特的中国话语体系、伦理语境和伦理力量。围绕仁、和、精、诚构建的中医生命伦理原则体系，富有显著的伦理学的道德属性及重要的伦理价值。中医生命伦理学的建构得益于中医学作为实践学科的医学科学特性，因此其既是道德哲学理论的组成部分，也是中医学几千年来医疗实践的产物。故而，中医生命伦理学不只包含着哲学的原则、规范和道德力量，还由于来源于医学实践并聚焦于医学道德实践本身，而不同于一般性的社会道德价值在医学中的体现，回避了具体临床实践中一般性社会道德原则转化为行为准则时常常可能出现的无力。

中医学产生于中国古代的生活与医疗实践，是中国人民在与疾病的长期斗争中所积累的，以自然科学为主体，在个体诊疗、疾病防治、康复及预防等方面，具有独特理论和诊疗技术及治未病、养生思想和方法的医学体系，是迄今为止世界上保存最为完整、流行时间最长、影响最大、使用人口最多的传统医学体系。[1] 在常见病、多发病、疑难病症的治疗方案及治疗技术方面，中医有明确的疗效与独特的优势。

在医学价值充分凸显的同时，在医学模式上，在对生命、健康及疾病的认识、思维、诊疗方法，研究范式等方面，中医学更接近健康医学、生命医学、生态医学的范畴，体现的是"生物—心理—自然—社会"医学模式。西医学比较注重生物学指标，除了症状、体征等临床表现，更多地依赖病理学检查、实验室检查等。20世纪50年代后期，西医学的发展持续推进着医学模式从生物医学模式逐渐转化为"生物—心理—社会"医学模式，从关注具体的引起疾病的生物化学因素，发展为重视环境、社会、心理对疾病的综合影响。与中国传统医疗实践相对应的中医生命伦理规范及原则，作为医者的基本道德和基本职业精神，被不同程度地长期用于医者的临床实践。

中医生命伦理原则的主体原则（一级原则）、基本原则（二级原则）构建了中医生命伦理的原则体系，无论是主体原则与各个基本原则，还是各个基本原则之间，都有非常密切的关联。中医生命伦理原则的4个一级原则、12个二级原则适用于医学实践、临床研究和医者规范等，对医者的医学实践活动具有一般指导意义。在临床实践中，医者需要领悟和遵循伦理原则与伦理规范的指引，去解决医学活动中涉及的知情同意、专业精诚、律己守信、负责任地研究与创新等具体伦理问题。但这并非简单、宽泛地以伦理原则为前提，对诊疗情境下显现出的伦理现象或可能出现的伦理问题进行推理演绎得出结果的过程，事实上，对临床实践中伦理问题的认识及解决是基于对生命的敬畏、热爱和对医疗工作的神圣感，本着爱人与行善，从而在"仁、和、精、诚"的生命伦理原则的约束下进行的创造性思维过程。

在临床实践中，人们对生命伦理内容的了解与认识，存在对"医患关系""医患沟通"的关注与要求比较多，对"知情同意"和"以患者为中心"的关

---

[1] 王琦. 中医文化与医学散论 [M]. 北京：中国中医药出版社，2012.

注少一些的情况，而对"患者自主性""医患共同决策""患病需求""患者期望""生命尊严"等生命伦理的核心概念的研究及关注就更少。这对生命伦理研究者和医者提出了在临床实践中应当重点涉足和改进的地方。

临床患者大多是没有专业知识的普通人，很难自己选择和确定治疗方法。如何付出最小的治疗代价（包括医疗过程中需承受的痛苦和承担的费用），获得最佳的治疗效果？这需要做最终抉择的医者抛开自己的主观倾向，站在患者的立场，理智地分析每种检查、治疗手段的利弊。在个体的具体诊疗过程中，医者有义务权衡利弊得失，为患者推荐最适当的医疗手段，使患者获得最大可能的长期利益。孙思邈云："凡大医治病……若有疾厄来求救者……皆如至亲之想……一心赴救，无作功夫形迹之心。"医疗救治不只是医者的职责，更需要保障和促进患者的主动参与。《黄帝内经》等中医经典在描述医疗活动时也有不少朴素的关于生命自主的思想。比如，《素问·五藏别论》中有"病不许治者，病必不治，治之无功矣"。意思是对于不肯主动配合，或求生意志薄弱的患者，再高明的治疗手段也难以奏效。人的身体内部发生病变，必然会在人体的某个部位有所反映，最先觉察到症状的只能是患者自己。因此，患者的主动参与是医疗救治得以成功的重要保障。

如何平衡治疗关系中医者的权威性和患者的自主性？中医生命伦理为这种平衡提供了解决思路：首先是"正名"，即由患者自主启动一段医患关系，赋予医生"名分"；在执业医生成为该患者的事实医生之后，医生在其职责范围内，用其专业性，履行对该患者的事实义务，即"定分""知止"[1]。在这段互动关系中，医者和患者的行为都是有边界的。医者和患者的关系是种特殊的社会关系，两者本来是彼此陌生的个体，一般需要通过患者的自主选择与医者建立起托付与被托付的互动关系。通常患者需要首先主动表达治疗疾病的意愿，与医者建立信任关系，无隐瞒地告知医者其身体病症，可能影响疾病治疗的心理甚至家庭状况，以帮助医者利用自己的专业知识和能力进行治疗。虽然医者有义务了解患者的具体情况，但由于每个人所处的环境不同，甚至求生意志的强弱和对待疾病的态度也是千人千面，因而患者有责任向医生坦白自己的身体病症和治疗期望，这样才能获得最好的治疗效果，同时避免紧张的医患关系。

在强调"正气存内，邪不可干"的同时，中医认为"邪之所凑，其气必虚"，即如果人的身体内部某个部位出现功能不足，疾病就会有机可乘。对于

个体，生命的自主还体现为对自我健康的维持。医者一般是在个体生命出现问题时才与患者产生联系，履行解决患者疾病困扰的义务，而个体在人生的大部分时间里，需要有自主维护自身生命健康的意识。在中医看来，如此维护生命也是一种医事活动，称为"治未病"。故而，中医学强调的自主性也包括运用各种治未病方法去颐养生命、增强体质、预防疾病，以期实现延年益寿的生命追求。

另外，对于临终问题，中医生命伦理学思想包含的"生生观""死生观"认为，从生命新生、成长、转化到死亡，都是生命创造和生命转化的自然进程，应该顺应生命的自然发展，追求人类生命的本质状态。《素问·五常政大论》讲到："生而勿杀，长而勿罚，化而勿制，收而勿害，藏而勿抑，是谓平气。"对于已处在疾病晚期而无法治疗的患者，要注意临终关怀，使其安静而有尊严地走完最后一程，尽量避免外在辅助诊治手段对人体的伤害，避免医疗手段不当及医疗过度引发的伦理纠纷。

第二节　中医生命伦理与生命科学技术

生命伦理学的诞生源于生命科学与生物技术的发展，有着浓厚的伦理思辨和哲学意蕴。生命科学描绘与展示出的美好前景使人们对疾病防治、生命品质、健康长寿充满了希望与遐想。现代生命科学技术在带来了生命奇迹的同时，也促使人们对人类生命、健康、疾病的本质与后果展开伦理反思。科学研究使人类摆脱了非理性的桎梏，推进了人类社会的进步。科学研究与科技创新永无止境，但在发展生命科学技术时，尤其需要对人类的良善生活进行伦理价值及后果的评估。科学与伦理、法律之间应当保持一种良性的价值张力。如何平衡生命科学技术与生命伦理的价值与道德评价，解决技术创新、商业运行与伦理的冲突或失衡，促进医学关系中人性、技术与理性的结合？具有深厚哲学底蕴的中医生命伦理学提出了大量关于人与自然关系以及人类生活秩序的预设，意在维护人类与自然、社会的道德秩序，更多地从思想资源与理论层面，应对生命科学技术发展对人类伦理秩序的挑战，并对解决这一系列问题的方法提出了伦理评价与道德风险的反思。

一、生命科学技术带来的伦理问题

在新技术的推动下，医学科学和医学手段不断进步，人们越来越多地运用解剖学、生理学和分子遗传学等领域的知识，去探索疾病治疗、疾病预防和健康管理的新手段。因此，医学也在一定范围内被解读为从解剖学层面和分子遗传学层面入手，处理人体疾病的高级科学。

随着 19 世纪物理学、化学的迅速发展，新技术不断被运用于生物学研究。20 世纪基因学说的提出，推动了现代生命科学的快速发展。生命科学围绕生命的新陈代谢、生长与遗传等，以分子遗传学为主要途径，研究生命与生命活动的现象、本质及规律，以及生物与生物之间，生物与环境、生态之间的关系，让人们拓展与加深了对人类种族、发育、遗传、生殖病变的认识。尽管现代生命科学尚属于年轻的学科，但生命科学技术已有了巨大的飞跃。生命科学技术将生命科学原理应用于医学、药学、农林、食品、能源、环境等领域，甚至涉足人工智能、工程控制等领域，通过研究和利用某种动物、植物或微生物的"生物体"等，促进有用物质的产生或者改进，改良生物的特性等，实现医学遗传病的诊断治疗，或者粮食产量的提高、生态环境的改善、人类生命品质的提升等。

事实上，生命科学技术的发展是一把"双刃剑"。一方面，我们看到，在医疗与健康方面，过往的许多假设正在变为现实，并造福于人类，给人们带来了生的希望和延长寿命的欢愉。另一方面，对技术的过度追逐给人类社会带来了难以估量的伦理后果。过分夸大技术在人体自然状态之上的"增强"，是对"健康"的超越和对"人性"的挑战，让人们对"何为生命？生命为何？"这一古老的命题产生了新的伦理反思。以分子遗传学为核心的生命科学技术在医学领域的应用取得了重要突破，受到科学界乃至普通人极大的关注；干细胞在再生医学领域的应用，实现了人工脏器或神经的修复；用解析蛋白质结构数据，成功研发了与功能性区域相对应的酶抑制剂等；利用微阵列核酸芯片、蛋白质芯片精准锁定导致疾病产生的基因，近年来已经发现十几种癌基因及其相应的表达机制；现代医学和分子生物学相结合，使用基因治疗的新技术将目的基因导入病患的身体内，实现了对一些疑难疾病的根治。以上种种生命技术的发展与运用，使得一些濒危患者重获生的希望。

人们之所以感到焦虑，根源在于既希望用一切人类可及的手段、方法与技术去治疗或从根本上去除遗传性疾病带来的病痛，又难以预测这些生命科学技术是否会在未来引发对人类的伤害。杰里米·里金夫在《生物技术世纪——用基因重塑世界》一书里提出了他的疑虑：我们为生命重新编制遗传密码，是否会打断亿万年来的进化进程而导致难以挽救的后果？人工创造生命是否会导致自然界的毁灭？如果世界上充满了用基因技术制造的生物，人类自身会不会反而成为像外星人一样的怪物？如果全球的基因库被缩减并完全由几个跨国公司控制其专利权，会给整个世界的经济与社会造成怎样的后果？如果生命成为有专利权的东西，那么关于生命的神圣性和内在价值的终极信念，会受到何种冲击？如果婴儿都经过了遗传设计，按照成人的愿望定制生产，而成人都按照遗传类型分类，确定身份，并由此得到不同的待遇，那么，作为一个"人"，究竟意味着什么？当我们试图设计出"完美的"人时，我们是否意识到其中的风险呢？

对于现代生命科学技术的迅速发展，人们在欢欣鼓舞的同时，也有来自伦理的审视和哲学的反思。技术带来了人们期冀的生命福祉与巨大的物质财富、林林总总的健康产品，促进着人类生活的极大进步。不知不觉，一些人在享受技术的福利时，忘记了自己存在的价值及人之为人的意义，价值、自由、信仰、情感、心灵、灵魂等有关人性的概念在淡化，甚至消解。谈及对于技术的本质及价值的看法，有人认为技术是客观的、"独立自主"的，不应人为地被伦理、价值或者某种意志转移或停止，在以技术为中心的人与物的关系下，人只是技术的宿主，是技术存在和体现意志的一个载体。这种观点认为技术的独立性决定了技术的发展中不存在技术是服务于人或由人来进行选择的说法。甚而也有人认为，人与技术的关系或是合作或是对抗，运用生命增强技术等可以摆脱人的生物性、"虚弱"及非理性，可以使人变得强大，最终实现人的终极进化。这样的观点，公然挑衅着自由、平等、公正的人类社会伦理底线，是技术对人性的扭曲和人类社会的倒退。当然，也有人认为，现代科技的广泛应用潜藏着很大的风险，不受约束地使用生命技术，必将导致人类走向无法逃离、无法控制、无法改变的生存失衡与道德困境。

科学技术作为社会发展的标志与改造世界的重要工具，本身无善恶之分，但当技术变得无所不能时，则需要考虑技术是否应该"扮演上帝"，技术应当应用在什么领域，以及在多大的范围内进行研究应用。挑战人们的传统认知与伦理学家高度关注的，更多集中于人类基因编辑技术临床可允许条件、基因数据库的隐私泄露和基因歧视风险、生物样本信息库的建设与监管、精准医学的伦理挑战等。这些高新生命科学技术的发展，牵涉到多方面的利益关系，直接影响医疗资源的配置，其走向与人类的生活密切相关，因此批准开发和应用这些新技术需要科学家与伦理学家审慎的考量。医学技术的发展必须经过各个方面的严格考量，确保其有正当的理由，才能进行开发和应用。比如辅助生殖技术的应用，让不能生育的夫妇弥补了缺憾，也让很多失独家庭减轻了失去子女的痛苦，因此这项技术在相应领域和范围内的应用是具有伦理正当性的。科技发展提高了人类改造客观世界的能力，但也正是这种能力的不断增强，给我们带来一些伦理的困惑与挑战。如前面提到的，高新技术的应用范围是什么，是否应该无原则地允许资本和市场自由控制生物新技术的应用，以及高新技术的应用原则与医疗资源的公平分配等问题，都是需要关注的。可以肯定的是，科学技术绝不能在人类的激情和本能控制下自由发展，不受理性约束的科学技术势必对人类造成巨大的损害。基于理性的生命伦理审视至少应包含以下几个方面。

审视技术研究及运用是否以人为主体且以人为目的。从"人的主体与目的"层面考量技术的正当性，体现的是对技术的工具性的定位。技术的最终目的是维护人，即通过技术的发展，确保人类拥有丰富的情感、愉悦的精神、幸福的体验和人性的美好。从这个意义上讲，技术的本质从属于人性，人性决定了对技术的控制，而非技术摆脱人性，技术剥夺人性。

审视技术是否有利于人类整体利益的发展。人类社会由于文化、地域、经济、政治、宗教、认知和利益等方面的差异，呈现出纷繁复杂的面貌。科学技术在不同的国家和地区有不同程度的发展，从而使人类社会存在着技术持有情况的不平衡与不对等。如果人们不普遍地将人类整体利益置于技术之上，没有人文理性与人性关怀的共识性伦理准则与伦理律令的约束，冲突与风险就可能爆发。生命科学技术与各种问题的交织，可能导致人类社会面临被割裂的风险。在这一情况下，作为地球文明主体的人类所建构的共同的基本价值体系与伦理体系也可能轰然坍塌。

审视社会进步与人类文明的内涵及标志。在人类繁衍发展的历史进程中，技术革命在持续推动人类进步，但这不代表仅仅依靠技术，人类社会就会有文明与进步。社会文明的最高尺度与唯一尺度是人，对于技术发展带来的新问题，如何守护人性的尊严与权利，社会各方应当有共同面对问题、解决问题的共识与规则。仅有善良认知与善良意志还不够，人类文明应当是在技术、制度、文化、生态等多个方面形成全球协同和社会协作，包括技术相关利益方的治理体系，伦理与法律的允许，对人本身的敬畏，对行为边界与行为底线的尊重及遵循。

审视将生物技术应用于临床研究的伦理约束。以人为对象的生命科学技术既需要鼓励科学家大胆创新，也应当对科学家加以理性与人文的约束。技术及其运用在假设与设计阶段通常立意于适用或有利于某个领域、某类人群，但更重要的是，应当满足人类发展的需要。作为一种手段和工具，技术本身不涉及善恶的判断与评价，但掌握技术的人应当自觉遵循伦理精神和规范的约束。回望人类基因技术产生之际，1997 年 11 月，联合国教育、科学及文化组织大会第二十九届会议通过了《世界人类基因组与人权宣言》以及与基因技术相关的系列国际文件，明确科学研究在人类基因操作方面，需严格保障人的权利与人性的尊严，在利用其研究成果时必须做到严格、谨慎、诚实、正直。这些倡导与要求已经将基因技术纳入了伦理与法规的范畴。对基因技术发展的控制在 1997 年的《欧洲人权和生物医学公约》（*The European Convention on Human Rights and Biomedicine*）中有具体规定：寻求改变人类基因组的干预只有在基于预防、诊断或治疗的目的之下，并且干预的目的不在于改变任何后代的基因组时方可进行。

审视与人相关的科研工作的伦理审查及伦理监管。与人相关的科学试验的伦理及制度规定，最早源于 1946 年纽伦堡国际军事法庭审判纳粹医生罪行及之后形成的《纽伦堡法典》。在审判与强烈谴责纳粹分子（包括参与其中的 20 多名医学科研人员）借科学试验、优生之名反人类、反人本、反人道地杀死 600 万犹太人、战俘及其他无辜者罪行的同时，国际社会形成了对人体试验的基本原则，这是国际上首次提出的有关人体试验的行为规范。1964 年，世界医学协会发布的《赫尔辛基宣言》，制定了人类受试者参与医学研究的伦理规定，该宣言在持续的修订中，全面、具体地对以人体为对象的医学研究的基本原则、责任、弱势群体、科学性要求、委员会组成、隐私与保密、知情同意、安慰剂的使用、试验后保障、注册发表宣传、干预措施等，进行了伦理上的规定，强调了人体研究应当优先保护受试者的生命安全和健康，对以人作为受试对象的生物医学研究及试验做出了伦理约束。

西方社会近几十年来致力于建构"一个普遍适用的原则和程序框架"。通过各种形式的国际研讨，相关国际机构制定了一系列与伦理审查有关的指导原则、伦理准则。这些规则、指南对伦理审查机构伦理委员会（institutional review board，IRB）的职责、制度、运行等进行了明确规定。20 世纪 90 年代开始，西方国家开始反思医学人体研究伦理审查制度运行中出现的问题，并总结分析伦理委员会运行以来的效果。美国国家癌症研究中心的 Michaele C. Christian 认为，伦理审查制度保护受试者的功能在当前处于一个困难时刻，主要问题有：当前的伦理委员会处于各种压力之下，审查得越多越快，就越是缺少专业性，加之面临资源不足的问题，结果就是对研究项目进行敷衍的、例行公事的审查；"伦理审查委员会"与"安全、数据监管委员会"之间的职责重叠不清；还有人指出，一个高质量的伦理审查活动，不可能保证对研究受试者的完全保护，还需要各方对职责进行分担；人们对伦理委员会是否真实地履行其职能表示怀疑，甚至有人认为伦理审查委员会是官僚制度下对科学研究的一种障碍。也就是说，西方伦理委员会的制度也面临诸多争议。面对即使设置了伦理委员会，有了运行准则，但由审查不公正导致的不良后果依然频频发生的现实问题，旨在保护伦理审查质量的第三方专业认证机构相继产生。如美国人体研究保护项目认证协会（Association for the Accreditation of Human Research Protection Program，AAHRPP），其性质为独立、非政府、非营利性专业认证机构，主要通过外部监督组织，提高伦理审查的质量。

我国在 20 世纪 80 年代提出了建立伦理审查委员会的设想，此后中华医学会医学伦理委员会正式发布《医院伦理委员会组织规则》。此后，国内多家医院相继成立了伦理委员会，沿袭至今，我国的伦理委员会基本都产生于医疗机构。2000 年成立于泰国曼谷的亚太地区伦理审查委员会论坛（Forum for Ethical Review Committees in Asia & Western Pacific，FERCAP）组织实施的伦理委员会审查能力发展行动战略（Strategic Initiative for Developing Capacity in Ethical Review，SIDCER），由世界卫生组织热带病研究所发起，更多的是针对发展中国家伦理委员会的国际认证，是加强全球伦理审查能力的战略性行动。国内医院的伦理委员会大多接受亚太地区认证，也有接受美国人体研究保护项目认证协会认证的。可见，我国对生命伦理及委员会伦理审查的质量越来越重视。

以涉及人的研究的伦理审查为重点，我国充分认识到医学、生物学及相关领域生命伦理建设任重道远。2016 年，国家卫计委颁布了《涉及人的生物医学研究伦理审查办法》（以下简称《办法》）。按照《办法》，涉及人的医学研究项目应该获得其所在医疗机构的伦理委员会的批准，伦理委员会主要由各个医疗机构成立并按规定在所属执业登记机关备案。2019 年 7 月，中央全面深化改革委员会第九次会议通过了《国家科技伦理委员会组建方案》，拟构建覆盖全面、导向明确、规范有序、协调一致的科技伦理治理体系，强化伦理监管，规范各类科学研究。

2019 年 10 月，中国医院协会公布《涉及人的临床研究伦理审查委员会建设指南（2019 版）》，对所有以人作为受试者的临床医学和健康研究项目进行伦理审查做出了更严格的规定，涉及伦理审查委员会的职责、组成人员及其资质、审查内容等方面，具体包括研究项目的事先审查、是否批准、修改要求，项目进行过程中的跟踪复审，根据科学、伦理和规范对项目研究是否符合国际、国内相关规范及指南履行监管，根据伦理审查和监督在项目申请或进行中做出暂停或者终止研究的决定等。这些规定贯穿了临床试验前、临床试验中以及临床试验结束后的全过程。指南附则部分还对药物/医疗器械、遗传学和生殖医学、精神医学、公共卫生、中医药、干细胞、人体器官移植七类伦理审查进行了细致规定。该指南力求展现伦理审查的专业性、权威性、全过程性及标准化操作规程等，以确保受试者安全、健康和权利不受损害，确保临床试验符合生命科学的伦理。

二、中医生命伦理与生命科学技术的发展

传统中国学术体系，一般被认为是奠基于秦汉时期，中医学作为中国传统学术的重要组成部分，自然也不例外。在两千多年前的春秋战国时期，中医学已较早地完成了第一次大的发展，并延续至今，反映出中医理论体系存在着固有的内在结构特征。[①] 流传至今的《黄帝内经》依然是当今中医学理论的元典，成书于东汉时期的《伤寒杂病论》仍旧是当今中医学临证治疗的基本依据。历代中医学人在"尊经"的基础上，于两千余年的医疗实践中，不断地在自身诊疗经验的基础上丰富着中医学的理论体系。

中医理论、技术的不断更新，也同样带来了相应的伦理问题。中医学者在应对新出现的伦理问题时，秉持"参天地、赞化育"的基本观点，要求顺应天地自然之道、扶助生命化生，亦即遵循着生生、顺道的基本伦理规范，仁、和、精、诚的伦理原则。如本草学的发展过程中，医学用药的范围不断扩展，其中动物药的使用便引发了孙思邈的伦理学思考。《备急千金要方·大医精诚》说："自古名贤治病，多用生命以济危急，虽曰贱畜贵人，至于爱命，人畜一也，损彼益己，物情同患，况于人乎。"他认为，自古圣贤治疗疾病，多使用具有生命的药物以扶危济困，虽然说人与动物相较，人命更贵重，但从爱护生命的角度而言，人与动物的生命同等宝贵，损彼益己，并不可取。他进而鲜明地提出"夫杀生求生，去生更远"的观念，认为杀生以济生，背离了"参天地、赞化育"的"生生"之道。因此，即使医疗技术有了较大发展、对药物的

---

① 孙喜灵，姜伟炜，刘卓军，等. 中医理论演进的动力学进程及其矢量指向［J］. 中医杂志，2016，57（24）：2071−2074.

认知水平有了很大提升，孙思邈在临证、编撰《备急千金要方》之时，仍较少使用动物类药物，正如他所说"吾今此方，所以不用生命为药者，良由此也"。但孙思邈并非绝对禁止使用动物药，他提倡"人命至重，有贵千金"，在坚守不"杀生求生"的前提下，面对必须使用动物药以救人性命的情况时，他提出"其虻虫、水蛭之属，市有先死者，则市而用之，不在此例。只如鸡卵一物，以其混沌未分，必有大段要急之处，不得已隐忍而用之"。这反映了孙思邈在面对不断扩充的用药种类时，已具备对生命伦理的思考，并提出了应对医疗实践中用药伦理问题的行为原则。

此外，在遵循天地之道的同时，中医学也重视技术更新、理论发展，并将之视为"补造化"。如种痘术的发展，虽早在魏晋时期葛洪即已在其《肘后方》中记载了具有传染性的虏疮（一般认为即天花），但也仅是对症治疗。此后，历代医家都在不断应对这种烈性传染病，至明代隆庆年间，人痘术这一免疫疗法得以发明。《痘科金镜赋集解》记载："闻种痘法起于明隆庆年间，宁国府太平县，姓氏失考，得之异人丹传之家，由此蔓延天下。至今种花者，宁国人居多。"清代《张氏医通》《医宗金鉴》等书更为详细地记述了种痘术的发展，将之扩展为四种方法，即痘衣法、痘浆法、旱苗法、水苗法，使人痘术这种"新兴"技术得以进一步发展，有效地预防了天花的发生。这类技术的更新，即是在"参天地、赞化育"的基础上，弥补天地造化中的困厄之境。此类针对传染病的预防技术，也存在于瘟疫的防治之中。简言之，对瘟疫的防治，同样是对天地无常、疫疠之气的预防、应对，同样是为"赞化育"而立的"补造化"之功。恰如清代周扬俊在《温热暑疫全书》中对古人防疫的论述，"若夫疫气，则不论富贵贫贱、老幼男女、强弱虚实，沿门阖境，传染相同，人无得免者，此唯大兵大荒之后有之，而饥馑之年尤甚。流离满野，道相望，或趋乡镇，或集郡邑，或聚都城，安置失所，赈济寡术，九重万里，呼答无门，三五为群，死无虚日，千百一，埋藏不深，掩盖不浓，时至春和，地气转动，浮土塌陷，白骨暴露，血水汪洋，死气尸气，浊气秽气，随地气上升，混入苍天清净之气。而天地生物之气，变为杀厉之气。无形无影，无声无臭，从口从鼻而入，直犯脏腑，正气闭塞，邪气充斥，顷刻云亡，莫可救药……"《礼记·月令》云："孟春之月，先王掩骼埋。正以是月天气下降，地气上升，诚恐骼秽恶之气，随天地之气升降，混合为一，有害人物，故掩埋之。此预补造化，大有功也。"此即认为瘟疫会导致人与人之间交叉传染，需于春和之时深埋染病病亡者的遗骸，以防骸骨秽恶之气浮散，播散瘟疫。这类瘟疫预防的理念、技术即被认为是补天地造化之不及，有功于世。

由此可见，中医学理论、技术并非在《黄帝内经》《伤寒杂病论》构建了理论、技术体系之后止步不前，而是在其框架下不断发展，并在"新技术""新方法"不断涌现的过程中，产生了对新技术、新方法的伦理学思考。正如前文所述，孙思邈基于"爱命"而提出"人畜一也"，反对杀生求生。周扬俊针对防疫提出"补造化"的伦理思想。可见，历代医家在医疗实践的不断累积、更新中，形成了一定的应对新技术所引发新问题的观念和方式。

那么，如何利用中医生命伦理思想应对当今以分子遗传学为核心的"生命科学技术"带来的伦理问题？古代中医自然无法直接应对，但在中医诊疗技术创新、更新过程中累积的伦理思考、原则却可资借鉴，可用来指导人们反思当今生命科学技术不断更新带来的道德风险和伦理价值。

其一，应把握"参天地、赞化育"的基本观念。中医学认为，医学具有"参天地而赞化育"的使命。如清代医家柯琴在《伤寒论翼》中说："治杂病者，以《伤寒论》为无关于杂病，而置之不问。将参赞化育之书，悉归狐疑之域。"又如《医学纲目》中所载："夫运气之道，上古圣人所以参天地赞化育者也。盖流行于天地间，有化有变，其化也，在人为生育；其变也，在人为疾死。故赞化育以济其生者，必先制其疾以拯其死，此则医道之所由设，使有生者无夭折、享寿考，而其德业可与天地参矣。"又如章楠在《医门棒喝》中说："以故分为五行，列为六气。正如声韵之有节奏，方可循序调和，以归于平，此圣人法则天地，而为参赞化育之制度也。"诸多医家均认为中医的重要使命即是参天地而赞化育。

中医生命伦理思想提倡生生、顺道，主张遵循生命之道，顺应天地孕育万物的自然之道。生命之道中隐含了维护自然界正常秩序，保持人与自然、人与人之间关系平衡的法则。自然界是个内部不断发展演变的系统，天然便拥有维护其自身内部平衡的能力。人为天地所生，虽然可以在一定程度上改变自然，但仍然要受到自然规律的制约，遵循"生长化收藏"的天地演化之道，"而尽终其天年"。"尽年"的思想，要求人们自然地穷尽天赋之寿年，不中道轻生、弃生，明确反对人们自杀。天地乃人普遍意义上的父母，人皆"受命于天"，每一个人都负有"尽其所受乎天"的天赋使命与义务。[①] 人不可肆意改变自身和其他生命的自然发展进程。在这一基本认识之上，可以以是否遵循"参天地而赞化育"为基本尺度，进而拷问现代生命科学技术研究及运用是否以人为主体且以人的发展为目的，是否有利于人类整体利益的发展，是否符合人类发展

① 罗祥相. 庄子"尽年"思想生命伦理义蕴发微［J］. 现代哲学，2019（2）：143－148.

的基本规律。

其二，应倡导"补造化"的生命伦理准则。中医学认为"补造化"是医学的终极意义。明代张景岳在《类经图翼》中说："夫生者，天地之大德也。医者，赞天地之生者也……盖人之有生，惟天是命，天之所毓，惟人最灵。故造化者天地之道，而斡旋者圣人之能，消长者阴阳之机，而燮理者明哲之事，欲补天功，医其为最。"新技术的产生与发展，仍应在"补造化"的目的内开展。

是补"造化"之功，还是破"造化"之机？成为当前文化背景下，从伦理学角度评判生命科学技术的重要尺度。衡量生命科学技术发展的伦理价值要看其是否对人的生命有利，而不是生命科学反过来威胁人的健康发展。有利与有害往往共同存在。生命科学技术可以造福于人，也可以伤害到人，关键的评判依据是目的的道德出发点、行为的伦理辩护，以及结果的价值权衡。现代生命科学技术中的克隆、转基因、干细胞、无性生殖等技术在伦理上都有巨大的争议，根本原因就是无法比较其在短期内给人类带来的利益与长期破坏生命原有平衡要付出的代价。例如生殖技术可以操纵、干预自然生殖过程，这一技术既可弥补不育的遗憾，也可以达成社会所需的优生目的，可以认为是对天地"造化"之机的弥补，从而使生命得以在其规律中发展。与此同时，如无限拓展生殖技术的应用边界，滥用这一技术，使遗传的父母身份与养育的父母身份相分离，就可能破坏以血缘维系的家庭和社会结构，使家庭、社会关系复杂化。倘若出现上述情况，则是超越了补造化的功能，反而破坏了自然造化之机。

第七章
中医生命伦理与健康问题

健康不只是医学、生物学、社会学关心的问题，随着经济、社会、科技的发展以及生态环境的变化等，健康也日益成为现代社会、经济、政治、伦理相交织的重要问题。生命伦理学关于生命价值与生命至上的"善"，赋予了"健康问题"更多的伦理关切。生命伦理学的旨趣在于尊重生命、维护生命、尊重健康、维护健康。在重大疫情和自然灾害不断对生命与健康造成袭击与威胁的背景下，生命伦理学在以个体为对象，专注于保障个人健康权利和个人自主性的同时，也开始关注群体健康。个人"健康"享有"非干涉的自由"，但并不意味着个人可以排斥他人或社会对健康的维护，在突发重大公共卫生事件等特定的生命伦理情境下，社会关系的现实性引导着个人不排斥群体、群体不牺牲个人的相协调的共同的善。中医学常以阴阳与正邪的对立统一来阐释健康，认为健康是一种动态的机体状态，在《素问·生气通天论》中谓之为"阴平阳秘，精神乃治"，认为健康需要人体内部，机体与心理，人与天地、自然和谐统一，体现出健康不只是简单的医学问题，而且与经济、社会、政治、文化、科技、生态、环境等方面紧密相联。

第一节　生命伦理、健康权与健康责任

健康至少包含两层伦理意义：健康权与健康责任。健康是每个人的权利，同时也是一种伦理责任。生命伦理注重个人权利的保障，公共健康伦理强调公共健康的维护。通常认为，公共健康伦理是在生命伦理的羽翼下产生和发展的，公共健康伦理拓展了生命伦理学的视域，使生命伦理关于健康的问题域进一步拓宽。在公共健康伦理的语境下，健康责任是生命体在生命内在本质的要求下，保障个体和群体生命价值和生命意义的存在与发展的必然所在。无论是个体的生命健康权，还是群体的生命健康权，对健康权的尊重、维护与健康责任的承担都是研究健康问题时需关注的核心因素。

一、健康与健康权

健康是一个受关注度极高的概念。传统观念下，人们常将健康与疾病相对

立，认为一个人只要没有生病即是健康。F. D. 沃林斯基在《健康社会学》一书中引述了贝克尔关于健康的定义：健康是一个有机体或有机体的部分处于安宁的状态，它的特征是机体有正常的功能，以及没有疾病[1]。沃林斯基认为贝克尔将健康限定为"没有疾病"并没有包含健康的全部内涵。贝克尔描述的健康状态，是依据生理学标准做出的定义，是单一的生物医学模式下的定义，即健康是没有疾病的状态。随着自然科学和生物医学的不断进步，人们对疾病的本质及规律有了更加深刻的认识，健康的内涵也不断得到丰富及拓展。

1985 年由中国大百科全书出版社和美国不列颠百科全书公司合作编译的《简明不列颠百科全书》认为，健康是使个体能长时期地适应环境的身体、情绪、精神及社交方面的能力[2]，并提出了健康状况不可能十全十美，人不可能"完全健康"。根据这些健康的内涵，沃林斯基围绕健康状况的具体评价，建构了一个基于医学、心理、社会三个维度的"健康三维学说"，并按照三维空间提出了健康状况的 8 种状态，对不同的健康状态做了相应的描述。但事实上，沃林斯基本人也认为，仅有对健康状态的描述是不够的。

人的真实生命状态，或是理想的健康状态，或是疾病状态，或是理想的健康与疾病状态之间交叉或过渡的亚健康状态。对这些不同生命状态的认识、理解及对待，不只是医学问题，还涉及社会、经济、政治、文化、生态、环境等方面。

从健康到健康权，伴随着人类社会的进步与发展。健康作为人维持基本尊严、谋求生存发展不可或缺的条件，已发展成为追求生命品质与美好生活的基础与保障人全面发展的基本权利。马克思指出，健康是人的第一权利……人们为了能够"创造历史"，必须能够生活。《世界卫生组织组织法》强调健康权不因种族、宗教政治信仰、经济及社会条件而有区别，它作为一个人与生俱来的权利，是超越政治、国家、文化、意识形态等而存在的普适权利，是每个人都平等拥有的基本权利。《中国健康事业的发展与人权进步》白皮书（2017 年）提出健康是人类生存和社会发展的基本条件，健康权是一项包容广泛的基本人权，是人类有尊严地生活的基本保证，人人有权享有公平可及的最高健康标准。各个国家对健康权的重视以及健康权体现出的对普适性和平等性追求等，诠释了健康权的精神、内涵与要求。健康权在人类社会发展中的决定性作用与

---

① F. D. 沃林斯基. 健康社会学 [M]. 孙牧虹等，译. 北京：社会科学文献出版社，1999.

② 中国大百科全书出版社《简明不列颠百科全书》编辑部. 简明不列颠百科全书 [M]. 北京：中国大百科全书出版社，1985.

不可替代的地位，表明了健康权是其他一切权利的前提与基础。因而，健康权不仅是生命伦理、公共健康伦理关注的话题，也在政治伦理、环境伦理与社会政治、法律等视域之内。

健康权已载于国际性、区域性的人权条约或各个国家的宪法、民法、环境保护法等多种法条中。根据对健康的不同认识，法学界对健康权的看法大致有以下两种：一是生理健康说，认为健康是指人体生理机能的完善状态，身体的器官不受非法侵害，但对于心理机能的改变不包括在内；另一说是生理与心理健康，认为健康不仅指人体生理机能的正常运转，还包括人的心理的良好状态。事实上，法律对人的健康权的保护，正逐渐从前者向后者过渡，不仅惩戒对公民身体的机能和器官造成侵害的非法行为，而且从身心健康是公民作为民事主体应当享有的基本权利出发，界定了对公民的器质健康、生理健康、心理健康的侵害都构成侵害公民健康权的行为。2019 年 4 月 20 日，民法典人格权编（草案）二审稿提交十三届全国人大常委会第十次会议审议，其中，一审稿中"自然人享有生命权，有权维护自己的生命安全"被修改为"自然人享有生命权，有权维护自己的生命安全和生命尊严"。相较于草案一审稿，这一稿增加了"有权维护自己的生命尊严"的表述，不仅是从法律视角对民法总则中"自然人的人身自由、人格尊严受法律保护"这一基本原则的具体化，也体现了对心理健康的捍卫。

对健康权的尊重、保护与实现是生命伦理建构的"善"的内在逻辑的道德义务，已逐渐成为各个国家与地区的伦理义务，并发展为一项重要的法律义务。遵照《世界卫生组织组织法》，各国必须确保及时获得可接受、可负担且质量适当的卫生保健，并提供健康的基本决定因素，例如安全饮用水、环境卫生、食品、住房、卫生相关信息和教育，以及性别平等，包括通过分配"最大限度可用资源"逐步实现健康权的目标。在生命伦理的语境下，健康即是善，无论医学还是科学技术研究及应用，都需要尊重并实现健康这一"善"的目的。医学自诞生以来，一直以"治疗疾病""救死扶伤""减轻人类痛苦""保护生命""延长生命""恢复健康"为目的。《希波克拉底誓言》《备急千金要方·大医精诚》《日内瓦宣言》等，都体现了医学对人类生命和健康的关怀的道德使命。随着人们对生命、健康和疾病的认识不断加深，医学生物技术极大地提高了治疗疾病的能力，体现出对健康这一"善"的目的的追求。但如果基因编辑等隐含伦理风险的技术被不加限制地应用，最终可能会导致对人类社会、生命本质、健康这一"善"的目的的误读。生命科学技术发展的根本目的在于实现人的健康，增加人类社会的整体福祉，维护人类健康权，需要所有与人的健康相关的活动都遵循生命质量与生命价值、生命神圣的统一。

具体而言，健康权包括健康自由的权利和健康权利两个方面。健康自由是指作为个体的人有权控制自己的健康并且不受任何非自愿的治疗和实验等干涉。健康自由的权利是生命伦理学尊重自主原则在人的健康权利上的体现，包含尊重个人的知情同意权以及不得干预一个有自主决策能力的人的自主选择权。近年来，不乏因患者本人与家属意见不一致，医院无法决策，从而导致悲剧发生的案例，这触发了人们对一个人到底有无权利支配自己的身体与生命健康的反思。当本人与家属意见不一致时，遵循生命伦理原则与健康自由权，医院理应优先尊重患者本人（患者本人意识清醒、具有自主能力）对自己身体健康权的决定，但从医院的角度而言，如果家属不同意，可能产生后续的纠纷与风险。面对患者、家属、医院的伦理困境，健康权与生命伦理价值显得愈发重要。

健康权利是指人们有权享有某种健康保障政策及制度，而相应的健康保障政策及制度能使每个人有均等机会享受最高而能获致之健康水平。健康权利是在生命伦理的公平原则下，以政府为主体，履行政府义务并公平分配社会的各种资源，促进个人与群体的健康与利益，政府应提供条件、创造条件保障人们获得尽可能的健康，并主动采取措施去保障人们健康权利的实现。

二、健康责任

健康是生命体为了生存和发展而趋向最佳生命意义的良好状态及行为选择，这种自然的和后来社会的"选择"共同约束着生命对健康的内在"诉求"。健康问题涉及社会文明进步及每个人的切身利益，健康责任是生命体在生命的本质的要求下，保证个体和群体生命价值和生命意义的存在与发展的必然。对于人的健康而言，保护人的存在价值和能动价值，使之与人的本质相统一，是生命在健康上"伦理价值"的必然表达。

健康责任是一种理性责任，是社会关系中个体、群体、国家和地区根据对人的健康权的定义、共识等，形成的应当或必须履行的带有自律性或强制性的义务。作为义务责任，健康责任更多地表现为一种伦理责任、社会责任。责任不同于职责，其更多地指向个人的外部。健康责任的价值及其意义，要求形成个人与全社会的健康责任认知、健康责任意识与健康责任联动。"健康与责任"两者之间，首先是在承担责任这一前提下对于健康问题的审查与反思，这涉及对个人、医生、政府与社会等多个主体的意识教育和价值引导。

健康责任作为一种伦理责任，倾向于个人之外的他者思维与境遇思维的取向，将个人的健康责任置身于对他人、环境、社会的健康中去思考与探讨。当遭遇涉及健康、临床等具体情境的伦理难题和道德困境时，在寻求生命伦理经典原则支持的同时，应从具体的道德境遇出发，将具体的情境作为伦理选择的起点，将"爱"的责任引入捍卫健康的"善"中，从而做出特定境遇下的伦理决策。在传统生命伦理观看来，健康责任也可以理解为将"义"引入生命价值"善"的伦理导向与伦理规范的体现。

健康责任与个人的能动价值息息相关。人们拥有健康意识，进而体现为一种健康责任，主动保持一个健康的身心，保持正确看待客观事物的能力，并积极地反作用于客观事物，以体现与实现个人生命的能动价值。如若健康意识淡化，不仅会降低个体自身的生命与生活质量，而且也难以实现较高的社会能动价值。可见，健康责任决定着一个人的生命价值，并且影响着生命意义的实现。健康责任的目的在于实现人的存在、发展和价值实现的一致性；健康责任包含生命的功能健康，生命趋于价值"善"的目的的健康，社会与文明对生命健康的趋向与生命价值及生命意义是相一致的。

健康责任是一个重要而复杂的话题，涉及社会健康领域各个方面的"各种各样关系"，也涵盖了对健康关系中主客体利益关系的调整与规范，以及维护健康时存在的各种问题的解决方法。根据健康的责任主体的不同，将健康责任分为以下类型：

（1）个体的责任。健康权赋予了一个人享有健康的权利，但并不意味着有了健康权的个人就一定拥有健康。在享有健康权的同时，个人要维护与保持健康，需要有良好的健康知识、健康素养，这就是个体的健康责任。2016年世界卫生组织的评估报告显示，我国近80％的老年人的死亡源于饮食风险（营养过剩或营养不良）、高血压、吸烟、空腹血糖升高、空气污染（室内及室外）和缺乏体育锻炼。不仅是老年人，缺少体育锻炼、膳食纤维摄入不足、吸烟或被动吸烟、饮酒、过度疲劳等不良生活习惯，已经成为影响全体人群健康的常见原因。对于影响健康的因素，世界卫生组织还做出过以下分析：生物学因素占15％、环境影响占17％、行为和生活方式占60％、医疗服务仅占8％。可见，人的个体行为和生活方式是健康责任中的第一要素。

在"生物—心理—社会"医学的模式下，个体的健康责任不仅包括保持身体的安全与健康，保持精神与心理的和谐、体格与生理的健康，持有乐观向上的生活态度、良好的生活方式，进行积极的体育锻炼，以及合理膳食与适当的休息，都是个体的健康责任的内涵。

（2）医生的责任。医生的责任是指医生群体对人类健康所担负的使命。医院是救死扶伤的"圣地"，医护人员是救治病患的主体。人们习惯于生病以后去医院，逐渐认为医生即是治疗疾病的人。医生这一职业的本质是救死扶伤，为促进人类健康发展而奉献，在这个意义上，医生应当是维护人们健康的人。具体而言，医生的责任是以"善"为行，善待生命、善待患者、善待社会。在医疗活动中医生关注的不应只是单个生物体的某个器官、组织、细胞的病变，诊疗活动中所体现的也不应仅仅是现代生物医学技术的高超，而应当是以人为中心的对生物—心理—社会全方位的整体关怀。医生的责任不仅在于对疾病进行有效治疗，还在于对人们社会、心理、行为因素的关注与重视，包括告诉人们什么样的生活与行为方式是合理的，如何预防疾病与提高免疫力，如何防止病情发展，以及尽可能去减轻患者的痛苦。医生的责任不再只是治疗，而更多的是帮助、指导与安慰，此即所谓"大医"，是对他人、对社会负责的医生。

（3）政府的责任。在健康责任中，政府的责任最为重要，政府应当且必须保护个体的健康权，有效维护社会公众的健康利益，并在健康与医疗相关的政策、制度与行为中彰显健康权的公正与平等。政府的健康责任主要包括：国民医疗保障体系的建立与健全，公共卫生体系的建设与公共卫生状况的改善，国民健康教育体系的完善，全民健身体育设施的建设与提供，健康服务体系的完善与保障，健康生活方式的普及，健康公平的保障，等等。

世界各个国家的政府对于各自公民的健康责任，早在1978年的国际初级卫生保健大会上已达成共识。大会发表的《阿拉木图宣言》提出，政府为其人民的健康负有责任，而这只有具备充分的卫生及社会性措施方能实现。

政府对健康的责任，源于政府的公共职能和健康权的伦理要求。公共的就应当是道德的，在公共领域如果回避或忽视道德的审视，就无法把握公共领域的性质，就无法正确确立公共行政的方向。面对有限的医疗卫生资源与不断增长的健康需求，政府需要加大医疗保险的覆盖面与对经济困窘者的救助，特别是应当采取积极的公共健康措施，尽可能地减轻社会经济不平等及其他偶然因素对健康造成的影响，有效预防与控制重大急性传染病等健康危险因素，尤为重要的是下足功夫做好全民健康教育，塑造全民自主、自律的健康行为，提高全民身体素质。

（4）社会群体的责任。个体生命价值的实现离不开他所在的社会群体，个体的健康汇聚成群体的健康，群体的健康又能促进个体的健康，在这个意义上，自爱与关怀他人没有根本性的冲突。何怀宏先生说一种对他人、同类的恻隐之心和对生命、自然的关切之情，将会提醒我们什么是道德的至深涵义和不懈源泉，提醒我们道德与生命的深刻联系。伦理学视域下的关怀包括消极关怀与积极关怀。消极关怀表现为一种不伤害，即不做出损害他人健康的行为，避免自身行为对他人或群体健康造成损害。积极关怀体现的是一种行善或共济，指积极主动地采取行动以维护和促进自身、他人或群体的健康，其既有利他性，也有互惠性。显而易见，个体健康责任的缺失，除了会影响自己的健康，也可能直接或间接影响他人健康。

马克思说，人的本质是一切社会关系的总和。因此，人的健康也要求一个人具有良好的社会关系。社会的发展离不开人的发展，社会要获得进步与发展，离不开人与人之间的各美其美、美美与共。人在健康发展中需要建构良好的社会关系，这是健康的应有之义。在基本健康得以满足的情况下，人们对内在进一步修心，对外在进一步修形，追求更加美好的生活，从社会健康文化视角思考群体健康问题、承担群体健康责任并带动个体健康则显得尤为重要。顺应社会群体的互助与聚合，社会组织理应大力宣传群体健康意识，通过群体健康责任带动个体健康责任的实现。

三、生命伦理与公共健康伦理

生命伦理重视个体的生命健康权，公共健康伦理以集体利益、公共健康为目标，两者看似原则对立、理论对立，实则有着相通的价值旨趣。人的社会属性决定了个体健康与公共健康密不可分，个体健康需要在公共健康中得以实现，公共健康是为了最大程度上促进个体健康。由此可知，要建构公共健康领域中的伦理责任，不仅需要公共健康伦理，也需要生命伦理，它们都对社会关系的现实场景与特定道德境遇保持敏感，在引导和规范个体、医者、社会群体、政府等健康责任主体行为的过程中，应力求协调各主客体之间的各种关系。

事实上，公共健康尽管以群体为对象，但群体是由每一个独立的个人组成的，因此，考虑群体健康时不可能完全排除对个人健康的考量。换言之，公共健康伦理以集体利益、群体健康的"公共善"为目标，但并不必然意味着个人健康受损害，甚至牺牲个人健康。生命伦理并非使个人利益完全地、绝对地凌驾于集体利益之上，公共健康伦理也没有将集体利益置于绝对优先的地位。

生命伦理与公共健康伦理并不是完全对立的。在讨论伦理概念与伦理问题时，生命伦理的公平原则、无害原则可以支持公共健康伦理，而公共健康问题的处理，也拓展了生命伦理的问题域，如个人自主权和趋向人口健康的关爱等。

　　总之，健康社会需要建立起健康责任共同体，追求"善"，规避"恶"，本着生命至上与生命共同体原则，推动生命伦理学与公共健康伦理的相通互惠，为种种可能的伦理冲突的和解提供思路。

第二节　中医生命伦理与健康

　　中医学在战国秦汉时期的学术体系中被归入术数，别立为"方技"一类。《汉书·艺文志》称"方技者，皆生生之具"。中医学学术体系自奠基、形成之际，即不仅仅是治疗疾病，而是将一切有关延续生命、化生生命的理论均纳入其中。这一构架使中医学超越了单纯地认知疾病、治疗疾病的狭隘范畴，对健康的思考同样是其题中之意。

　　近年来，随着人类社会发展和疾病谱的变化、医学理论的发展、健康需求的不断增加，人们提出了"生物—心理—社会"医学模式，认识到健康不应只是一个静态的概念，不应被看作局限在某个层面的一种状态，而是一个动态过程，是以生理、精神和社会潜能为特征的完好状况，应能够满足与年龄、文化和个人责任相当的生活的需求[①]。这一认知与中医学关注人与自然、与社会、与他人、与自我和谐共处的理念趋于一致，也与中医学所倡导人的健康与否取决于人与"他者"整体变化的和谐度相关。由此可知，中医学更加注重人与"他者"关系的动态变化过程，而不仅仅关注疾病本身，提出了"未病先防""既病防变""瘥后防复"的理论，倡导"不治已病、治未病"的思想，体现了中医学对健康认知的理论境界。

一、中医的"平人"健康观

　　现存传世典籍中，成书于战国至东汉时期的《黄帝内经》载录了中医学现存最早关于健康认知的系统论述。其中所述的"平人"，可看作是中医对健康认知的总概括。那么何谓"平人"？人体自身阴阳平衡、气血调和，人与天地和谐相处，即可认为是"平人"。正如《素问·生气通天论》所说"阴平阳秘，精神乃治。阴阳离决，精气乃绝。"人身阴阳平衡，则形神融洽，身体康泰；

---

　　① 李灿东. 中医健康管理学［M］. 北京：中国中医药出版社，2019.

若阴阳失衡，则精气分离，形神分离，生命消逝。因此，唯有阴阳平衡，人才能维系健康状态。如果由于致病的三因（即内因、外因、不内外因）的干扰，人体自身，人与自然、社会的平和的状态失衡，则身心会产生病态或趋于产生病态。

由此可知，中医学注重从动态观察生命，注重人体自身、人与天地整体的平衡，将健康视为一动态平衡的状态。《素问·三部九候论》称："必先度其形之肥瘦，以调其气之虚实，实则泻之，虚则补之。必先去其血脉而后调之，无问其病，以平为期。"通常意义上的"健康"，中医学认为即是健康状态，应之阴阳平和的未病状态，正如《素问·平人气象论》所说"平人者，不病也"。人体是一个内外联系、自我调节的整体，健康应是形体内部气血、脏腑和内外诸部，以及形体与自然、社会间的和谐平衡状态，亦即《黄帝内经》所说的"阴阳自和""神与形俱""天人合一"的生命应然状态。这一认知，对当今社会在"生物—心理—社会"医学模式下认知健康具有独特优势和应用价值。具体而言，中医学所认识的"平人"状态大致包含以下三方面。

（一）阴阳和

中医学对人体健康的认识中，认为"阴平阳秘"是人体维系健康的最基本原则。《素问·阴阳应象大论》说："阴阳者，天地之道也，万物之纲纪，变化之父母，生杀之本始，神明之府也，治病必求于本。"中医认为阴阳是天地万物必须遵守的根本法则，治疗疾病同样需以此为根本。所谓阴阳平衡，是将人、人与外界看作一个始终处于动态平衡过程中的有机整体。阴阳的平和，是达成平人的基本条件，正如《素问·调经论》所说："阴阳匀平，以充其形，九候若一，命曰平人。"

在阴阳的动态平衡中存在多种变化情况，包括阴阳之间的互根互化、消长平衡，体现于人体本身，则是脏腑之间的相生相克、相互制约关系，气血津精之间的相互化生，此消彼长。正如《灵枢·始终》所说："形肉血气必相称也，是谓平人。"气血形肉间相称、均平，是平人的必要条件。又如《灵枢·本脏》所说："人之血气精神者，所以奉生而周于性命者也……是故血和则经脉流行，营复阴阳，筋骨劲强，关节清利矣。卫气和则分肉解利，皮肤调柔，腠理致密矣。志意和则精神专直，魂魄不散，悔怒不起，五脏不受邪矣。寒温和则六腑化谷，风痹不作，经脉通利，肢体得安矣。此人之常平也。"不论是气血、营卫等气血津液，还是志意、寒温等人与内生、外感诸气，均应维系对立统一之阴阳平和关系，从而维系机体康健的应然状态。

（二）形神和

除了物质基础的和合，"平人"还需维系形体与精神和合，亦即"生物—心理"的均平状态。"形神合一"是中医学重要的生命观念之一，将形体与精神之间的和谐统一看作生命得以生成、化生，人体得以维持健康的条件之一。所谓"形"，即指人的生物属性和自然属性，主要代指人之形体，具体包括构成人体的脏腑、经络、气血精津、五官九窍、四肢百骸等物化的存在。所谓"神"，则是人的心理、道德等社会属性。具体包含两个层次：广义的神，即人的意识、精神；狭义的神，包括思维、意志、情感等。

形、神是构成生命的两大基础要素，二者之间存在着相互依存、相互制约的关系，与阴阳相仿，是一组对立统一的整体。生命的产生是形俱而神生的结果，又如《灵枢·天年》所说："血气已和，荣卫已通，五脏已成，神气舍心，魂魄毕具，乃成为人。"形体已具，神相附合，方能成人。如果形体衰败，神气游离，则导致疾病；神气离散，则生命消亡。正如《灵枢·天年》所言："百岁，五脏皆虚，神气皆去，形骸独居而终矣。"脏腑衰败，神无所依，形神皆去，则生命消亡。此外，中医学理论还曾提出"得神者昌，失神者亡""神转不回，回则不转"等观点，同样说明神形相合是保持健康、维系生命的状态所必需的。"故能形与神俱，而尽终其天年，度百岁乃去"（《素问·上古天真论》），则从另一个方面论证了形神间的相互影响、和谐统一，指出若能达成形神相具，则生命可得正常化生，从而尽人生应有之"天年"。

总之，生命的存在，健康状态的保持，要求形体与精神和合，保持"形与神俱""形神统一"的状态。正如《素问·上古天真论》所说："恬惔虚无，真气从之，精神内守，病安从来。是以志闲而少欲，心安而不惧，形劳而不倦……故美其食，任其服，乐其俗，高下不相慕……是以嗜欲不能劳其目，淫邪不能惑其心……愚智贤不肖不惧于物，故合于道。"精神内守形体，形体寓舍精神，病安从来？

（三）天人和

中医学在"气一元论"的宇宙本体论和"取象比类"的思维方法的基础上，提出了"天人一体"的天人观念。《素问·宝命全形论》称："人以天地之气生，四时之法成。""夫人生于地，悬命于天，天地合气，命之曰人。"说明气是构成人体的基础，生命源于天地之气。《素问·六节藏象论》又说："天食人以五气，地食人以五味。五气入鼻，藏于心肺，上使五色修明，音声能彰。

五味入口，藏于肠胃，味有所藏，以养五气，气和而生，津液相成，神乃自生。"天地之气为人体脏腑的化生提供了五气、五味，从而构建了形体，住舍精神。因此，人与天地同源而生。《灵枢·经别》又说："人之合于天道也，内有五脏，以应五音、五色、五时、五味、五位也；外有六腑，以应六律。六律建阴阳诸经而合之十二月、十二辰、十二节、十二经水、十二时、十二经脉者，此五脏六腑之所以应天道。"人与天地在构成方式上也存在着相应关系。在生命过程及其运动方式方面，中医学认为人生、长、壮、老、已的生命过程与天地自然节律密切相关，天地自然的一切变化都可以影响人体并使之相适应。如《灵枢·五癃津液别》说："天暑衣厚则腠理开，故汗出；寒留于分肉之间，聚沫则为痛。天寒则腠理闭，气涩不行，水下流于膀胱，则为溺与气。"说明人需要顺应着自然的规律进行生命活动。在"天人合一"观念的基础上，中医学形成了以阴阳五行学说、藏象经络学说为核心的病理观、辩证观以及防治原则、养生思想。

健康不仅是人体自身小宇宙中的阴阳平和，更是要保持人与天地（大宇宙）间的和均平调关系。这就要求人在"生物—社会"模式下，顺应自然、社会环境的节律，达到人体小宇宙与天地大宇宙间的均平统一，保养正气，使外来邪气不可干，从而保持健康的状态。《灵枢·顺气一日分为四时》说："夫百病之所始生者，必起于燥湿寒暑风雨，阴阳喜怒，饮食居处。气合而有形，得脏而有名，余知其然也。"其中，"燥湿寒暑风雨"即为自然环境所有，人对此类虚邪贼风，应避之有时，从而避免外因所致疾病。对于喜怒、饮食、居处则应各从所宜，避免身外嗜欲过度，养护不及，避免情志、饮食等内因所致疾病。这说明了正确处理人与自然、与社会、与他人的关系，保持人体自身与外界的和谐均平，顺应自然和社会环境，是保持人体健康的重要因素。

二、中医学中影响健康的因素

中医学理论经过数千年的发展，不仅在认知生命、健康、疾病的基本范畴和应对疾病的方法等方面有所建树，也系统总结了可能对健康产生影响的因素，亦即可能打破"平人"的生命应然状态的因素，并将之划分为先天、后天两大类。

（一）先天因素

先天因素指人出生之前即已存在的因素，包含了各类遗传信息，亦称先天禀赋。禀赋的不同，自然会影响个体的生长发育，从而影响人一生的健康状态。先天因素是伴随生命而产生的，正如《灵枢·天年》所言"以母为基，以父为楯"。《灵枢·决气》又说"两神相搏，和而成形"，即指父母将携带自身遗传信息的精气融合，从而开启新的生命过程。人自有其禀赋，从而产生不同的生命状态。《灵枢·阴阳二十五人》说："黄帝曰：余闻阴阳之人何如？伯高曰：天地之间，六合之内，不离于五，人亦应之。故五五二十五人之形，而阴阳之人不与焉。其态又不合于众者五，余已知之矣。"人合天地之气，秉父母之精而成形，可因禀赋不同而纳入木、火、土、金、水五种类型之人，五行之中复有五行，故成二十五种禀赋不同之体质阐释模型，即大众所熟知的"体质"。体质的偏倚之性，会导致机体对各种致病因素的易感性和耐受性不同，进而对人的健康产生深远影响。

（二）后天因素

相对仅来源于父母的先天因素而言，后天因素则更为复杂。后天因素即人出生之后所接触到的各种因素，涉及衣食住行各个方面。相较于先天因素，后天因素以与人联系更为紧密的形式潜移默化地影响着生命健康。具体而言，后天因素主要包括气候、地域、饮食、起居、情志、年龄、社会环境等。

1. 气候、地域因素

宋代陈无择在《三因极一病证方论》中说，"六淫者，寒暑燥湿风热是""然六淫天之常气，冒之则先自经络流入，内合于脏腑，为外所因"。天地之间本有寒、暑、燥、湿、风、热六气，六气太过、不及，则成非时之气，化为"六淫"，触冒人体，导致各种外感疾病。而地域不同，风土各异，也是影响健康的关键因素。如《素问·异法方宜论》载："故东方之域，天地之所始生也，鱼盐之地，海滨傍水，其民食鱼而嗜咸，皆安其处，美其食。鱼者使人热中，盐者胜血，故其民皆黑色疏理，其病皆为痈疡，其治宜砭石。"不同地域，物产不同，人们生活习性不同，会影响机体体质，进而导致生理情况、健康状态、疾病谱系不同。

2. 饮食、起居习惯

饮食、起居同样会对健康、寿命产生重要影响，医家自古即重视这类因素。如《素问·上古天真论》说："上古之人，其知道者，法于阴阳，和于术数，饮食有节，起居有常，不妄作劳，故能形与神俱，而尽终其天年，度百岁乃去。"其中，"饮食有节，起居有常"即是对饮食起居所提出的要求。饮食有节包含了谨和五味、饮食节律均有一定规律，而无太过或不及。苏轼在《上神宗皇帝书》中说："善养生者，慎起居，节饮食，导引关节，吐故纳新。"《老老恒言》也说："食取称意，衣取适体，即是养生之妙药。"由此可知，饮食、起居也是影响健康的重要因素。

3. 情志性情

宋代陈无择在《三因极一病证方论》中说，"七情者，喜怒忧思悲恐惊是""七情人之常性，动之则先自脏腑郁发，外形于肢体，为内所因"。七情本为人正常的精神表现，但七情妄动则会致使脏腑气血郁滞，内发脏腑、外及肢体，导致疾病。《素问·调经论》也称："喜怒不节则阴气上逆，上逆则下虚，下虚则阳气走之。"情志过度可致阴阳逆乱，失其常态，使"平人"不平，产生气血阴阳偏胜、偏衰之差异。《四圣心源·五情缘起》对诸情志病变做了进一步论述，其称："心之志喜，故其声笑，笑者，气之升达而酣适也。肾之志恐，故其声呻，呻者，气之沉陷而幽郁也。肝之志怒，故其声呼，呼者，气方升而未达也。肺之志悲，故其声哭，哭者，气方沉而将陷也。脾之志忧，故其声歌，歌者，中气结郁，故长歌以泄怀也。"

此外，年龄、社会环境等因素同样会对健康、生命状态产生影响。与自然节律相仿，人生亦是生、长、化、收、藏的过程，生老病死是生命常态。在不同年龄阶段，人有不同的生理特点，因此，健康、疾病的发展也有不同，《素问·阴阳应象大论》说："年四十，而阴气自半也，起居衰矣。年五十，体重，耳目不聪明矣。年六十，阴痿，气大衰，九窍不利，下虚上实，涕泣俱出矣。"在四十、五十、六十等不同的年龄阶段，人体的生命状态不同。因此，在不同年龄阶段，影响健康的主要因素也有所偏重。在社会因素中，家庭状况、经济状况、社会地位、职业环境、社会安定与否等都会影响人的健康状态。如战争年代，则人多因战争夭亡，难尽天年。疫疠大作，往往有人会因瘟疫流行而死于非命。富庶之家，往往多"膏粱"之变。贫穷之家，则多虚劳之疾。所以人在社会环境中的处境，同样会对人的生命质量、健康状态产生影响。

总之，中医在看待影响健康的诸因素时，不仅从人身出发，而且将人身小宇宙置于天地大宇宙之中，注重从先后二天、从天人整体出发，全面观照禀赋、环境、情志和生活习惯等因素对健康的影响，遵循了《灵枢·本神》所说："故智者之养生也，必顺四时而适寒暑，和喜怒而安居处，节阴阳而调刚柔，如是则僻邪不至，长生久视。"

三、健康问题的中医伦理对策

健康，是人维持尊严、谋求生存发展不可或缺的基本条件。古往今来，任何成就的达成，都必须以健康的身心为基础。因此，身心健康是人们的普遍追求。人各有其"天年"，如同日升日落、四季更迭一般，有其化生发展的总规律，其间往往又会经历"风雨晦暝"的坎坷起伏，成为生命总趋向下的"插曲"。对健康的向往，即是意欲顺利、幸福地度过"天年"，而不是在身体的病痛、压抑的心理下度过本该幸福快乐的一生。这一观念，自古如是，恰如《庄子·大宗师》所说："知人之所为者，以其知之所知以养其知之所不知，终其天年而不中道夭者，是知之盛也。"这里，庄子将智慧的最高境界定义为知道而能尽终自然天命而不夭折。

随着社会经济的不断发展，人民生活水平的日益提高，健康得到了更为广泛的关注，越来越多的人追求延长生命、提升生命质量。改革开放以来，社会经济的发展带来了物质生产资料的极大丰富，医疗卫生条件得到不断提升，我国居民的平均寿命日渐增加，孕妇、新生儿死亡率日趋下降。根据《2018年我国卫生健康事业发展统计公报》显示，我国居民人均预期寿命由2017年的76.7岁提高到2018年的77.0岁，孕产妇死亡率从19.6/10万下降到18.3/10万，婴儿死亡率从6.8‰下降到6.1‰。可见，我国在寿命与孕产卫生保健方面，已取得了长足的进步。

但与此同时，社会发展也带来了生活方式、经济文化、社会环境等的变化，带来了新的健康问题。诸如生活方式的改变，使得吸烟率相对升高，人们饮食结构失衡，脂肪、糖类摄入普遍超标，由此造成了营养不均衡、慢性病和癌症高发、体质减弱、亚健康状态普遍等问题。经济文化的变化，影响了人们思考问题的方式、观念和思想意识，同时较快的生活节奏，使得压力、紧张成为人们越来越常见的心理状态，心理健康问题突出，甚至精神障碍患者日趋增多。社会环境的改变，工业化、都市化促进了社会经济文化的繁荣，但带来了人口聚集易发传染病的问题，同时环境污染引发了诸多职业病，城市病日趋严重。此外，高新技术的发展应用，也引发了一些新型疾病，如网络依赖所引发的心理疾病、人造恒温环境所导致的"空调病"。新医疗技术、不断更迭的药品，则带来了由新技术滥用、抗生素滥用、保健品滥用等所导致的诸多健康问题。总之，社会经济、科技文化的发展既促进了健康问题的解决，又在不断引发新的健康问题。

要解决我国层出不穷的各种健康问题，需要有合理、完整、符合文化传统的生命伦理理论提供决策支持。中医生命伦理学体系的构建，中医生命伦理规范的提出，为解决当今社会现实的健康问题提供了可能。在中医生命伦理"平人"的健康观之下，处理健康问题时，既要符合传统"天人"观念，又要符合当前"生物—心理—社会"医学模式，以中医生命伦理诸规范为依据，择取应对策略，可直接评价和指导人类对于健康问题的行为。

应对健康问题，应审视其是否符合生生之理。"生生之理"所讲述的包括天、地、人的生命系统，较为系统地回答了中医生命伦理对生命本源、应然的认知问题，而健康正是生命的应然状态，人的行为是否满足使生命不断化生、不断更新的目标，是评判其是否为应对健康问题的"应该"的重要标准。如生命科学技术应用于健康保健、公共健康卫生政策调整时，是否能促进个体生命的化生、发展，则成为评判其合理与否的重要标准。又如个体在对待自身、他人的健康时，有效促进了健康的延续、生命质量的提升，而不是选择破坏生命进程节律，导致破坏健康的诸因素产生，亦是应对健康问题的规范。再如克隆技术、器官移植、基因研究等高新技术应用于健康领域，是为正常提升健康水平、延缓衰老，若不是为了提升健康水平，而是为非法加强某一方面的生理功能，则超越了"生生"范畴，不合于生命发展的基本规律。

应对健康问题，应审视其是否顺天人之道。在生命健康领域，顺天人之道即是在追求以"平"为期的生命状态过程中，顺应人体自身，顺应人与自然、社会发展规律的和谐均平之道。以具有维系健康作用的养生行为为例，评判其是否合理的重要准则即在于是否符合人体不同阶段以及不同个体的健康需求，是否符合自然节律和社会发展情况。如对养生食品、药品的选择，不应单看药品、食物所标定的"有效成分"，若人云亦云，看似养生，实则脱离了个体健康需求，实则害生。又如对养生方式的选择，不应简单地孤立看待某种方式，而应将之置于自然节律、社会环境以及个体需求之中考察，审视其是否符合"天人"整体观下的健康需求，避免因追求健康而背离天人之道，从而与追求健康之目的背道而驰。

应对健康问题，应审视其是否秉持"执中"之法。在生生之理、顺应天地之道的基础上，在具体的生命健康问题实践中，也应坚持把握阴阳平衡、不偏不倚的"执中"之法，将之作为基本的方法论和伦理规范之一。当今人们对健康的追求，不少是通过饮食调护的，如忽略"执中"，不辨个体体质，偏于一味，则不利于追求阴阳之平衡，而有害于健康。早在《灵枢·五味论》中即有言："五味入于口也，各有所走，各有所病。酸走筋，多食之令人癃；咸走血，多食之令人渴；辛走气，多食之令人洞心；苦走骨，多食之令人变呕；甘走肉，多食之令人悗心。"孙思邈在其《备急千金要方》中说"五味不欲偏多，故酸多则伤脾，苦多则伤肺，辛多则伤肝，咸多则伤心，甘多则伤肾"，即认为饮食偏重于一味，则会有损健康。

　　总之，在应对健康问题时，中医生命伦理提供了基于两千余年医疗实践、理论构建的伦理对策、准则。其要求是，应对健康诸问题时，应将其置于"天人"的视野下全面评价，以追求人体自身、人与自然、人与社会之间的平衡为目标，坚持顺应生命化生之理，顺应天人演变节律，秉持中道、不偏不倚，如此才能以合理的方式维护健康，达到阴阳、形神、天地人之间的平衡。

第八章
中医生命伦理与生命教育

泰戈尔说，教育应当向人类传送生命的气息。人们需要正确的引导和教育，需要生命关怀，才能形成正确的生命意识，才不会轻率地对待自己的生命，才更不会草营人命，从而明白生命不仅共存而且共通。就生命教育的"本土化"而言，中医生命伦理与生命教育具有互根互生、相辅相成的关系。

首先，中医生命伦理所凝结的思想、原则、范畴的实践需要通过生命教育才能更好地完成。生命不是简单地作为肉体而存在，它还包括了道德的约束与伦理的制约。生命的延续不仅仅是知识的累积、能力的发展、道德水准的提高，更是生命的活力得以展现，生命个体获得生的价值、实现生的意义的过程。要让人们更好地认识生命、了解生命、接受生命并尊重生命，则需要运用独特的教育理念。中医学在两千余年的探索生命、认知生命、保养生命、疗愈生命的实践过程中，形成了一系列关于"生命"的伦理思想，涵盖了"生生""顺道""执中"的伦理规范、"和合""尊生""仁义"的伦理范畴，以及"仁""和""精""诚"的伦理原则。中医往往从天与人、人与人、人与物的关系探讨生命应然、本然及生命应有之义，故而其关于生命的思想、原则、范畴不仅可运用于医学领域，更应推而广之，成为每个中国人树立正确的生死观、生命价值观的基本出发点，成为合理处置当前政治、生态等方面伦理问题的必要参考。欲达到此目的，则需通过广泛的生命教育，将中医生命伦理的概念贯彻其中，使中医生命的理念得以影响、塑造人们对生命、生死等的观念，进而指导人们的行为，真正使中医生命伦理思想、原则、范畴的实践实现其应有的价值。

其次，中国本土化的生命教育需要中华民族文化认同的中医生命伦理充实其内涵。现代生命教育最早由美国提出并实践，因其自身的文化背景，美国生命教育的内容主要分为生命认知教育和生死意识教育两大类。英国的生命教育则主要以公民教育为主，辅以个人、社会和健康教育的内容，是集自我生命、自我生命与他人生命、自我生命与社会、自我生命与环境于一体的生命教育。不同国家对生命教育的内涵认知不同、侧重不同，产生差异的原因在于文化传统、社会制度、民族心理等的不同。同样，我国的生命教育亦需符合中华民族文化传统的生命观念。中华文化的主流是关于"生"的文化。中医作为中华文化中最直接面对生命和疾病的"生生之术"，形成了根植于中国传统生命哲学的中医生命伦理理念，并在长达两千余年的实践中不断发展，这使得中医生命伦理成为最符合中华文化传统的生命伦理体系。因此，生命教育在中国的本土化，有必要借助中医生命伦理的诸多理念充实其内涵。

第一节　生命教育

一、生命教育的含义

美国学者杰唐纳·华特士在首次提出"生命教育"的概念时，认为生命教育是为学生快乐而成功地生活做准备的教育活动，是一种以提升学生的精神生命为目的的教育活动。华特士对生命教育这一概念做出了基本的定义，称其为提升精神生命和使学生快乐生活的教育活动。此后，我国学者在此基础上做了进一步阐述，丰富了生命教育的内涵。

如我国学者刘济良认为生命教育就是在学生物质性生命的前提下，在个体生命的基础上，通过有目的、有计划的教育活动，对个体生命从出生到死亡的整个过程，进行完整性、人文性的生命意识的培养，引导学生认识生命的意义，追求生命的价值，活出生命的意蕴，绽放生命的光彩，实现生命的辉煌；并结合中国教育实情，认为生命教育应当更加强调的是生命的个体性、完整性、过程性、人文性。生命教育应破除将学生作为抽象个体看待的观念，还原真实的生命、鲜活的个体，从个体意义上探究生命教育。该定义破除科学主义、认知主义、理性主义从知识、感情、意志、行为等层面对生命的分割，强调生命的完整性对生命教育的重要意义；强调生命的过程性，提高人们对生命由生到死全过程的认知，特别是对死亡的认识和理解；强调生命的人文性超越生物性，通过重视精神生命、价值生命等，提升生命的人文性。这一定义对我国学者认识生命教育的内涵具有广泛影响。此外，较具有代表性的还有周红卫提倡从基于生命的教育、关于生命的教育、为了生命的教育三个维度认知生命教育的内涵；冯建军认为生命教育是教人认识生命、保护生命、珍爱生命、欣赏生命，探索生命的意义，实现生命价值的活动，或者说在个体从出生到死亡的整个过程中，通过有目的、有计划、有组织地进行生命意识熏陶、生存能力培养和生命价值升华，最终使其生命价值充分展现的活动过程，其核心是珍惜生命、注重生命质量、凸显生命价值。

我们认为，生命教育通过多种教育途径，教导人们正确认知生命过程、生命应然、生命价值，使人们珍惜生命，注重生命质量的提升以及生命价值的实现。同时，生命教育应是贯穿生命全过程的教育，因此，其对象不应局限于学生，而应拓展至普通大众。生命教育既关注个人的生存与生活，也关注个人的成长与发展，更关注每一个人的价值与本质。生命教育的核心目标在于生命知识和生命意义的传授，最终实现人的生命存在价值和能动价值，让每一个人都能认知自己，认识到自己生命中的优点与亮点并将之全部展现出来，还能尽自己的努力为社会和国家做出自己的贡献。从实践意义来说，生命教育是对人的教育，是关于人对所有生命的思考的教育，它教育人既要珍爱自己的生命，也要关爱他人的生命。因此，生命教育是具有生命意识的教育。与此同时，生命教育有广义和狭义之分，狭义的生命教育指对生命本身的关注，包括自身与他人的生命，也包括自然界的其他一切生命；广义的生命教育是一种促进人自由、全面发展的教育，不仅包含对生命的思考、对生存能力的培养和生命价值的提升，还包含对生命的敬畏、对伦理的感知以及对道德的认同。

二、生命教育的目的

（一）对生命的理解

当代生命科学对于究竟什么是生命，仍没有一致的看法，更多的是依据各自的学科视域作出的学科化解释。不同的学科存在不同的视域，从而根据不同的侧重点来定义生命，比较典型的是"结构主义"生命说和"功能主义"生命说。"结构主义"生命定义从形成生命的物质入手，通过分析人类结构和组成成分来解释生命，典型的是"生命核酸学说"，认为生命主要是由脱氧核糖核酸（DNA）组成，也就是说生命是携带某些遗传信息且能自我复制的大分子有机物。"功能主义"生命说强调生命的功能，如从生理学上定义，生命是具有进食、代谢、排泄、呼吸、运动、生长、繁殖和反应性等功能的系统，这是典型的"功能主义"生命说。除此之外还有其他的学科化定义，如热力学定义生命是个开放系统，该系统通过能量流动和物质循环，不断增加内部秩序。但是这些说法都仅仅能够解释生命的部分功能、内涵，不足以描述生命全部的特征，无法体现出生命巨大的包容性、无限发展的可能性等其他特征。生命本身还具备人类学、社会学等科学的意义与价值，是多学科相互融合的统一体。本着客观的研究态度，我们应当用整体的、发展的眼光来看待生命。李建会在

《生命是什么》中说生命现象与非生命现象存在着连续性，它们之间并没有一条截然分明的界限，而我们定义生命的目的又是要把它们明确地区分开来，这必然使我们关于生命的定义要么太宽，把一些非生命的现象也包括在内；要么又太窄，一些生命现象也被排除在生命之外。所以，当探讨生命的意义的时候，我们需要使用哲学的眼光去看待问题。

传递生命价值与生命意义的生命教育，其目的是帮助教育对象更好地理解生命的意义、尊重生命的价值，最终对所有生命以及生命活动保持敬畏之心。中国古代哲学认为整个宇宙是一个相互联系的复杂整体，庄子说"泛爱万物，天地一体也"。在这个概念下，人与其他一切生命共同构成了一个相互关联的整体，在这个整体中，所有生命都有其存在的价值和意义。生命教育不应只是关乎人类生命的教育，也应为关乎所有生命的教育，这样才能让人理解生命，理解生物体生命的价值与意义。史怀哲说：过去那套只关心我们与其他人关系的价值系统是不完全的，所以会缺乏向善的原动力，只有立足于"敬畏生命"这一观点，我们才能倾其所爱，与这个世界的其他生命建立一种灵性的、人性的关系。敬畏乃敬重与畏惧，敬畏生命是对生命"感同身受"的情感注入。所谓"敬畏生命"更多的是对生命的理解。当一个人脱离道德、法律的约束，对其他动物、植物肆意妄为时，其他的动植物并不能做出即时的回应，所以我们必须建立一个共同遵守的规范。随着生命科学的发展，传统的道德的约束范围和影响都受到了质疑，比如在传统观念中虐待动物是不被允许的，但是如今的科学技术对生命的初期——胚胎就可以不用负道德责任了吗？简单来说就是虐待一只狗是不被允许的，那么在狗的胚胎时期就能够对它做各种实验了吗？某一个物体（生物）具有怎样的表现或者特征才可以被认为是生命，我们才对它负有道德、法律责任？

生命教育作为一种教育观念，就是要积极地让教育对象感知一切生命的存在并尊重一切生命的存在。只有这样，才能体现生命教育滋润人的自然存在、完善人的伦理认知以及传播人的道德认同的价值。每个人在生命进程中都不可避免地会有人生、生命和生活的困惑。生命教育有助于教育对象明辨生命的层次，明确生命既有对物质、感官愉悦的追求，亦有对"立功、立德、立言"的价值追求。总之，人们只有接受生命教育，才能真正秉持对生命的敬畏，意识到自己存在的价值，让自身与社会及环境和谐发展。

（二）对道德的认同

生命教育更高层次的目标是对道德与伦理的认知与认同。"道德"是"道"和"德"的整合，所谓"道"，强调方向和方法；所谓"德"，指的是素养、品性、品质。"道德"其实是人生的哲学。从广义角度看，道德是一种社会广泛认同的意识形态，是约束人行为的准则与规范，蕴含着社会的正面价值取向，其作用在于判断人的行为正当与否。

生命教育主张通过对生命的学习唤起对道德与伦理的认知与认同。生命教育预设的价值观是"人性本善且向善"，它强调首先要善待自己的生命，然后用自己的生命去温暖、呵护、滋润其他生命，从而树立起正确的生命观。生命教育就是要唤醒人们灵魂深处存在的"本源的善意"。以此为基础，教育对象才能在生命这一层次上认知社会的道德观念并对其产生认同感。

生命教育是要人们对道德产生自发的追求和认同，它不是被异化的道德教育。被异化的道德教育是建立在假设教育对象为"不道德"的基础之上的，也就是说，生命教育认为"教育对象是没有道德或者是不道德的"区别的。不仅如此，被异化的道德教育"遵守规则"，强调教育对象必须服从"道德规范"，但从道德的本质来看，道德是主体自由的选择，是一种自觉、自主的活动。生命教育就是要让人们明白道德和功利是无关的，外部强化手段在道德教育中的作用并不大，甚至通过外部强化手段进行的道德教育会产生更大的问题。

（三）对死亡的认识

在生命教育中，死亡是无法避免的问题。生命教育的初衷就是希望每一个人都能热爱生命，热爱自己的、他人的生命，以及自然界的其他生命，实现生命中的价值，焕发生命独特光彩。但与此同时，世界上的生命无时无刻不在衰老、枯萎和死亡。死亡是所有人都要面对的问题，可能会带来精神上的焦虑，也可能会带来生理上的痛苦，但是死亡是自然规律，不能因为对死亡的恐惧而选择对死亡闭口不谈。

事实上，死亡是生命全过程的一个部分，只有正确认识死亡，才能更好地珍惜生命、关爱生命。生命的消亡是不可避免的，生命教育的目的不是否定死亡，而是正确认识死亡，减少非正常的死亡，让人在有限的生命中绽放更夺目的光彩。

生命教育兴起于古代西方，欧洲人认为自杀是懦弱的行为，基督教更是把自杀当作宗教意义上的犯罪。但是在古代中国，自杀也可能是表明自身立场或者抱负的一种极端方式。人不应该仅仅是生物性的存在，马克思总结"人"是所有社会关系的总和。也有学者提出人类生命的二维性和四重性。中国早期儒家伦理思想就已经阐明，单纯延续生物学意义上的生命，并非生命的最高价值体现，如孔子所说"志士仁人，无求生以害仁，有杀身以成仁"；孟子也说，"是故所欲有甚于生者，所恶有甚于死者，非独贤者有是心也，人皆有之，贤者能勿丧耳"。人的社会生命不仅属于自己，也属于家人和社会；人的社会生命不会因为自然生命的消亡而立即消失，自然生命消失了，社会生命可能依然存在，可以说人的社会生命不仅存在于现在，也存在于将来。所以在自然生命还没有消亡的时候就应该创造更大的价值，主动融入社会，关心、热爱、服务社会，让社会生命更加长久甚至永远地延续。

三、生命教育的现状

（一）国外生命教育

在美国，教育学者杰唐纳·华特士最早提出生命教育理念。他在《生命教育：与孩子一同迎向人生挑战》中写道：教育是书本与生活体验相结合的过程。他详细阐述了基于教育的生命教育的内涵。华特士在美国加利福尼亚州创建了一所可以实施生命教育并总结生命教育理念的学校，学校的课程体系分为六个模块："我们的地球－我们的宇宙""个人发展""自我表达与交流""了解人""合作""整体意识"，旨在在生命教育理念的基础上，改造并融合传统学科教学，扩展教学对象与个人生活的联系，帮助教学对象建立正确的关于自然、世界和宇宙的认知，引导教学对象认识处在宇宙中的自己并与宇宙和谐共存。课程着重拓展学生身体、心理和精神世界，融合了饮食、卫生、运动及性教育与身体发展多个领域，注重训练学生的注意力、解决问题能力、记忆力，增强学生自我教育和自我约束的能力，让学生能够与自己、与他人、与社会、与自然和谐相处。课程核心要义是帮助学生成为一个自由而全面发展的人。此外，美国不断完善相关政策法规，开展一系列以提升学生的精神生命质量为目的的教育活动，使学生快乐而健康地生活。政府积极推广典型的生命教育案例，开设多种形式的心理教育机构，得到了社会的广泛支持与运用，使生命教育的实践体系逐步得到完善。

英国的生命教育提倡"全人培养"和"全人关怀"，主要以培养学生的道德、社会、生存能力和文化素质为目标。较早倡导并实施生命教育的英国，理论和实践经验相对丰富。通过国家政策的干预，以公民教育为主要阵地的生命教育实践体系初步形成。学校编著教材，开设幸福人生讨论课，并在各学科课堂教学中渗透生命教育，将课堂教学与课外读物相结合，进行生命教育实践活动，逐步形成了以公民教育课程（Citizenship Education）为核心，以个人、社会和健康教育课程（Personal，Social and Health Education）为辅助的课程体系，形成显性课程与隐性教育相结合的模式。

澳大利亚的生命教育以"防护性"课程为主，以问题为导向，以预防药物滥用、暴力与艾滋病等问题为出发点，引导青少年对生命质量与生命价值做出正确的理解。澳大利亚的生命教育课程对学生的社会交往能力与分析、解决问题的能力的培养非常重视，特别强调每个人都是"独一无二"（Unique）的，引导学生珍爱生命，认知危险行为，加强学生的社交技巧，并积极关注他们的生命发展过程，使学生形成阳光、积极的人生态度。

总的来说，国外的生命教育主要从身心健康的角度出发，从生存和死亡的角度关注个体生命安全，反思对个体生命存在影响的因素。在实施方式上，以学校教育、公民教育等为主，重视发挥社会预防的作用，采用生物学、心理学等自然科学的分析方法，倡导发挥家庭、学校、社会的合力。

（二）国内生命教育

我国的生命教育始于香港和台湾地区。20世纪90年代，香港天水围十八乡乡事委员会公益中学率先探索和实践生命教育课程。在香港，由天主教会提出"爱与生命教育"，包括婚姻的意义、生活的真理、德性、性教育、人际关系等，为家庭教育提供生命教育的素材和教学方式，建议并鼓励老师把生命教育相关内容融入教学。21世纪初，香港公民教育资料中心倡导"一切服务为了人"，强化人们的自我意识。老师帮助学生融入社会，教学生为自己的生命价值和生命意义做出判断和抉择。以上实践多旨在提升青少年心理素质，使其理解关于生命的价值，学会维护良好的人际关系等，从而使青少年学生能够充分地认识自我，并实现自己的人生价值，其终极目标是让学生能有积极的人生态度，乐观面对人生的挑战。

20世纪90年代末，台湾地区成立"生命教育推广中心"，制定《生命教育实施计划》，召集相关教育专家编著生命教育教材、设计生命教育课程、开展师资培训等。全台湾地区积极响应，在所有中学实施生命教育，掀起了社会探讨生命教育的浪潮。至21世纪，台湾地区的生命教育已相对完整。

中国大陆全面实行的素质教育，可视为"生命教育"的雏形，素质教育坚持以人为本，提倡尊重关爱每一个人。叶澜教授曾在《让课堂焕发生命活力》一文中首次提到要重视和研究生命，引领了大陆教育学界关注和深入探索生命教育的浪潮，使得教育界有关生命教育的研究观点及成果纷纷涌现。加之国家有关生命教育含义、实施意义、推行策略等研究层出不穷，生命教育研究达到空前的高潮。中央政府出台了有关生命教育指导纲要，制定了切实可行的规划和条例：2003年12月颁布了《教育部办公厅关于进一步加强高校学生管理工作和心理健康教育工作的通知》，2004年2月颁布了《中共中央国务院关于进一步加强和改进未成年人思想道德建设的若干意见》以及《教育部关于学习贯彻〈中共中央国务院关于进一步加强和改进未成年人思想道德建设的若干意见〉的实施意见》，2006年10月中国共产党第十六届六中全会通过《中共中央关于构建社会主义和谐社会若干重大问题的决定》，2010年7月颁布了《国家中长期教育改革和发展规划纲要（2010—2020年）》。生命教育从此成为国家教育和发展的主题之一，对于我国生命教育实践具有重大的推动和指导作用。在国家的大力推动下，全国各地陆续开展"生命教育"实践。2004年11月辽宁省拟订了《辽宁省中小学生命教育专项工作方案》，2005年上海市公布了《上海市中小学生命教育指导纲要（试行）》，2005年9月黑龙江出台了《黑龙江省中小学生命教育指导意见》，均积极推动中小学生命教育的开展。2008年，云南省开始对从幼儿园到大学的学生开展以"生命教育、生存教育、生活教育"为主要内容的"三生教育"。

在政府政策的引导下，我国生命教育无论是在机构设置、研究队伍还是课程设置等方面都取得了长足的进步。各级学校通过设计并实施课程，以课堂教学为阵地，依托先进科学技术，借助先进的教学手段，开展分享与体验的教学模式，启发教师的生命情怀和生命智慧。与此同时，大力开展校园文化建设，创设生命教育情境，将生命教育融入生活。增强教育机构的示范带头作用，加强生命教育理论研究，从建构生命教育理论体系的角度探讨实施途径。

虽然我国生命教育已取得了较为显著的成果，但仍存在不足之处，我国现阶段生命教育仍任重道远。我国现阶段生命教育存在的主要问题表现在以下几方面。

1. 生命教育的人文和伦理属性彰显不够

中国的中小学所开设的思想政治课、品德修养课都包含着生命观的内容，但对这些内容的探索深度不够，往往忽视了青少年对生命健康教育的整体的认识，较少触及生命伦理的感知与内化，且缺失传统生命文化的浸润，未能有效发挥中华优秀传统文化关于生命伦理的教育作用。因此，构建符合我国国情的生命教育迫在眉睫，亟需将生命教育推入一个新的境界。

1905 年，我国废除科举制度，转而引入了西方的教育发展模式，不仅让教学内容科学化，而且教学手段、方法以及管理也都走向了科学化。青少年学生在学校里接受的主要是数理逻辑及实证研究思维模式的现代科学思维教育，致使科学主义和实证主义泛滥，而对人文精神的领悟与内化远远不够，学生对自身价值的追求有所欠缺，与"自由而全面发展"的目标有所偏差。

目前，我国的生命教育以青春期教育、身体保健教育、心理卫生教育、生存能力训练等为主要内容，旨在培养学生珍爱生命的意识，学会预防艾滋病的方法，减少网络成瘾、沉迷"死亡游戏"等现象，培育健康的心理。但基于中小学生安全事故频发的背景，生命教育主要包括生命健康、生命安全等内容，生命教育主要集中在安全教育上，缺乏对生命人文价值的关怀。生命教育不应仅是学生自然生命的安全教育，而应是包括人文生命的性质、价值与意义的教育。例如，在中小学课程中，应该怎样给孩子谈生命？通常听到的解释就是人由猿进化而来，生命就是各种化合物的集合。这虽使生命得到了科学的解释，但人类独有的人文生命的价值却没有得到彰显。在这种环境与文化下，青少年可能会忽略生命的珍贵性，容易出现损害自己或者他人生命的情况，导致比较严重的教育问题。人文生命价值的缺失使学生无法树立起正确的生死观，从而无法形成对待生命的科学态度。生命教育的内容也被包含在了心理危机干预方面，学生通过心理咨询、上心理课程的方式得到心理疏导，但很多学校开设的专门针对生命、死亡的课程极少，学校的生命教育亟须完善。

2. 生命教育的内涵亟需丰富与发展

当前，我国的生命教育主要涉及生命观、人生观、价值观以及如何处理人际关系和两性关系等问题，是关乎生命意识、生命情感及生存能力的教育，但尚未把符合社会发展需要的中华优秀传统文化、现代知识等内容与生命教育很好地结合起来，也没有把生命个体的心理健康、思想品质、政治观点和道德伦理观念与生命健康有机融合，尚未形成完整的生命教育体系，未形成以本土生命文化孕育的生命伦理为根基和源头的知识体系。

以大学生的生命教育为例，大学阶段是一个人从青春期向成年期转变的重要时期，也是其世界观、人生观、价值观定形的重要时期，支持高校大学生"三观"形成的课程对于大学生思想品德建设和哲学思辨能力的锻炼可以起到很好的促进作用。当前大学生心理健康教育开展得如火如荼，关注面主要集中在应对焦虑、抑郁、恐惧等方面，在促进生命认知、生命发展，树立正确的生命观、生命价值观等方面则有所不足，未能从心理健康教育上升到生命教育，缺乏对生命个体的关注，未能有效引导学生探寻生命的真谛、实现生命和人生价值、促进生命全面和谐发展。形成这一局面的主要原因之一，即目前尚缺乏相对系统化的生命教育内容，未能在这一重要阶段使学生形成系统的、符合文化传统、社会心理的生命认知、生命价值观念，且缺乏真实的生命教育体验。

此外，生命教育具有实践的特点，生命教育实践也亟待发展。生命教育在给人们树立正确的价值观、生命观的同时，也要解决实际问题，围绕实际问题开展教育活动。生命不仅是指自然生命，也包括社会生命，生命中的问题主要是人与自然的关系，社会生活中的人际关系，人与物的关系，以及人如何对待自身生命这四个方面的问题。目前，以具体的问题为基础引导人们恰当地处理社会实践中的各类关系的生命教育实践尚不足，尚未能使人们成为生命教育的实践者和受益者。

3. 家庭、学校、社会没有形成生命教育合力

生命教育包含了人从出生到死亡的整个过程以及在这一过程中所涉及的方方面面的问题。因此，生命教育既要关注人的生存与生活，更应重视人的本性与价值，关注人的精神与心灵、成长与发展。从本质上来说，生命教育其实是一种全人教育，它不仅仅包含学校教育，还需要学校、家庭和社会共同参与，其受众应是所有人。全社会参与的全人教育通过创造健康的、充满活力的学习环境，为学生提供良好的学习空间；创造团结、和睦的家庭氛围，为孩子提供温馨的生活空间；创造和谐、友好的社会环境，为每个人提供适合的生存空间。这样才能把生命中的爱和亮点全部展现出来，帮助人们树立正确的生命观和价值观。

但现实中，我国现有的生命教育的普及和学术研究还不够深入，缺乏家庭、学校、社会的合力。家庭教育中，家长较少给孩子传递有关于生命、生存、两性道德、两性健康等与生命健康相关的知识，更多关注的是孩子的学业、事业问题，往往忽略了孩子在成长过程中需要的生命文化浸润与教育。

学校教育的关注点也常局限于学生的学习成绩或者专业素质，除了与思想品德相关的课程，几乎没有开设专门与生命教育相关的课程，也缺少与生命哲学相关读物的推荐。同时，我国缺少开展生命教育的专业教师；对生命教育的理性认识也多停留在生命安全教育层面，缺少对生命教育本体理论系统和本土生命伦理的深入研究与全面梳理。有些学校只是注重强调类似火灾、地震等安全演习，让学生学习在灾难面前如何保护生命，而没有引导学生从精神与心灵深处认识生命、珍视生命、尊重生命，去热爱生活，去感悟生命的意义，去体会生命的价值。

社会教育是学校教育和家庭教育之外实施生命教育的重要补充。学校教育自身资源有限，难免会存在不少问题，家庭教育则往往因专业化程度、视域限制而缺乏全面性、专业性。社会教育可以借助媒体、民间团体等机构的力量，在社会活动中对生命教育进行有效传播，形成生命教育的有效补充。因此，社会应该向人们提供更多的生命教育实践机会，但目前社会对生命教育的参与度还有所欠缺。

生命教育应该是围绕生命的各个方面进行的教育，当前生命教育的内容仍然不够丰富，途径单一，教育深度不够，对生命教育课程开设以及实践环节的研究还不充分，还没有系统地与文化、社会、家庭相结合。我国生命教育研究起步比较晚，全国性的专门研究机构不多，具有中国生命文化底蕴、中国语境的与生命健康、生命教育相关的理论也不多，结合中华优秀传统文化对生命健康、生命教育进行的伦理思考与伦理实践更是少之又少。因此，我国需要尽快建立一个由家庭、学校、社会共同参与的生命教育体系。家庭教育是生命教育的基础，学校教育是生命教育的关键，社会教育是生命教育的重要补充。发展生命教育的关键是各方力量重视生命教育，只有当社会、学校和家庭形成了合力，生命教育才能够达到最好的效果，才能真正让人们对生命真诚地抱以阳光、积极的态度，也让教育回归生命的原点。

第二节　中医生命伦理视域下的生命教育

中医药文化作为中国文化的瑰宝，其蕴涵的价值理念、伦理道德及人文精神，历经数千年涤荡依然显现出其独特的现代意义。毛泽东主席非常重视中医药的发展，他高度评价中医药的现实价值，认为中医药是中国对世界的一大贡献，他不仅提出了一系列发展中医药的重要思想，还直接对中医药工作的实践进行了具体的指导[①]。1955 年，周恩来总理为"中医研究院"成立题词："发扬祖国医药遗产，为社会主义建设服务"。改革开放时期，邓小平同志亲笔批示"要为中医创造良好的发展与提高的物质条件"。习近平总书记指出，中医药学凝聚着深邃的哲学智慧和中华民族几千年的健康养生理念及其实践经验，是中国古代科学的瑰宝，也是打开中华文明宝库的钥匙。党中央、国务院高度

[①]　李洪河：《毛泽东关于发展中医药的思想和实践》，中国共产党新闻网，http://cpc.people. com. cn/GB/85037/8568984. html。

重视中医药文化核心价值体系的建设，不断强调继承和发扬中医药事业。

2009 年国务院在印发的《关于扶持和促进中医药事业发展的若干意见》中提出"将中医药文化建设纳入国家文化发展规划"。2012 年 4 月国家中医药管理局在下发的《中医药文化建设"十二五"规划》中指出："对中医药文化内涵、核心理念、价值观念等进行深入挖掘、整理和研究，深入探讨中医药核心价值体系的建设内容和方法。"2019 年 10 月中共中央、国务院发布的《关于促进中医药传承创新发展的意见》提到传承创新发展中医药是新时代中国特色社会主义事业的重要内容，是中华民族伟大复兴的大事，对于坚持中西医并重、打造中医药和西医药相互补充协调发展的中国特色卫生健康发展模式，发挥中医药原创优势、推动我国生命科学实现创新突破，弘扬中华优秀传统文化、增强民族自信和文化自信，促进文明互鉴和民心相通、推动构建人类命运共同体具有重要意义。同月，全国中医药大会在京召开，会议强调要遵循中医药发展规律，传承精华，守正创新，加快推进中医药现代化、产业化，坚持中西医并重，推动中医药和西医药相互补充、协调发展，推动中医药事业和产业高质量发展，推动中医药走向世界，充分发挥中医药防病治病的独特优势和作用，为建设健康中国、实现中华民族伟大复兴的中国梦贡献力量。

中医生命伦理学作为中医学与生命伦理学的交叉学科，既具备中医学对生命认知的一般理论，又吸纳了当代生命伦理学的构建理念，凝练了大量丰富而深刻的关于生命观、健康观、生命伦理、生命价值的内容，包含着完备的伦理规范、伦理范畴、伦理原则，具有较完整的系统化理论和较高的可实践性。因此，以中医生命伦理理论为核心内容，以生命教育为具体形式，对普及中医生命伦理理念具有重要意义，对推广符合中国本土生命伦理文化的生命教育实践具有指导意义。

一、中医生命教育的核心内容

生命教育通过多种途径，教导人们正确认知生命过程、生命应然、生命价值，使人们珍惜生命，注重生命质量的提升、生命价值的实现。中医生命教育则是以中国医学实践为基础，思考生命的存在、价值和意义，并以系统化的生命伦理为理论指导，立足本土，教导人们正确认知生命过程、生命应然、生命价值，使人们珍惜生命，注重生命质量的提升、生命价值的实现。

中医生命伦理视域下的生命教育，仍应围绕中医生命伦理学蕴含的诸原则展开。中医生命教育应具备专业性、普及性、应用性、多样性等特征。专业性即中医生命伦理视域下生命教育的主要内容为中医生命伦理及中医生命观念的基本理念、知识，教育内容应具有明确的、深厚的学术积淀。普及性是指其内容又当是大众所应知晓、掌握的中医生命观念、知识，而非艰涩深奥、不能用于指导日常生活的理论。应用性是指中医生命伦理视域下生命教育的内容应以人体与自然为主；中医药学与普通民众的生活联系紧密，不仅应实现概念层面的理论指导，还应具有与生活、学习、社会实践相结合的应用价值，达到"时时可用，处处可用"。多样性是指中医生命伦理视域下的生命教育针对不同的群体而有不同的内容偏重，教育的效果也有一定区别。对于中小学生来说，中医生命伦理视域下的生命教育旨在帮助其初步建立对生命的认知、中医药意识以及简单的医药常识；对于大学生、成年人而言，其目的则应是能帮助建立较为全面、完整的生命观、生命价值观，能正确看待疾病、健康，熟练掌握并运用中医药基本原理。总的来说，中医生命伦理视域下生命教育的中心内容应是以"生"为核心的生命观念体系和中医生命伦理原则。

（一）以"生"为核心的生命观念体系

中医生命伦理理论充分汲取中国传统哲学理论的精髓，并结合数千年对生命的认知、养护，是中国传统医学的源流及特色。中医学在生命之"道"的研究和探讨上有着深厚的理论蕴藏。特别是其独特的生命伦理思想，秉承易学以"生"为核心的伦理精神，并反复应用、论说，较为系统、全面地回答了有关生命本源、应然、价值和境界的问题。中国传统哲学以"生生"为原点与逻辑，与中医学理论体系的建构和中医生命伦理思想相辅相成、紧密融合，奠定了中医学以"生生之道"为内核的生命哲学和生命伦理思想体系。

首先，为探究生命本源、生命化生规律等关乎"生命"的伦理问题，中医学理论延续了《周易》的生成性思维，借助气一元论、阴阳学说等理论，建构了万物不断创生、化生的"生成论"，并进行阐发、论述，进而形成了中医学对于生命本源和应然认知的"生生之理"。其次，为探寻生命价值，中医学延续"天地之大德曰生"的理念，使"生"的概念超越了"生生之理"中生命创造、化生的内涵，更将其推演至生命价值的意义，建构了以"尊生守仁"为核心的医德观念，秉承"天地之大德"的"生生之德"，通过尊重生命、关爱生命来彰显生命价值。最后，中医学对生命伦理的探究，除生命的本源、应然和价值之外，同样关注对生命境界的追求。《素问·四气调神大论》说："夫四时阴阳者，万物之根本也，所以圣人春夏养阳，秋冬养阴，以从其根，故与万物沉浮于生长之门……故阴阳四时者，万物之终始也，死生之本也。"中医要求人与自然和谐统一，四时依序而行，百物顺时而生，从而达到"生生之效"的人与天地合德的生命境界。

总之，中医学作为中国传统学科中专注于医疗、健康、生命的学科，以中华民族哲学的基本精神——"生生"为源头活水，在长期的医疗实践和对生命问题的思考中，遵循生命起源、生命应然的"生生之理"，以"尊生守仁"解说生命价值的"生生之德"，依"天地之大德"追求天人合德的生命境界，形成了关于生命观念基本问题的理论体系，为关于生命的存在、价值和意义等的生命教育提供了可资借鉴、参考的资源。因此，中医生命教育可以使人们建立正确的、符合本土文化传统的生命观。

（二）中医生命伦理原则

西方生命伦理学一般将生命伦理原则划分为有利原则、尊重原则、公正原则、互助原则四项。而在生命伦理本土化的过程中，中医药文化"仁、和、精、诚"思想价值体系则最可体现中医生命伦理学"善"与"爱"的精神及指引。因此，中医生命伦理视域下的生命教育，可以将围绕"仁、和、精、诚"建构的中医生命伦理学原则作为主要内容之一，由此实践善、爱和正义的伦理精神，并使大众在处理生命道德关系方面形成一个相对完整的、可以实践的原则体系。这一体系，不仅仅适用于人类生命，而是可泛化至全体的生命，即生物界的一切动物、植物生命。因此，中医生命伦理原则指导下的生命教育可面向各个年龄阶段，处理人类生命、人类与自然界其他生命间关系，具有广泛的适用性。

中医生命伦理学按照原则价值的普遍性、核心性与根基性，将"仁、和、精、诚"提炼为主体原则，各主体原则的次级原则为基本原则："仁"的次级原则为行善、无害、公平；"和"的次级原则为天道、中和、调和；"精"的次级原则为精勤、研精、律己；"诚"的次级原则为自主、知情、守信。因此，中医生命教育能够使人们把握处理生命关系的诸原则，从而能够恰当处理人类生命、人与自然界其他物种生命间的关系。

此外，中医生命伦理视域下的生命教育还应注重运用中医药文化及中医药理念，从生命健康角度引导教育对象理解"天人合一""人为贵"等中医药思想，了解维护生命健康的中医药常识，学习日常防病治病的中医药技术等。具体而言，中医生命教育还可涵盖四个重要方面。一是将中医整体观念的天人合一、和谐统一的文化思想普及到社会各群体，使社会个体理解生命的来源与定位。二是在社会中弘扬大医精诚和仁心仁术的医者精神，促使医者内化秉持恻隐之心、普救含灵之苦的职业道德。三是向社会公众普及中医药常识，尤其是日常防病、治病知识。四是开展养生治未病教育，运用中医药保健操、防病治病技术开展生命教育，促进教育对象珍视生命、珍爱生命。

二、中医生命教育实践

中医生命教育是在中医药学生命伦理指导下，坚持中医生命观念、原则的生命教育活动，是生命教育的重要组成部分。教育作为较能影响人的活动之一，可以有效地促进实践，促进知行合一。中医生命教育目前来说是比较符合文化传统的，能提高我国人民对生命认知的接受度、信任度，且可以帮助人们越来越多地运用中医药知识理解生命、养护生命。

中医生命伦理视域下生命教育的实施主体，应超越职业教师群体的限制而推衍至整个社会，形成家庭、学校、社会多层次参与的生命教育实践。依据2016年国务院印发的《中医药发展战略规划纲要（2016—2030年）》，遵循其中推动中医药进校园、进社区、进乡村、进家庭，将中医药基础知识纳入中小学传统文化、生理卫生课程的要求，中医生命教育实践应加强对传统文化的理解和认同，借助中医学中生命伦理观念的深刻论述，提升大众关于生命及其价值、意义的认知水平，使整个社会和国家都成为生命教育的主体，成为生命教育的践行者。此外，目前生命教育的对象主要集中于青少年、大学生，这一时期的学生处于人生命观、生命价值观形成的重要时期。这是毋庸置疑的，但生命是一个完整、连续的过程，人一生中的各个阶段都面临着不同的生命问题，因此，中医生命伦理视域下生命教育实施的对象，也应从青少年、大学生扩展至各年龄阶段的人，使人们能正确认知生命及其过程，正确认知健康与疾病，正确处理人的生命与自然、社会的关系，正确面对生命的消亡，从而幸福、坦然地度过一生。

（一）中医生命教育的实践范式

"知-信-行"为健康教育的经典范式之一。该模式认为，健康知识是人们形成积极、正确的健康信念和态度的基础，而正确的健康信念和态度则是采取健康行为的动力。与之相仿，中医生命教育所传达出的中医生命观念、生命价值取向等，同样需要以正确、适当的生命观念为基础，从而产生规范生命行为的动力。因此，"知-信-行"模式同样可以用于中医生命教育实践，使大众知悉中医生命伦理知识，相信中医生命伦理知识的合理性和权威性，进而将中医关于生命问题的诸多理论应用于实践，这是一种可以推广的中医生命教育实践范式。

同时中医生命教育作为文化传播的一种具象，又包括"资源来源""传播途径方式""受众接收"三大环节。因此，中医生命教育在"知一信一行"范式基础上，从"资源来源""传播途径方式""受众接收"三个环节着手实施。

在中医生命教育的初始环节，即资源来源环节，需保证中医生命教育的内涵具有学术性、权威性。中医生命伦理学通过探寻中国传统哲学本源，将中医对生命的认知基础确定为源于《周易》的"生"的哲学，建构了一个以"生生"为核心的生命观念体系，并凝练了"生生""顺道""执中"的生命伦理规范，"和合""尊生""仁义"的生命伦理范畴，以及"仁""和""精""诚"的生命伦理原则，具有相对完整的理论体系，是优良的生命教育内涵来源。因此，就生命教育资源来源环节而言，在中医生命伦理学视域下，中医生命教育可具有学术性、权威性。

在传播途径方式这一环节中，则要特别注意发挥多种传播途径方式的作用。中医生命教育的主要传播方式包含人际传播、群体传播、大众传播三种。人际传播比较灵活，这类传播存在着较高的双向互动性，双方可以互为传播者、受传者。人际传播具有情境化的特征，传播效果受到传播的时间、空间及传受双方的情绪、心理、文化的影响，诸如志愿者、医生的单独指导就属于人际传播。而群体传播就是实现群体成员共同目标和达成协作意愿的传播方式，诸如课堂、讲座等就属于群体传播。大众传播则是现代社会最重要的传播方式，这一传播方式的传播技术和手段先进，传播的信息量巨大，是一种制度化的社会传播，诸如大众传媒、自媒体等的宣传教育就属于大众传播。这三个传播方式各有其受众群体及适用情景，在中医生命教育中，应根据受众、应用情景的不同，选取相应的传播方式。

优秀的教育内容、合理的传播途径，均是中医生命教育得以实现的重要环节。但受众的接收，即学习者究竟获取了多少教育内容，也非常重要，这一环节是检验生命教育是否成功的最终环节。这一环节对中医生命教育内容提出了可普及的要求，要根据受众层次求对教育内容进行合理的加工；对中医生命教育的传播方式也提出了适应性要求，要求根据受众情况对教育方式、途径做出适当的调整。

（二）中医生命教育的实践路径

1. 建构学科渗透课程体系

首先，应从不同地区的实际情况和受众在不同阶段的身心发展规律出发，循序渐进地开展生命教育的课程。可以让教师团队对中医生命伦理进行系统学习，由各科教师寻找中医生命观念、原则与所授课程的结合点和学生的兴趣点，将中医生命观念深入浅出地融入课程中。如将《红楼梦》中的中医学药方、药膳知识融入语文课的教学中，将中药学知识融入生物课的教学中，将张仲景、孙思邈等中医名家的医德故事融入思想品德课的教学中，将中医的历史融入历史课的教学中，将中医功法八段锦、太极拳等融入体育课中，等等。在各学科中渗透生命教育，在教材相关章节中补充中医的相关内容，这样既不需用专门的时间开设一门新的课程，又普及了中医药文化，可以更加有效地使中医药文化与学科课程结合。

其次，应将生命教育与学科教学相结合，注重思想教育。与生命教育结合紧密的学科有语文、政治，将生命教育融入学科教育的同时，还应设生命教育专门课程，体现生命教育的人文关怀，展开关心生命的实践活动。可通过构建中医生命教育校本课程体系，从中医药经典文献、历代医家著作以及中药的药性理论中，提炼中医生命教育的知识案例，结合学生对生命认知、生命价值的兴趣和需求，教授中医生命伦理中的生命观、健康观、疾病观、治疗观、养生观等，运用符合中学生认知特点的语言和形式，编制校本课程内容，并结合中医、中药、针灸等常用知识，构建校本课程。

2. 建设生命教育教师队伍

中医药讲座专家队伍建设。中医药讲座专家既具备全面的中医生命伦理知识，又具备中医药临床实践经验。中医药专家进入学校、社区、机关、乡村、企业，开展中医生命教育讲座，通过临床病例讲述中医生命观念、生命原则在临床中的运用与践行，具有较强的权威性和说服力，使得受众更加容易接受和信服中医生命伦理中生命观念、生命价值等的理论和实践路径，可以弥补当前大众缺乏中医生命教育的理论指引、实践指导的不足。

生命教育志愿者团队建设。中医药大学的学生，不仅具备系统而完善的中医药知识，而且热情好学、思维活跃，与中小学学生的年龄差距较小，易于采用生动活泼的、容易被中小学生接受的方式对其进行中医生命教育。可将大学专业教育资源与中小学教育整合，围绕中医生命教育在中小学中开展社会实践活动。以中医药大学的学生为主体，建立中医生命教育的志愿者团队，不仅有利于大学本科生和研究生生命观念的形成和巩固，还能使他们学以致用，增强对中医生命教育的认同感和传播祖国优秀传统文化的使命感。

具备生命教育能力的教师队伍建设。仅以专业人士为生命教育的实施者，无论在数量上还是质量上都无法满足广大学生的需求，也不易使中医生命教育融入学生的日常学习生活。可将对学生有着长期教学经验、在一线承担学课程教授的教师作为学生命教育的主力军，他们在教育方面对学生的影响和指导作用是其他类型的教育者所不能超越的。可组织中医药专业人士对教师团队进行培训，加强教师的中医生命观念意识，通过在学科中渗透生命教育，使生命教育更加有效地与课程结合，实现中医生命教育课程化。建设具备生命教育能力的教师队伍，是实施中医生命教育的重要路径。

3. 创造利于生命教育的社会环境

中医生命教育不能仅仅在课堂上、讲座里，更重要的是要融入日常生活，在生活中践行、运用。因此，在各类课堂之外，形成有利于生命教育的社会环境也显得较为重要。2008年中共中央、国务院颁布的《国家中长期教育改革和发展规划纲要（2010—2020年)》郑重提出"重视安全教育、生命教育、国防教育、可持续发展教育"，将生命教育纳入教育改革与发展的重要方面，提升全社会对生命教育的关注，意在充分调动各方力量和资源参与生命教育实践，形成教育界乃至全社会关注生命、尊重生命、珍爱生命、欣赏生命、成全生命、敬畏生命的广泛社会共识和一致行动。全社会关注生命教育、为生命教育提供实践环境，也是推动生命教育的重要途径。

三、中医生命教育的价值与意义

中医药学中蕴含着丰富的生命伦理思想，凝聚着先哲们的智慧，体现着前人对生命的思考，在思辨上具有思考生命的哲理性，在实践中具有维护健康的指导性。继承和发扬中医生命伦理思想是对传统优秀文化的尊崇，中医生命伦理思想是发展当代有关生命学说的理论基础，是人们认识自身生命价值和意义的重要方式，对维护生命健康具有重要作用。将中医生命伦理思想纳入当代生命教育，能为生命教育提供丰富的内涵，能帮助人们树立正确的生命观念、建立正确的生命价值体系，引导社会与家庭关注生命健康和生命发展，有序推进和谐社会和健康中国建设。

（一）中医生命伦理学能丰富生命教育内容

中医生命伦理学源于中华民族数千年的生命实践，是中国传统医学的重要组成部分，也是核心部分，充分诠释了中国古人对生命的认知、养护。中医生命伦理学伴随着中医药学的发展，逐步形成了独特的理论体系，凝结了丰厚的古代哲学智慧，是中国传统文化的重要实践形态，其中所包含的天人观、养生观、健康观、疾病观等影响着中国人的人生态度和生活方式。这也诠释着中医生命伦理在生命教育中的核心地位，不同于仅仅依靠思辨而形成的生命认知、意义和价值，中医生命伦理思想更好地将理论演绎和实践经验相结合，为生命教育提供了深厚的理论基础和详实的案例分析。

中医药学对中华民族的健康发展有着极其重要的指导作用和现实意义，决定了中医生命伦理学在生命教育和传授中发挥着理论支撑的必然和满足现实需求的实然。"生命"及其起源、应然、价值、境界等是中医生命伦理学思考和研究的核心问题，而欲使他者具有从现实中回答这些深奥问题的能力，则需在回归现实的生命思考和教育中加以践行。例如中医"精诚"思想，从理论上规定并内化医者对生命的认知——如何对待生命，进而对待患者。在理念之外，生命总是有各种各样的需求，基于生命的诸多现实需求，同样要辨别其是否正当、应当，是否合于"善"。遵循中医生命伦理的规范、原则解答这些应用层面的问题，同样是在回答着关于生命的问题。因此，无论从理论基础和现实意义上考量，中医生命伦理学的继承和发展必然会融入生命教育，这是由生命价值和意义的实质决定的。

（二）中医生命伦理学能提升生命教育质量

学校是生命教育的主阵地，学校开展以中医生命伦理为核心的中医生命教育，能有效传播中医生命理念，使学生在中医生命伦理理论的影响下树立正确的生命观和健康观，并且有助于培养学生对中医药乃至传统文化的兴趣和爱好，对提升具有本土特色的学校生命教育质量具有重要的价值和意义。

在启蒙教育阶段，中医生命伦理能为少儿提供生命相关知识，有助于培养其对生命的热爱和探索精神。幼儿，尤其是 3 至 5 岁的幼儿对外界具有极强的好奇心，学习能力很强，给他们分享蕴含中国传统哲学内核的生命知识，可以积极引导他们探索生命的好奇心和求知欲，帮助他们建立既科学又符合文化传统的生命认知模式。同时，融入符合幼儿认知特性的、具有中医生命伦理理论浸润的生命教育，对帮助幼儿探索和学习生命科学知识，培养他们对传统优秀文化的兴趣，引导他们热爱生命、热爱生活，具有重要意义。

对中小学生命教育来说，符合文化传统的生命知识教育显得极为重要。中小学学生正处于世界观、方法论的塑造时期，开展有关于中医生命伦理的中医生命教育，传播传统文化理念，帮助中小学生树立正确的生命观和健康观，对于他们的成长、成才都具有十分重要的意义。同时，中小学教育更注重知识性教育，将中医生命伦理学凝练出的系统化的、准确的、符合中华民族生命实践的生命知识融入生命教育之中，开展生命知识学科教育或专题教育，可有效帮助中小学生学习生命相关知识，帮助他们塑造具有中华民族文化特征的生命观、健康观，启发他们思考生命的价值和意义，思考生命对于自身、他人和社会乃至国家的作用。

就大学生命教育而言，把中医生命伦理融入大学生的生命教育同样具有重要意义。中医生命伦理教育在大学中更偏向于对理论的解读，其对关于生命的传统经典思想和理论的建构，能引导大学生学习生命教育的相关理论，促成大学生对生命的自省和自觉，帮助大学生人格塑成和能力养成，从而使大学生能够在更高的水平理解生命化生、变化、发展、消亡的全过程，为大学生的全人教育、自由而全面发展提供实践途径。总而言之，将中医生命伦理理论融入当代大学生生命教育课程中，有助于激发大学生对传统生命观念的思考和探索，塑造自己的人格和追求自身的价值。

（三）中医生命伦理学可促进生命教育目标达成

目前，我们正处于健康中国战略的历史进程中，思考生命及恰当处理生命诸问题就显得更为重要。生命教育的目的是使人们珍惜生命，注重生命质量的提升、生命价值的实现，实现人的全面发展。生命教育可直接影响人民群众对生命、健康、疾病的认知，其基本目标之一便是维护国民身体健康，提升国民综合素养。国民的身体健康状况极大影响着国家的经济实力和综合国力，也是社会和谐与稳定的重要影响因素。良好的国民身体健康状况是良好民族精神面貌的体现，也是我国文化繁荣和人民幸福的标志。在中医生命伦理视域下，将中医传统生命观念融入生命教育中，为民众树立正确的生命观念，传递丰富的养生保健知识，培养身心健康的国民，有助于提升国民对美好生活的获得感和幸福感，并有助于服务健康中国这一国家战略。

同时，将中医生命伦理观念融入当代生命教育，也有助于社会和谐与稳定。中医生命伦理不仅考虑个体生命健康问题，同时也研究群体生命的伦理关系。当每一社会个体对生命的理解加深后，群体生命伦理关系就更为和谐与稳定。将中医生命伦理融入当代生命教育能促进社会主义和谐社会中"以人为本""公平正义""人与自然和谐相处"等理念的实践，而这些理念是从中华优秀传统文化中挖掘和提炼出来的，也是中医生命伦理思想在当代核心价值中的实质反映。因此，将中医生命伦理观念与生命教育融合，有助于提升生命教育的质量，升华生命教育的境界，促进社会和谐。

后 记

　　生命伦理学是与生命道德哲学、本土文化传统或具体的历史语境相连接的学科与知识领域。笔者在近年的生命伦理学与中医文化学的研究与研究生课程教学的过程中，越来越深刻地感受到建构中国本土生命伦理学的迫切性与重要性，于是在应用伦理具体问题、技术研究的基础上，在形而上学论域将以中国生命哲学为本的中医学作为源泉，建构中医生命伦理学，既坚守中华文明的核心生命伦理价值观并以其原则为标准，又结合专注医疗、健康、生命问题研究的中医学学科的独特优势。先后获批四川省科技厅软科学项目、四川省哲学社科研究项目，开展中医生命伦理思想、伦理精神、价值原则、基本规范、伦理实践等方面的研究，并陆续在 CSSCI 来源期刊、中文核心期刊上发表了四五篇论文。

　　我们围绕中医生命伦理议题的研究，是中国传统文化不断与西方思想对话的过程。中国作为拥有五千年文明的古国，有着丰厚的文化沉淀，可以为生命伦理学提供丰富的文化资源。比如对于"生命"，儒、道、佛均以贵生、尊生为要旨；对于"生死"，儒家注重道德，道家顺应自然，佛家强调轮回；对于"养生"，儒、道、佛都以内心的品德修养（养心、养性）为重。中医思维方式是中国哲学思维方式的重要体现及展开，中医学经过了数千年的实践验证，在生命科学领域形成了别具一格的理论体系。以中国传统文化为根基，反思、探讨其生命伦理思想并不断深化研究，重新审视中国传统哲学中的优秀思想并将其融入中医生命伦理学，不仅对于解决本土的生命伦理问题有重要价值，更重要的是可以依据中国智慧，为世界性的生命伦理学提供中国方案。由此，在生命价值与生命问题上，使中医学及中国传统哲学和思想与现代生物科技、西方哲学、生命伦理学等对话，既立足本土，又融通为一、融贯古今，是一个具有挑战的目标。

　　与西方哲学、西方思想指导下形成的"生命伦理学"有所不同，本研究从伴随了中华民族几千年的医疗实践及医疗理论出发，目的在于强化中医学人文科学与自然科学的共生属性，构建中医生命伦理学，力求使生命伦理学更贴合"中国语境"，为发展中医生命伦理学提供新的理论，丰富中国生命伦理学体系。研究路径上，本书在知识梳理、系统整理基础上，结合医学典籍对中国传统文化中生命伦理思想的源流、内涵、哲学内蕴进行了比勘，对中医生命伦理思想，从哲学思维到诊疗理念，再到道德伦理观及其价值原则、基本规范、伦理评价和实践等，进行了较为系统的梳理和挖掘，力求建构中医生命伦理学的学科构架。但由于中医生命伦理学具有广阔的领域，这本书未能全面概括，对于其中存在的问题，敬请各位师友指正。

感谢多个机构对本研究的支持与帮助。本书在初步研究阶段得益于四川省科技厅软科学研究项目（2017ZR0057）的启动支持；2017 年至 2019 年，又得到了四川省哲学社科规划项目（SC17B029）和成都中医药大学学科人才支持计划（SKYY1704）的项目支持。本书之完成，要真诚地感谢关心笔者学术发展，并给予本书指导与帮助的学界各位老师同仁，特别是上海中医药大学樊民胜教授的指导和亲自作序，樊民胜教授是国内较早涉及医学伦理学与生命伦理学领域的学者之一，非常感谢他对后学的支持与鼓励。需要说明的是，在这本书的写作过程中，笔者有幸拜读与学习了中国社会科学院邱仁宗教授、东南大学孙慕义教授等学术大家的生命伦理巨作，得到了许多启蒙式的指导，弥足珍贵。

本书是笔者对中医生命伦理学的梳理和一些思考，希望能为当前中国的生命伦理学建设提供一个参阅的资料，一个大致的问题脉络，一个初步的理论框架。笔者深知，中医生命伦理学的研究中还有很多重要问题，由于精力、时间等所限，未深入生命的各个层次逐一讨论，主要包括：①中医生命哲学视域下个体生命、群体生命与人类生命的进一步探讨；②身体生命与精神生命、现时生命与永恒生命的研究与反思；③世界大潮流和时代新格局带来的自然、社会、环境改变对人的生命问题的挑战和思考。这些问题连同本书的不完善之处，有待假以时日，在进一步深化的基础上再作完善充实。

本书得以出版也获得了项目组成员成都中医药大学王一童博士、周志彬副教授，四川社会主义学院的程林顺副教授、成都中医药大学附属医院/四川省中医院王艳桥硕士的支持，他们提供了具有修改价值的文稿。笔者的几位硕士研究生，魏兴格、李杰、张蝶也在个别章节的起草阶段参与了资料的收集。回顾本书出版的过程，笔者也由衷地感谢四川大学出版社老师们和其他朋友的大力支持。

钱穆先生道："日何为而照耀，地何为而运转？""山何为而峙，水何为而流?"静静地，走着，冥想着，思考着。生命至上，业无止境，只有不断地超越现在的局限与已有的范畴，才可以趋于更高的生命境界。

作　者